内部障害リハのための
胸部・腹部画像
読影のすすめ

監修 **美津島 隆**
獨協医科大学 リハビリテーション科学講座 主任教授

山内克哉
JA静岡厚生連 遠州病院 リハビリテーション科 診療部長

著者 **鈴木啓介**
国際医療福祉大学 小田原保健医療学部 理学療法学科

櫻田隆悟
磐田市立総合病院 リハビリテーション技術科

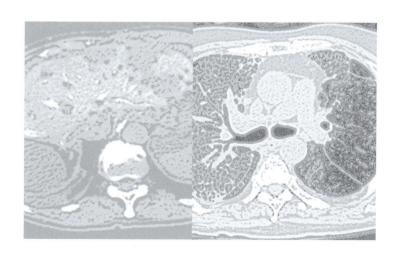

MEDICAL VIEW

本書では，厳密な指示・副作用・投薬スケジュール等について記載されていますが，これらは変更される可能性があります。本書で言及されている薬品については，製品に添付されている製造者による情報を十分にご参照ください。

Thoracic and Abdominal Image Interpretation in Rehabilitation for Visceral Impairment
（ISBN 978-4-7583-1902-7 C3047）

Chief Editor : Takashi Mizushima
　　　　　　　Katsuya Yamauchi
Author : Keisuke Suzuki
　　　　　Ryugo Sakurada

2017.9.30 1st ed.

©MEDICAL VIEW, 2017
Printed and Bound in Japan

Medical View Co., Ltd.
2-30 Ichigayahonmuracho, Shinjyukuku, Tokyo, 162-0845, Japan
E-mail ed@medicalview.co.jp

監修の序

　われわれは日常診療において，療法士の方と患者のリハビリテーションの進め方について議論しているときに，画像の読み方などについて質問を受けることが多い。療法士の方々が単純X線，CT，PETといった画像を読めるようになり，その結果，患者の病態を詳しく把握し，訓練に活かすことができたら，リハビリテーションを施すうえでさぞ有益であろうとかねがね思っていた。

　療法士の方々は，実際に患者の身体に触れながら治療を進めていく関係上，画像所見の理解については，おざなりになりがちである。それは卒前教育において，時間が割かれることが少ないことも影響しているのかもしれない。しかし，身体内部の状態について情報を提供してくれる画像所見は，患者の病態を把握するうえでどうしても必要となる。

　本書は，療法士の視点に立って，療法士の日常診療上の疑問点について，画像所見を理解することによって少しでも解消したい，そうした理念の元に編まれた。そのため，内部障害領域を専門とする新進気鋭の療法士に執筆を依頼し，われわれが総合的に監修するという形式をとった。その意味でこれまでにあまりない画期的な企画といえよう。

　特に，胸部や腹部の画像所見が読影できると，患者が表面的には，あまり問題ないと思える場合であっても，運動量や運動頻度さらには機能予後，生命予後などの点を評価するうえで非常に参考になる。

　本書では日常診療において遭遇する頻度が高い疾患を中心に選び，画像は胸部，腹部におけるX線，CT，血管造影，PETなどを扱っている。従って，本書1冊で日常診療の疑問点の解消にかなり役立つと信じている。

　本書を手にとって，勉強していただき，日常診療に役立てていただければ，われわれとしても大変な喜びである。

2017年9月

美津島 隆
山内克哉

序　文

　近年，内部障害患者の増加に伴い，内部障害のリハビリテーション（リハ）に携わるセラピストが増えています。また，内部障害を既往にもつ中枢神経疾患患者や運動器疾患患者も増加しており，専門としないセラピストにとっても内部障害は遭遇する機会の多い疾患となりました。そのような環境のなか，セラピストは今まで以上に内部障害の病態理解と適切な治療の選択，そしてリスク管理を行う能力が必要とされています。

　内部障害の病態を理解するためには，さまざまな検査から1つ1つ問題点を見つけていくことが重要です。そのなかで胸部・腹部のX線画像やCT画像，エコー画像といった画像読影は病巣の場所や大きさ，進行程度，重症度などさまざまな情報を与えてくれます。もちろん画像だけですべてを理解することはできませんが，血液検査や身体所見などと合わせて丁寧に推論することで，今までよりも1歩踏み込んだリハが行えるようになるはずです。しかし，胸部・腹部の画像読影は非常に難解であり，カルテに疾患名が記載されていたとしても臓器の同定すら容易ではありません。また，疾患像を読み取れたとしてもリハにどう活かしていけばよいのか，悩んでいるセラピストも多いのではないでしょうか。

　そこで本書では，呼吸器系，心血管系，肝胆膵系，消化管系，泌尿器・生殖器系と領域ごとに「解剖と基礎知識」，「評価編」，「リハ編」と系統的に理解できるように構成しました。「解剖と基礎知識」では養成校の学生や臨床経験が短いセラピストでもしっかりと胸部・腹部画像が理解できるよう，各臓器の解剖から正常画像までイラストと合わせて丁寧に解説しました。そして，各臓器の同定が行えるようにランドマークの見つけ方や，同定のコツについても説明しました。「評価編」では各疾患の特徴を押さえながら読影のポイントを解説し，画像からリハへつなげるために着目すべき視点を解説しました。「リハ編」では画像から読み取った情報を実際にリハへ活かす方法や，血液検査など他の検査と合わせて推論する方法，また，ADL時のリスク管理や患者指導としての活用方法などを"リハポイント"としてまとめました。

　本書はこれまでの画像読影の著書に比べ，リハに比重を置いていることが特徴です。胸部・腹部の読影が苦手と感じているセラピストも本書を片手にカルテや画像を読み解き，安全で質の高いリハへつなげていただければ幸いです。そして，本書が1人でも多くの患者の役に立てば，これ以上の喜びはありません。

　最後になりますが，本書の執筆にあたり，快く監修を引き受けていただいた獨協医科大学リハビリテーション科学講座の美津島 隆先生，JA静岡厚生連 遠州病院リハビリテーション科の山内克哉先生，多大な画像データを選定してくださった満冨一彦先生をはじめとする磐田市立総合病院リハビリテーション技術科の先生方に感謝申し上げます。また，少しでも読者が理解しやすくなるように的確な助言をくださった国際医療福祉大学の大村優慈先生に感謝の意を表します。そして本書の刊行にあたりご尽力いただいた野口真一氏をはじめとするメジカルビュー社編集部の皆さまに心より感謝申し上げます。

2017年9月

鈴木啓介
櫻田隆悟

執筆者一覧 ▌ 監修

美津島 隆 獨協医科大学 リハビリテーション科学講座 主任教授
山内克哉 JA 静岡厚生連 遠州病院 リハビリテーション科 診療部長

著者

鈴木啓介 国際医療福祉大学 小田原保健医療学部 理学療法学科
櫻田隆悟 磐田市立総合病院 リハビリテーション技術科 理学療法士

執筆協力

大村優慈 国際医療福祉大学 小田原保健医療学部 理学療法学科

C O N T E N T S

胸部

呼吸器系
櫻田隆悟

解剖と基礎知識

1-1	呼吸器系の解剖	2
1-2	呼吸器系の生理作用	4
2	胸部X線画像の基本	5
3	画像解剖：正常の胸部CT画像	10
4-1	リハに関わる代表的な異常陰影① コンソリデーションとすりガラス様陰影	14
4-2	リハに関わる代表的な異常陰影② 線状影と網状影	19
4-3	リハに関わる代表的な異常陰影③ 結節性陰影	22
4-4	リハに関わる代表的な異常陰影④ シルエットサイン	24
4-5	リハに関わる代表的な異常陰影⑤ 無気肺	26

評価編

1	慢性閉塞性肺疾患(COPD)	32
2-1	間質性肺炎	36
2-2	間質性肺炎：慢性変化	40
2-3	間質性肺炎：急性変化	42
3-1	急性呼吸促迫症候群(ARDS)	44
3-2	ARDS：術後発症した場合の病態	47
3-3	ARDSの病態把握のポイント P/F ratio	51

4	肺がん		54
5	誤嚥性肺炎		62
6	気胸		66
7	肺結核		68
8	細菌性肺炎と非定型肺炎		70
9	胸水		74
10-1	換気血流比の不均衡		78
10-2	換気障害		81
10-3	拡散障害		83

リハ編

1-1	COPD	リハポイント：病期に応じた呼吸リハ	84
1-2	COPD	リハポイント：コンディショニングと運動療法	87
2-1	間質性肺炎	リハポイント：病期に応じた呼吸リハ	90
2-2	間質性肺炎	リハポイント：ステロイドミオパチー	92
3-1	ARDS	リハポイント：臥床状態から生じる下側肺障害	94
3-2	ARDS	リハポイント：ポジショニングとスクイジング	96
3-3	ARDS	リハポイント：体位ドレナージ	99
3-4	ARDS	リハポイント：全身状態が安定していれば離床へ	100
4-1	肺がん	リハポイント：周術期の合併症予防	103
4-2	肺がん	リハポイント：骨転移のリスク管理	104
4-3	肺がん	リハポイント：緩和ケアとしてのリハ	106
5-1	誤嚥性肺炎	リハポイント：姿勢に着目しよう	107
5-2	誤嚥性肺炎	リハポイント：頭頸部のROM訓練，嚥下体操と体位ドレナージ	109
6	気胸	リハポイント：胸腔ドレーン管理	113
7	肺結核	リハポイント：感染対策を把握しよう	115
8-1	細菌性肺炎と非定型肺炎 気管支拡張症	リハポイント：排痰訓練の工夫	116
8-2	細菌性肺炎と非定型肺炎 気管支拡張症	リハポイント：併存症の影響	118
8-3	細菌性肺炎と非定型肺炎 側弯症に伴う気管支炎	リハポイント：画像から呼吸リハを考える	120

心血管系

鈴木啓介

解剖と基礎知識

1-1	循環器系の解剖	122
1-2	循環器系の生理作用	127
2-1	画像解剖①：正常の胸部X線画像	130
2-2	画像解剖②：正常の胸部CT画像縦隔条件	132
2-3	画像解剖③：冠動脈CT	138
2-4	画像解剖④：心エコー	140
2-5	画像解剖⑤：冠動脈造影検査	142

評価編

1-1	心不全：時系列的な変化	146
1-2	心不全：画像の特徴	148
2	虚血性心疾患	152
3-1	弁膜症：大動脈弁狭窄症(AS)	158
3-2	弁膜症：大動脈弁閉鎖不全症(AR)	162
3-3	弁膜症：僧帽弁狭窄症(MS)	164
3-4	弁膜症：僧帽弁閉鎖不全症(MR)	168
4-1	大動脈解離：分類について整理しよう	170
4-2	大動脈解離：特徴的な画像を押さえよう	173
5-1	大動脈瘤：分類と瘤径を押さえよう	177
5-2	大動脈瘤：瘤径と石灰化に着目しよう	179

リハ編

1-1	心不全　リハポイント：離床時には何を確認するべきか	183
1-2	心不全　リハポイント：重症度を画像から見極めリハをしよう	184
1-3	心不全　リハポイント：リハ中こんなときは注意しよう	186
1-4	心不全　リハポイント：一日を通した活動を指導しよう	188
2	虚血性心疾患　リハポイント：虚血部位を頭に入れてリハを実施しよう	190
3	弁膜症　リハポイント：弁の状態を見極めてリスクを予測しよう	193
4	大動脈解離　リハポイント：型に注意してリハをしよう	195
5	大動脈瘤　リハポイント：血圧を上げないための動作指導をしよう	197

腹部

腹部
鈴木啓介

1-1	画像解剖①：正常の腹部X線画像	202
1-2	画像解剖②：正常の腹部CT画像	204
2	CT値	207

肝胆膵系
鈴木啓介

解剖と基礎知識

1-1	肝臓，胆嚢(胆道)，膵臓の解剖	208
1-2	肝臓，胆嚢(胆道)，膵臓の生理作用	211
2	肝臓，胆嚢(胆道)，膵臓の画像解剖	214

評価編

1	肝硬変	218
2	肝嚢胞	220
3	肝細胞がん（HCC）	222
4	脂肪肝	224
5	胆石（総胆管結石）	226
6	膵がん	228

リハ編

1	肝硬変　リハポイント：代償期と非代償期のリハに注意しよう	230
2	肝嚢胞　リハポイント：画像に驚かず積極的なリハをしよう	232
3	肝細胞がん（HCC）　リハポイント：肝機能低下による合併症に注意	234
4	非アルコール性脂肪性肝疾患（NAFLD）　リハポイント：運動の負荷強度を工夫しよう	239
5	胆石　リハポイント：ERCP，MRCP検査とtube管理に注意	241
6	膵がん　リハポイント：糖尿病に留意し，消化機能低下による低栄養に注意しよう	246

消化管系
鈴木啓介

解剖と基礎知識

1-1	胃，小腸，大腸の解剖	248
1-2	胃，小腸，大腸の生理作用	250
2	胃と腸管の画像解剖	251

評価編

1	胃がん	256
2	大腸（結腸）がん	260
3	イレウス（腸閉塞）	262
4	鼠径ヘルニア	264
5	腸穿孔	266
6	腹部脂肪（メタボリックシンドローム）	268
7	胃瘻	270

リハ編

1-1	胃がん　保存治療（手術なし）　リハポイント：がんによる通過障害部位を見極めよう	272
1-2	胃がん　手術あり　リハポイント：胃切除後症候群に注意しリハをしよう	274
2	大腸がん　リハポイント：下血後の貧血に注意	278
3	イレウス　リハポイント：イレウス管挿入時も運動を	280
4	ヘルニア　リハポイント：リハ時の姿勢に注意し，圧迫は避ける	284
5	腸穿孔　リハポイント：長期戦を見据えたリハ介入をしよう	286
6	腹部脂肪（メタボリックシンドローム）　リハポイント：画像を見せて行動変容を促そう	288
7	腹水　リハポイント：心臓，肝臓，腎臓を疑え	290

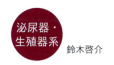
泌尿器・生殖器系　鈴木啓介

解剖と基礎知識
- 1-1　腎臓・膀胱の解剖 ……………………………………………………… 292
- 1-2　腎臓・膀胱の生理作用 …………………………………………………… 294
- 2　　腎臓と膀胱の画像解剖 ………………………………………………… 295

評価編
- 1　　慢性腎臓病（CKD）……………………………………………………… 298
- 2　　腎嚢包 …………………………………………………………………… 300
- 3　　子宮がん ………………………………………………………………… 302

リハ編
- 1　　慢性腎臓病（CKD）　リハポイント：進行度に合わせた運動負荷 ……… 304
- 2　　腎嚢包　リハポイント：多発性であれば要注意 ……………………… 305

　　索引 ………………………………………………………………………… 306

本書に掲載した症例画像は，磐田市立総合病院のご提供によるものです。

胸 部 画 像

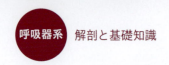

1-1 呼吸器系の解剖

胸部画像を読み解くうえで必要となる呼吸器の解剖について学ぼう。
葉間(肺葉の境界)と気管支の走行に着目しよう。

呼吸器の解剖

呼吸器は上気道，下気道，肺から構成されている。上気道はさらに鼻腔，咽頭，喉頭に分けられ，下気道は気管，気管支，細気管支に分けられる。肺は肺葉に分けられ，右肺には上葉，中葉，下葉がある。左肺は上葉と下葉に分けられ，右肺の中葉に相当する部分は舌区といい，上葉の一部である(図1)。

区域気管支

気管は第4胸椎の高さで，左右の主気管支に分岐する。右主気管支から上方に上葉気管支が分岐する。下方に続く気管支は中間気管支幹とよばれ，中葉気管支と下葉気管支に分岐する。左気管支からは上葉気管支と下葉気管支が分岐する。各気管支からはB1～B10の区域気管支へ分岐していく(図2)。区域気管支の番号とS1～S10の肺区域の番号は対応している。

肺区域は，p.10 参照

肺小葉と肺胞

肺は，肺小葉という小さな区画が集まって構成されている。肺小葉は小葉間隔壁または小葉間中隔によって囲まれた範囲を指し，その中には肺胞や毛細血管，呼吸細気管支が集まっている。肺動脈は気管支に沿って肺胞まで到達するが，肺静脈とリンパ管は小葉間隔壁に沿って肺門部に集約される(図3)。

| 図1 | 肺の解剖

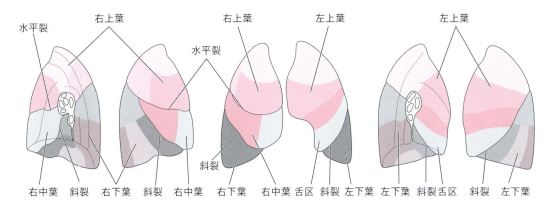

| 図2 | 区域気管支の解剖

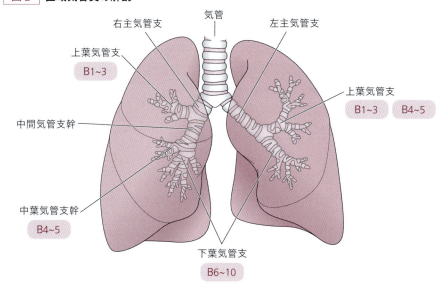

| 図3 | 肺小葉の解剖

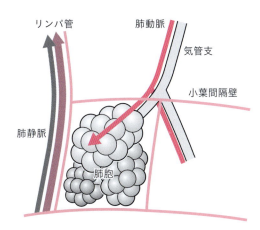

呼吸器系 解剖と基礎知識

1-2　呼吸器系の生理作用

呼吸における生理的な機能を簡単に押さえておこう。
呼吸リハの際の基礎知識として理解しよう。

呼吸運動

　呼吸器は，呼吸運動によって酸素と二酸化炭素のガス交換を行う組織である。正常な呼吸運動は1分間に12〜20回といわれ，24回/分を超えると頻呼吸といわれる。呼吸運動のうち，安静時の吸気運動には横隔膜と外肋間筋が主に働き，努力吸気運動ではそれらの筋に加え斜角筋群，胸鎖乳突筋などが働く。安静時の呼気運動は，肺や胸郭の弾性力によって行われ筋収縮を必要としない。努力呼気運動では内肋間筋と腹筋群が合わせて働く。

呼吸中枢

　呼吸活動の中枢は延髄に存在し，呼吸回数などを調整している。横隔膜の活動の際には，延髄からの指令が頸髄を介して横隔神経へ伝わり，指令が横隔膜に届く。肋間筋が活動するときは，延髄からの指令が胸髄まで伝わり，肋間神経を介して肋間筋に届く。

化学受容器の働き

　呼吸活動の中枢は延髄にあるが，呼吸に関する生体情報を感知する部分は，大動脈小体と頸動脈小体といった末梢化学受容器と，延髄腹側表層にある中枢化学受容器がある。呼吸に関する生体情報とは，動脈血の酸素分圧（PaO_2）と二酸化炭素分圧（$PaCO_2$），pHのことで，末梢化学受容器は主にPaO_2の低下を感知し，中枢化学受容器は主に$PaCO_2$の上昇およびpHの低下を感知している。

2 胸部X線画像の基本

胸部X線画像の基本を学ぼう。
胸部画像所見からリハビリテーション(リハ)の内容を組み立てるためには,
胸部画像の基本と見るべきポイントを知っておくことが必要である。

胸部X線検査について

　胸部X線検査は,胸部疾患の診断において最も基本的な画像検査であり,立位可能な者はもちろん,寝たきりであっても実施することができる。急性期医療の現場では,胸部X線画像の変化は,病状の進行や改善を判断する一助となっている。リハの観点においても,胸部X線画像は,訓練プログラムを考えるうえで重要な情報源である。

胸部X線画像の正常像

　本項目では,呼吸器に関する胸部X線画像を中心に解説する。異常の画像を見るためには,まず正常像から押さえよう(図1, 2)。

> 心血管の胸部X線画像については,p.130を参照

図1　胸部X線画像の正常像

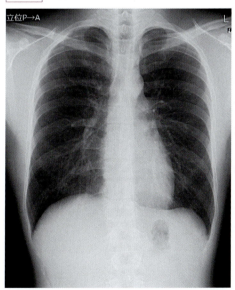
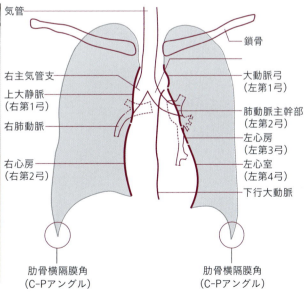

C-Pアングル：costophrenic angle

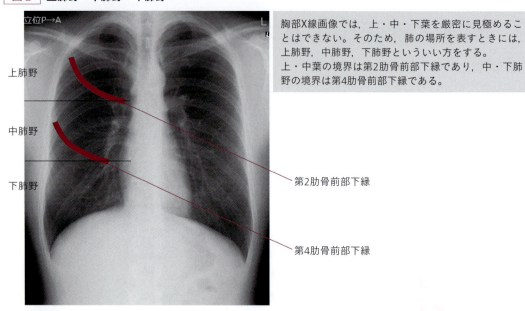

図2 上肺野・中肺野・下肺野

胸部X線画像では，上・中・下葉を厳密に見極めることはできない。そのため，肺の場所を表すときには，上肺野，中肺野，下肺野といういい方をする。
上・中葉の境界は第2肋骨前部下縁であり，中・下肺野の境界は第4肋骨前部下縁である。

白く映るものと黒く映るもの

　X線画像は，白黒の画像として見ることができる。人体の各臓器は，それぞれX線の透過性（あるいは吸収度）が異なるため，画像のコントラストや位置から臓器の異常な所見を見つけることができる（図3）。

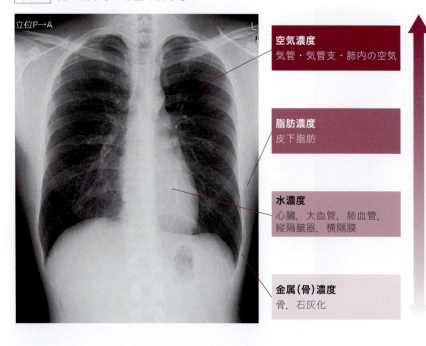

図3 白く映るものと黒く映るもの

黒く映る：低吸収（X線の吸収が少なくより多く透過している状態）

空気濃度　気管・気管支・肺内の空気
脂肪濃度　皮下脂肪
水濃度　心臓，大血管，肺血管，縦隔臓器，横隔膜
金属（骨）濃度　骨，石灰化

白く映る：高吸収（X線がより多く吸収されている状態）

胸部X線画像の異常所見

　胸部X線画像における異常所見としては，
①透過性の変化
②形態・容積の変化
③シルエットサイン
の3つに大きく分けられる[2]（表1）。これらの異常所見は個別に見られるものではなく，単一の病態でも重複して見られることがある。例えば慢性閉塞性肺疾患（COPD）においては，肺過膨張によって胸郭は広がり，ビア樽状の形態変化を認める。さらに肺気腫によって肺含気量が多くなった領域は，透過性が亢進した所見（より黒い）として映る。

COPD：chronic obstructive pulmonary disease

表1　異常所見の種類

①透過性の変化	正常像よりも透過性が亢進している（黒く見える），あるいは低下している（白く見える）。	透過性の低下 肺炎など	透過性の亢進 気胸など
②形態・容積の変化	正常像よりも膨張・拡大している（大きく見える），あるいは収縮・縮小（小さく見える）。	胸郭の変形 胸郭形成術後・肺結核後遺症	滴状心・肺過膨張 COPD
	正常像では見られない陰影が見える，あるいはあるはずの陰影が見えない。	腫瘤影 肺がん	異物 異物の誤嚥など
③シルエットサイン	正常像で見られるシルエット（輪郭）が消失している。	心陰影のシルエット消失 肺炎など	横隔膜のシルエット消失 胸水

column

撮影条件による違い

　通常，胸部X線検査は，専用の検査室で行われるが，重症度が高い場合や，立位保持ができない場合には，ポータブルでの胸部X線検査が行われる。この2つの条件では，X線の照射方向が逆になる（図4）。通常の検査室で撮影する場合は，フィルムや検出器は腹側に位置し，X線は背側（posterior）から腹側（anterior）へ照射される（撮影された画像には［P→A］と表記される）。一方，ポータブルの胸部X線検査では，フィルムや検出器は背側に置かれ，X線は腹側から背側に向かって照射される。この2つの条件では，フィルムから各臓器の位置関係が変化する。例えば，ポータブルで撮影する場合では，心臓は線源に近く，フィルムや検出器から遠い位置となる。このような条件では，通常の撮影条件と比べ心臓が大きく映る傾向がある。

図4　撮影条件による違い

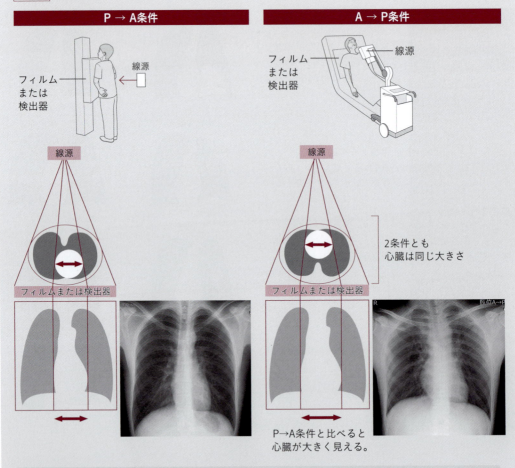

P→Aの条件は，立位で肩を検出器に付けるように撮影しているため，肩甲骨が外転し肺野がよく見える。臥位や座位では肺野に肩甲骨が重なり読影が難しくなる。この画像では，P→AとA→Pの違いだけでなく，立位・臥位といった姿勢の影響も加わっている。立位では心臓が重力の影響を受け縦長であるのに対して，臥位では心臓が傾いている様子が確認できる。胸部X線画像を見るときは，撮影条件を確認しよう。

画像の読み方はいつも同じ順序で

胸部X線画像を見るとき，どうしても明らかな異常所見にのみ注意が向きがちになる。しかし，偏った見方をしていては，重要な所見を見落としてしまうかもしれない。胸部X線画像を見るときはいつも同じ順序で見ていくことで，見落としなく病態を把握できる。順序に決まったものはないが，筆者がいくつかの書籍を参考にして実践している方法を紹介する。先に示した①透過性の変化，②容積・形態の変化，③シルエットサインの3点を確認しながら順序を決めて画像を見ていくようにしよう（図5）。

図5 胸部X線画像を見る順序

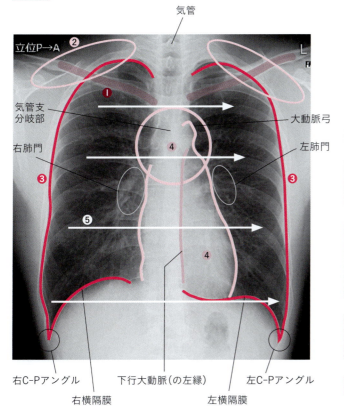

C-Pアングル：costophrenic angle
心陰影は，p.130, 146 参照

参考文献
1) 金子教宏, 編：ここまで読める！役立つ！胸部X線診断. レジデントノート, 16（4）： 646-656, 2014.
2) 医療情報科学研究所, 編：病気がみえる vol.4 呼吸器. メディックメディア, 2013.
3) 日本放射線科医会, 編：胸部X線診断アトラス3 診断確度を高める異常影の解析と鑑別診断 3. 医学書院, 1992.
4) 日本放射線科医会, 編：胸部X線診断アトラス2 読影力が向上するX線解剖と異常影の知識 2. 医学書院, 1992.

呼吸器系　解剖と基礎知識

3　画像解剖：正常の胸部CT画像

胸部CTの正常画像を確認していこう。
ここでは，正常のCT画像と体位ドレナージの際に必要な肺区域について学ぼう。

肺区域

　肺には肺葉という区切りがある。右肺は水平裂と斜裂によって上葉・中葉・下葉の3つに，左肺は斜裂によって上葉と下葉の2つに分けられる。心臓を含む縦隔は正中線より左寄りで，左肺は右肺に比べると容積は小さい。左肺の上葉には，右肺における中葉に相当する部分があり，舌区とよばれている（図1，表1）。

図1　肺区域

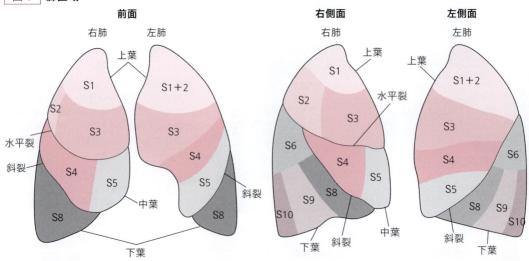

表1　肺区域

右肺		
上葉	中葉	下葉
肺尖区　S1	外側中葉区　S4	上下葉区　S6
後上葉区　S2	内側中葉区　S5	内側肺底区　S7
前上葉区　S3		前肺底区　S8
		外側肺底区　S9
		後肺底区　S10

左肺	
上葉	下葉
肺尖後区　S1+2	上下葉区　S6
前上葉区　S3	前肺底区　S8
上舌区　S4	外側肺底区　S9
下舌区　S5	後肺底区　S10

CT画像で見る肺区域

　胸部CT画像では，血管，気管支，骨を確認できる。肺動脈は気管支と並走しており，正常であればその直径はほぼ同じ大きさである。肺葉の同定には，葉間胸膜をランドマークにするとよい。肺区域は，肺葉の境界とは異なり，はっきりと独立して見えるわけではない。肺区域の同定のためには肺動脈と気管支をたどっていく。CT画像ではどのように区分けするか，図2に沿って見ていこう。胸部CTで頭側から尾側に向かってスライスを下げていくと，気管分岐レベルで肺野背側に斜裂と下葉のS6を確認できる。S6は下葉といっても上葉のS4，S5より高位にある。

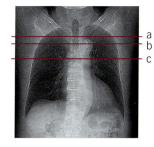

図2　CT画像で見る肺区域

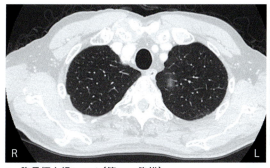
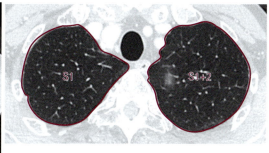

a　胸骨柄上縁レベル（第3〜4胸椎）

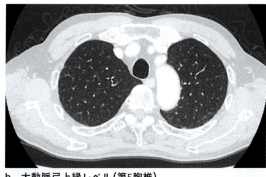
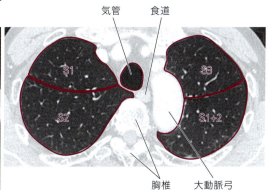

b　大動脈弓上縁レベル（第5胸椎）

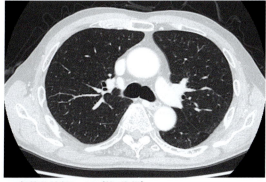

c　気管分岐部レベル（第6胸椎）

右主気管支からは，右上葉気管支と中間気管支幹に分岐する。中間気管支幹は中葉気管支と下葉気管支に分岐する。左主気管支は，左上葉気管支と左下葉気管支に分岐する。左上葉気管支は，上葉上区に向かう気管支と舌区に向かう気管支に分岐する。右肺野では，中間気管支幹や中葉分岐レベルで水平裂が見え，それより尾側は中葉となる。

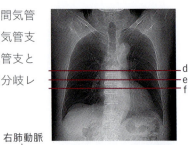

図2のつづき

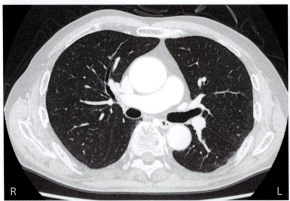
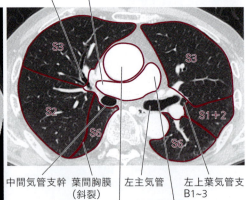

d　中間気管支レベル（右肺動脈が右方へ走行，第7胸椎）

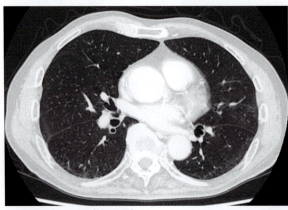
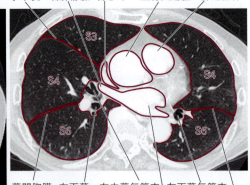

e　中葉分岐レベル（第8胸椎）

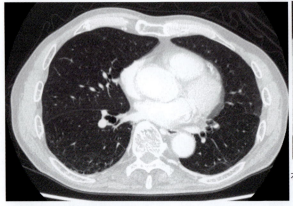
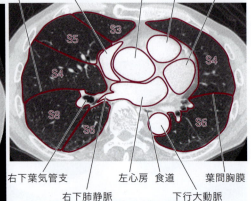

f　右下肺静脈レベル（第9胸椎）

3 | 画像解剖：正常の胸部CT画像

　右肺では下葉の内側にS7を有しているが，左肺にS7は存在しない。両側の下葉では，外側から背側に向かってS8，S9，S10となるが，明確な境界を見ることはできない。右側には肝臓があるため，右横隔模は左に比べ頭側（上方）に位置している。左肺底部では胃および胃泡が観察される。左肺では，上葉であっても舌区（S5）が下部胸椎レベルまで観察される。

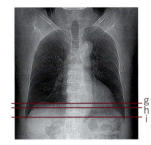

図2のつづき

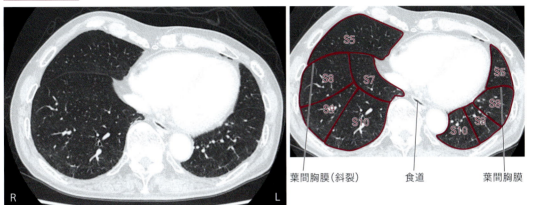

g　剣状突起レベル・右横隔膜頂レベル（第10〜11胸椎）

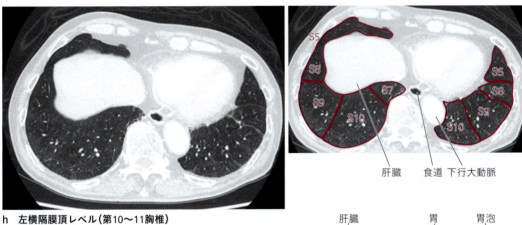

h　左横隔膜頂レベル（第10〜11胸椎）

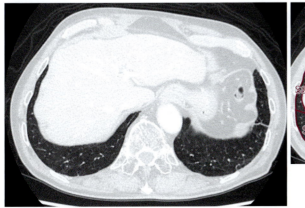

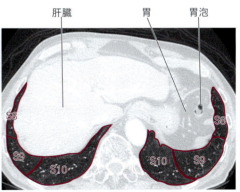

i　胃泡レベル（第11〜12胸椎）

呼吸器系 解剖と基礎知識

4-1 リハに関わる代表的な異常陰影①
コンソリデーションとすりガラス様陰影

ここでは，リハビリテーション（リハ）の対象となる疾患や病態を把握するために必要な
代表的な異常陰影について学んでいこう。
まずは，コンソリデーションとすりガラス様陰影をとり上げる。

異常陰影「透過性の低下」

透過性に関する胸部X線画像の異常所見には，通常よりも白く映る所見と，
黒く映る所見がある。透過性の低下が見られた場合は，下記の項目も合わ
せて見てみよう（表1）。

表1 透過性の低下

部位	・肺内の病変か，肺外の病変か ・肺内のどの場所か 　①上肺野・中肺野・下肺野 　②肺尖部・肺底部・肺門部・肺外側 　③その他（C-Pアングル）
濃度（透過性の程度）	・異常陰影の中に血管影は見えるか
形状	・円形・楕円形・不整形など ・肺葉の無気肺の典型的な陰影か
大きさ	・異常陰影の直径
数	・単発か多発か
分布	・限局性，びまん性，斑状など
辺縁	・陰影の辺縁は明瞭か，不明瞭か

（医療情報科学研究所，編：病気がみえる vol.4 呼吸器. メディックメディア. 2013. より引用）

コンソリデーションとすりガラス様陰影

肺野の透過性が低下する代表的な異常所見に，コンソリデーション[*1]と
すりガラス様陰影がある。これらの異常所見を認める場合は，**血中酸素分
圧やSpO₂の低下**を伴うことが多いため，リハを行う際には注意が必要であ
る。コンソリデーションは，肺胞内の空気を置換するように滲出液や分泌
物，痰などが存在する場合に認められる（**図1，2**）。すりガラス様陰影を認
める病態には大きく分けて2つの場合がある。1つは，肺胞内の一部分に滲
出液や分泌物，痰などが存在するものの，含気[*2]はまだ保たれている場合

[*1] **コンソリデーション**
浸潤影ともよばれる。

[*2] **含気**
肺胞内に空気が存在する
状態のこと。

14

4-1 コンソリデーションとすりガラス様陰影

| 図1 | コンソリデーションとすりガラス様陰影の状態

正常な肺胞

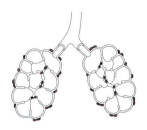

正常な肺胞では，肺胞内が空気で満たされている。

コンソリデーションとして描出される病態

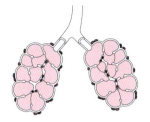

肺胞内では，空気が滲出液や分泌物，痰などで置換されている。

すりガラス様陰影として描出される病態

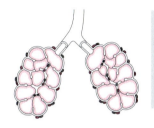

肺胞内の一部分に滲出液や分泌物などがあるものの，まだ含気は保たれている場合。

すりガラス様陰影として描出される病態

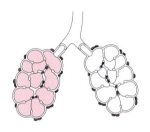

肺胞内の空気が滲出液や分泌物，痰などに置換されている肺胞と，正常な肺胞が混在して分布している場合。

| 図2 | コンソリデーション(細菌性肺炎)

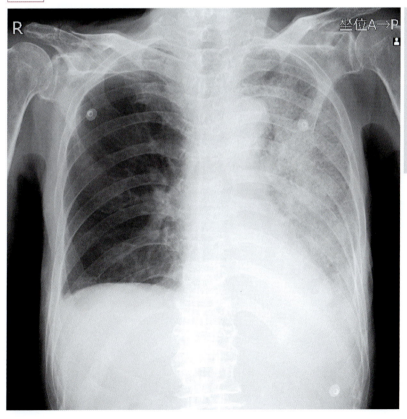

左全肺野にコンソリデーションを認める。陰影は濃く，病変部位では肺血管影を見ることができない。このようにコンソリデーションを認める病変では肺胞が滲出液や痰などで置換され，換気が乏しくなっているはずである。リハでは，動作時の低酸素の確認と聴診を行い痰の貯留を確認しよう。

胸部画像 呼吸器系

15

である。もう1つは，空気が滲出液や分泌物，痰などで置換されている肺胞と，正常な肺胞が隣接して混在している場合にもすりガラス様陰影として認められる（図1）。

コンソリデーションとすりガラス様陰影の判別

コンソリデーションとすりガラス様陰影を判別するには，**肺血管影を観察する**。コンソリデーションは，肺血管影が病変部位で区別できないような濃い陰影を指し，すりガラス様陰影は，病変部の肺血管影が透見できるような淡い陰影を指す（図3）。ただし，コンソリデーションとすりガラス様陰影の違いは，陰影の程度であるため，胸部X線画像だけではどちらとも判断できない場合もある。図4に陰影の程度による病変の違いについて解説する。

図3 すりガラス様陰影（放射線肺臓炎）

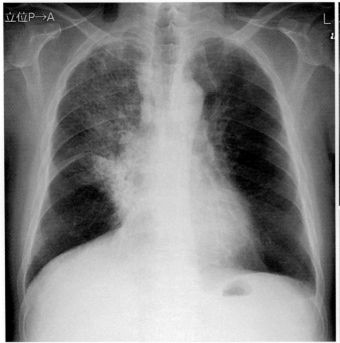
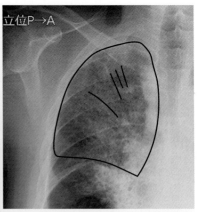

右上肺野にすりガラス様陰影を認める。異常陰影のなかには放射状に血管影を透見できる。
すりガラス様陰影は，程度が軽ければ見分けにくいことも多い。そのときには正常肺野と比較するとわかりやすい。この症例では右肺野が，左肺野に比べて白いことから異常陰影だと判断できる。

4-1｜コンソリデーションとすりガラス様陰影

図4　肺血管影があるか，ないか（80歳代，男性。細菌性肺炎：肺炎球菌）

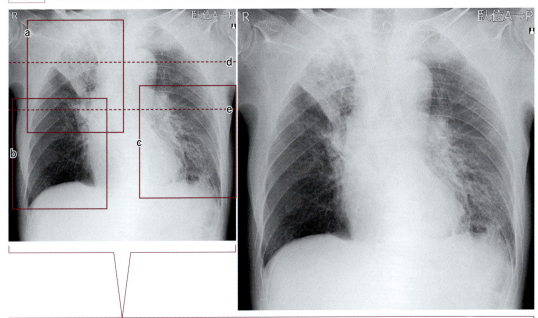

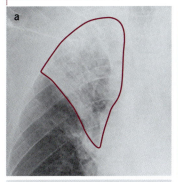

a　右上肺野における一部の濃厚な透過性低下域では，血管影が透見できない➡コンソリデーション

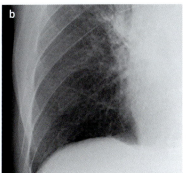

b　正常な肺野の透過性

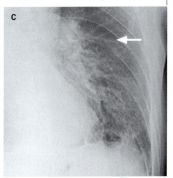

c　左肺野の透過性低下域に血管影（→）を透見できる。
➡すりガラス様陰影

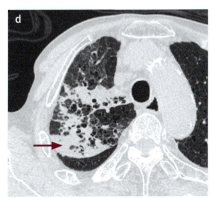

d　胸部X線画像でコンソリデーションとして見えた領域は，胸部CT画像（肺野条件）ではべったりとした濃い陰影として見ることができる。濃い陰影のなかにある黒く抜けた部分は気腫病変や気管支などである。

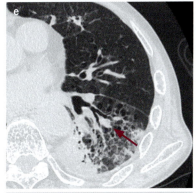

e　cで見られた血管影が認められる（→）。右上葉と比べて濃い陰影は少ない。しかし，正常肺野と比べると白く見える。

気管支透亮像を伴うコンソリデーション

　コンソリデーションやすりガラス様陰影の内部に気管支透亮像（air bronchogram）を認めることがある（図5）。これは，透過性低下を示す病変部に含気のある気管支が通っているときに見られる所見である。

図5　気管支透亮像を伴うスリガラス様陰影（薬剤性肺炎）

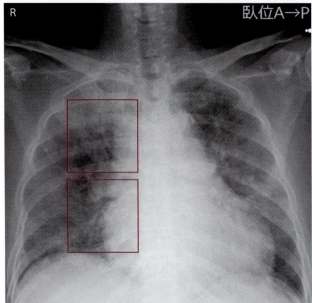

左右の全肺野にすりガラス様陰影を認め，右上肺野と右下肺野には気管支透亮像を認める。

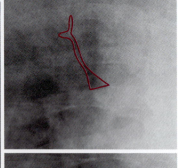

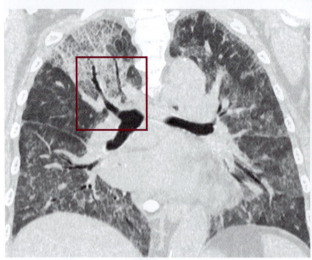

胸部CT冠状断像

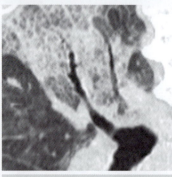

すりガラス様陰影によって気管支が明瞭に描出されている。気管支透亮像を伴う陰影が見られるときは，広範囲に病変を認めていることが多い。

参考文献
1）医療情報科学研究所，編：病気がみえる vol.4 呼吸器．メディックメディア．2013．より引用

4-2 リハに関わる代表的な異常陰影②
線状影と網状影

線状影や網状影を見つけたときには，
患者の基礎疾患にどんな肺疾患があるか着目してみよう。

　胸部X線画像の異常陰影のなかには，線状影や網状影というものがある。これらの異常陰影は，肺の小葉間隔壁の肥厚が生じているときに見られる。小葉間隔壁の肥厚をきたす可能性がある疾患には，間質性肺炎，がん性リンパ管症，肺水腫などがある。線状影や網状影が見られたときには，患者の基礎疾患にどんな肺疾患があるか着目してみよう。

小葉間隔壁

　肺の間質の一部。小葉間隔壁で囲まれた中には，肺小葉が集まっている。小葉間隔壁には，肺静脈やリンパ管などが通っている。そのため，肺がんのリンパ節転移によってリンパ液の流れが悪くなり，うっ滞すると小葉間隔壁の肥厚を生じる。左心不全に伴う肺水腫も同様の状態を認めることがある（図1）。

肺がんによる肺間質の肥厚は，p.58を参照

左心不全に伴う肺水腫は，p.148を参照

図1　小葉間隔壁の肥厚

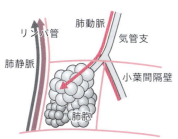
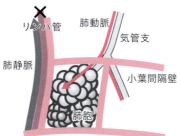
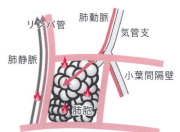

正常な肺組織において，血液は肺動脈から肺胞に流れ，ガス交換の後に肺静脈によって戻っていく。小葉間隔壁には肺静脈とリンパ管があり，心臓に向かって流れている。

肺がんなどで肺内リンパ節転移が進むと，がん性リンパ管症を生じる。がん性リンパ管症では，リンパ管の流れが悪くなるため，肺胞や小葉間隔壁にリンパ液がうっ滞し肥厚する。心不全でも同様に肺静脈での血液のうっ滞によって小葉間隔壁の肥厚を生じる。

間質性肺炎では，肺の間質や肺血管に炎症と浮腫を生じるため，小葉間隔壁の肥厚をきたす。

線状影

　線状影とは，幅2〜3mmまでの線状の陰影を指す(図2)。典型的な線状影に，カーリーライン(Kerley's Line)という所見がある。カーリーラインには，A線，B線，C線がある。A線は肺門部から上肺野に向かって放射状に見られる線状影で，B線は下肺野の胸膜から垂直に走る線状影である。C線はB線などの重なりによって生じる網状影のことを指す(図3)。

図2　線状影(70歳代。特発性肺線維症)

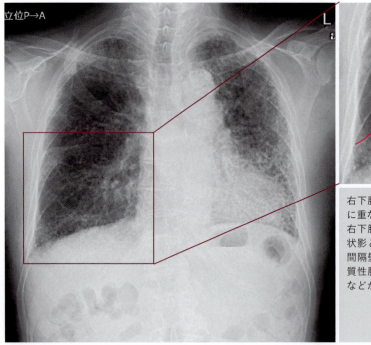

右下肺野に典型的ではないが，網状影に重なる線状影を見ることができる。右下肺野と左中下肺野の胸膜直下に線状影と網状影を認める。線状影は小葉間隔壁の病変を反映しているため，間質性肺炎やがん性リンパ管症，心不全などがないか確認する。

図3　カーリーライン

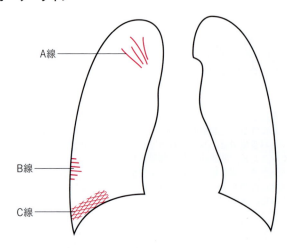

網状影

　網状影とは網目状の異常陰影で，線状影の重なりによって網目状に見える場合と，実際に網目状の病変を有する場合に見られる（図4）。

図4　網状影（70歳代。特発性肺線維症，図1と同症例）

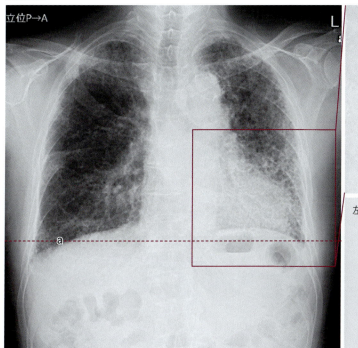
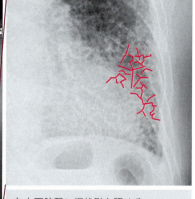

左中下肺野に網状影を認める。

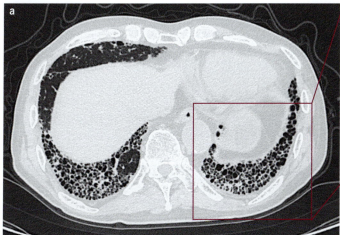
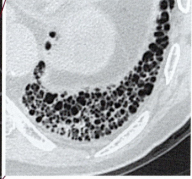

両側の下肺野に蜂巣肺を認める。蜂巣肺と肺気腫はともに囊胞性病変だが，蜂巣肺では隔壁の厚い陰影として見えることが多い。このような網目状の病変を胸部X線画像では網状影として見ることができる。特発性肺線維症では蜂巣肺を下肺野の胸膜直下に認めることが多い。

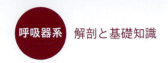

4-3 リハに関わる代表的な異常陰影③
結節性陰影

ここでは円形，楕円形の異常陰影について学んでいこう。

粒状影・結節性陰影・腫瘤影

　胸部異常陰影のなかで，円形または楕円形の塊状の陰影を総称して結節性陰影（あるいは広義の結節影）という。結節性陰影のなかで2mm以下のものを粟粒大結節，5mm以下のものを粒状影という。長径が3cmまでのものを（狭義の）結節影といい，3cmを超えるものを腫瘤影とよぶ（図1，2）。

| 図1 | 結節性陰影（60歳代男性。肺がん） |

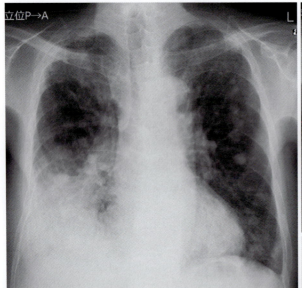

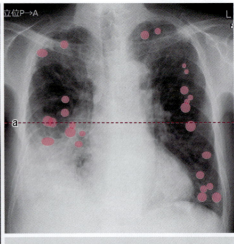

全肺野にわたって結節影を多数認める（●）。右下肺野は腫瘍によって無気肺および閉塞性肺炎をきたし，コンソリデーションを認める。

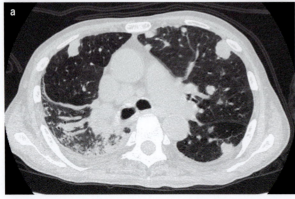

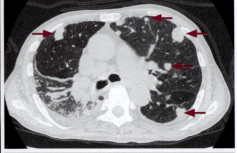

X線画像で見られた結節性陰影が胸部CT画像でも認められる（→）。

結節性陰影を認める疾患

　粒状影は，粟粒結核や肺がんなどで認めることが多い。結節影や腫瘤影は肺がんなどの腫瘍性疾患で認めることが多い。ただし，結節性陰影を認める疾患には，非結核性抗酸菌症，肺アスペルギルス，肺サルコイドーシスなどもあり，必ずしも腫瘍性疾患というわけではない。結節性陰影は，検診で発見されるときのように無症状である場合と，咳嗽や呼吸困難などの呼吸器症状を伴うときもある。非結核性抗酸菌症や肺アスペルギルス症では，呼吸器症状を伴うことがあるため，呼吸リハの適応となる。

> *1 中心静脈ポート（CVポート）
> 化学療法の際に点滴や静脈注射を行うための器具。鎖骨下静脈や内頸静脈にカテーテルを挿入し皮下に埋め込む手術を行う。

図2　腫瘤影（60歳代，女性。肺がん）

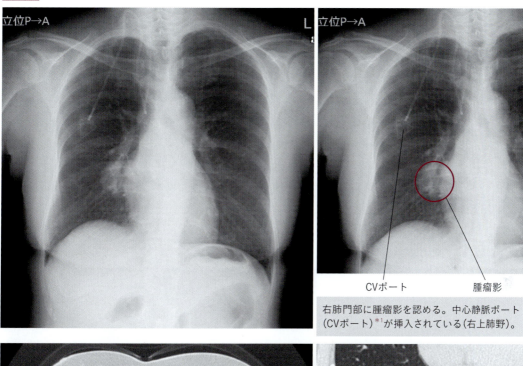

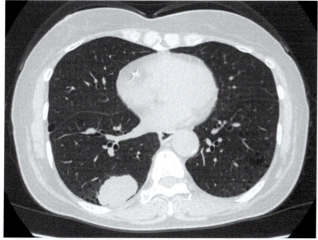

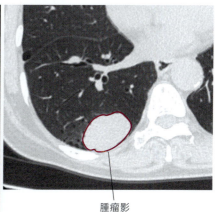

右肺門部に腫瘤影を認める。中心静脈ポート（CVポート）*1 が挿入されている（右上肺野）。

右下葉に直径35mmの腫瘤影を認める。

呼吸器系　解剖と基礎知識

4-4 リハに関わる代表的な異常陰影④
シルエットサイン

シルエットサインに気づくためには，正常画像の知識が必要である。あるべき輪郭が消えていることに着目しよう。

見えなければ陽性

シルエットサインは，胸部X線画像における異常陰影の1つである。胸部X線画像では透過性の異なる2つの組織が接するときに，その組織のシルエットを見ることができる。例えば，健常者の胸部X線画像では，心臓（と血管）は肺に比べてX線の透過性が低いため，心臓と肺が接している部分では，はっきりとした輪郭を見ることができる（図1）。

しかし，含気が低下した病変や水濃度に近い病変が心臓の辺縁に接している場合，心臓と病変部の境界は不明瞭になり，輪郭は消失して見える。このように正常で見えるべき輪郭が消失していることをシルエットサイン陽性という。シルエットサインは，胸部X線画像から病変部位を推測するときに重要な手がかりとなる（図2，3）。

図1　心臓・血管の輪郭（健常者）

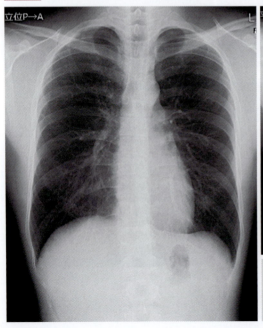
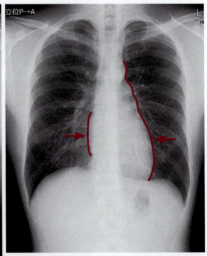

心臓・血管と肺には明瞭な濃度差があるので，輪郭が確認できる（シルエットサイン陰性）。

4-4 | シルエットサイン

図2 シルエットサインが見られる原理

シルエットサイン陽性
例：右第2弓が不明瞭な場合

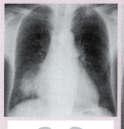
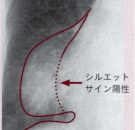

→ シルエットサイン陽性

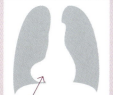

心陰影（右第2弓）を判断することができないことから、心臓に接する病変と推測できる。

ラインが見えなければ陽性

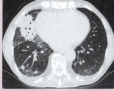

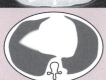

心臓と病変部位の濃度差が少ないため、シルエットは不鮮明になる。

↓

病変部位は、右のS4, S5であると推測できる。

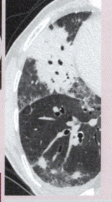

心臓と接する部分にコンソリデーションを認める。心臓と病変部が接しており濃度差がなくなるため、シルエットが見えなくなる。

シルエットサイン陰性
例：右第2弓が明瞭な場合

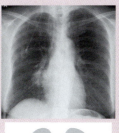
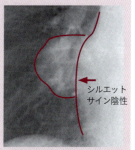

→ シルエットサイン陰性

心陰影は、確認できる部分があるため、心臓に接していない病変と推測できる。

ラインが見えれば陰性

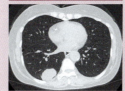

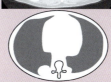

心臓と病変は別の部位であり、心臓と肺の濃度差がはっきりしているため、シルエットは鮮明になる。

↓

病変部位は、右のS9, S10であると推測できる。

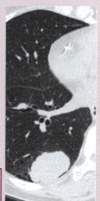

陰影は背側肺野にあり、心臓とは接していない。このように心臓と病変部が離れた位置であると、シルエットサインは陰性となる。

図3 シルエットサインが認められる部位

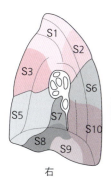
右

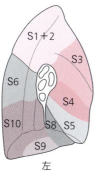
左

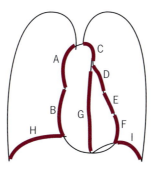

記号・名前	組織	対応する病変部
A 右第1弓	上大静脈	右S3
B 右第2弓	右心房	右S5
C 左第1弓	大動脈弓	左S1+2
D 左第2弓	肺動脈	左S3
E 左第3弓	左心房	左S4
F 左第4弓	左心室	左S4〜5
G	下行大動脈	左S6 左S10
H	右横隔膜	右S7〜S10
I	左横隔膜	左S8〜S10

呼吸器系　解剖と基礎知識

4-5　リハに関わる代表的な異常陰影⑤
無気肺

典型的な肺葉単位の無気肺は，臨床では少ない。しかし，疾患によって病変や無気肺をきたしやすい肺葉がある。臨床で見ることの多い肺葉の異常陰影を見てみよう。

肺葉の無気肺

　無気肺とは，肺の中の空気量が少なくなり，容積が減少した状態をいう。無気肺の原因はさまざまだが，代表的な疾患として，細菌性肺炎，肺がんなどがある。無気肺が肺葉単位で生じると，胸部X線画像では典型的な陰影を示す。しかし，臨床で典型的な肺葉単位の無気肺を見ることはあまり多くない。なぜなら，肺葉という大きな領域の病変に至る前に，より軽症な状態で発見されることが多いからである。しかし，疾患によっては特定の肺葉において病変をきたしやすいものもある(表1)。臨床で見ることが多い肺葉単位の異常陰影について見ていこう。

NTM：nontuberculous mycobacterial infection

表1	各肺葉で病変をきたしやすい疾患
上葉	RSウイルス感染症(特に小児)(図1)，肺結核，肺アスペルギルス症
中葉	非結核性抗酸菌症(NTM)，肺アスペルギルス症(図2)，肺がんのリンパ節転移
下葉	誤嚥性肺炎，肺がん(図3)，特発性肺線維症

図1　肺葉単位の無気肺：上葉(5カ月，男児。RSウイルス感染症)

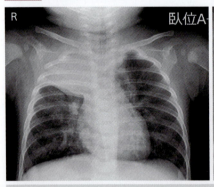
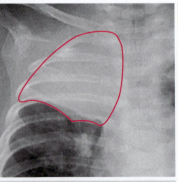
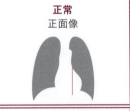

正常　正面像

典型例　右上葉無気肺

無気肺　右心縁上部のシルエットサイン陽性

右横隔膜の挙上

典型的な右上葉無気肺を認める。肺葉の無気肺では陰影の辺縁がはっきりしていることが多い。症例も陰影の辺縁がはっきりしている。右心縁上部(右第1弓)はシルエットサイン陽性。RSウィルス感染症では，上葉の無気肺を認めることがある。両肺野で，びまん性に辺縁不整なコンソリデーションを認めることから，右上葉以外の肺野にも病変があると推測できる。

4-5 | 無気肺

| 図2 | 肺葉単位の無気肺：上葉（70歳代，男性。非結核性抗酸菌症および肺アスペルギルス症）

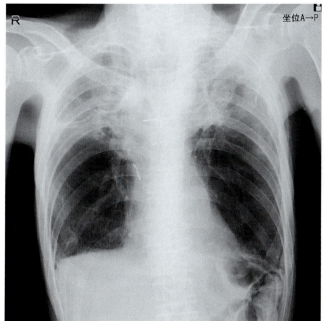

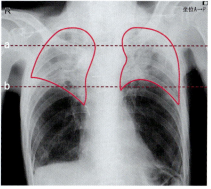

両側の上肺野に辺縁不整な透過性が低下した領域を認める。肺アスペルギルス症では上葉の病変を認めることがある。両側のコンソリデーションの内部には，肺アスペルギルス症による空洞性病変を認めるため，典型的な上葉無気肺にはならない。しかし，炎症による痰の増加が予測されるため，体位ドレナージや呼吸法指導については上葉の無気肺と同様に指導する。

典型例

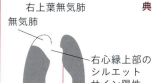
右上葉無気肺
無気肺
右心縁上部のシルエットサイン陽性
右横隔膜の挙上

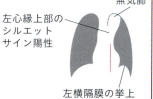
左上葉無気肺
無気肺
左心縁上部のシルエットサイン陽性
左横隔膜の挙上

正常
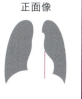
正面像

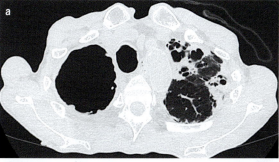

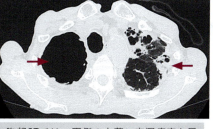

胸部CTでは，両側の上葉に空洞病変と周辺にコンソリデーションを認める（→）。

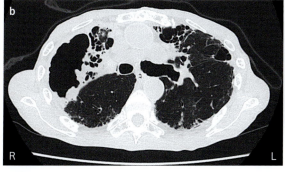

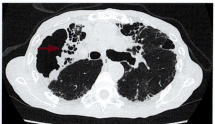

図3 肺葉単位の無気肺：中葉（70歳代，男性。肺がん）

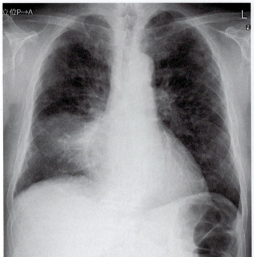

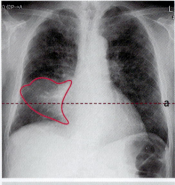

典型例
右中葉無気肺

無気肺　右心縁下部の
　　　　シルエット
　　　　サイン陽性

肺がんによる中葉無気肺を生じた症例。右中肺野に辺縁が一部不整な透過性が低下した領域を認める。右心縁のシルエットサイン陽性（右第2弓）。

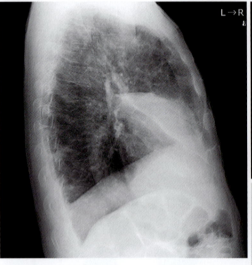

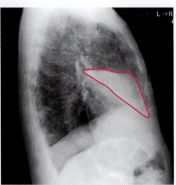

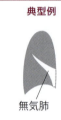

典型例

無気肺

側面像でも典型的な中葉無気肺を認める。辺縁がはっきりとした陰影を認める場合，中枢側の比較的太い気管支に病変があると推測できる。症例では，右中葉気管支の内腔にがんが進展し無気肺をきたした。

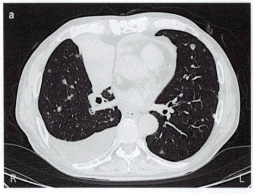

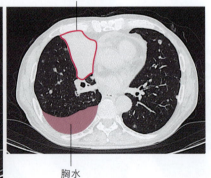

中葉無気肺

胸水

4-5 無気肺

図4 　肺葉単位の無気肺：舌区（70歳代，男性。非結核性抗酸菌症）

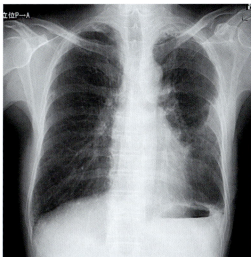
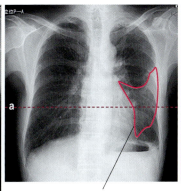
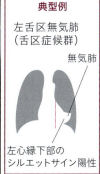

典型例
左舌区無気肺
（舌区症候群）
無気肺
左心縁下部の
シルエットサイン陽性

透過性の低下

左舌区の無気肺を認める。辺縁は不整で，陰影内部に濃い部分と薄い部分が混在している。左心縁（左第3弓・4弓）は，一部でシルエットサイン陽性。非結核性抗酸菌症では，中葉または舌区に病変を認めることがある。非結核性抗酸菌症のように慢性の感染症では，病変が中葉気管支や舌区の気管支に限局しているわけではないため，症例のように辺縁と濃淡が不整な非典型的な無気肺となる。臨床では非典型的な陰影であることがほとんどである。

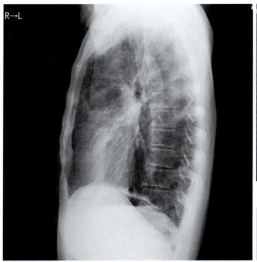
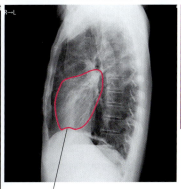
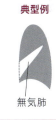

典型例
無気肺

透過性の低下

側面像において楔形に透過性が低下した領域を認める。

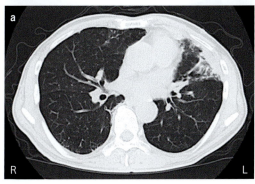
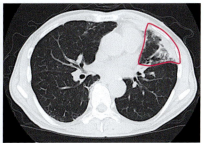

舌区にびまん性のコンソリデーションを認める。症例のように正常肺構造が残存している場合は，辺縁と濃淡が不整となる。

図 5　肺葉単位の無気肺：下葉（80歳代，女性。誤嚥性肺炎）

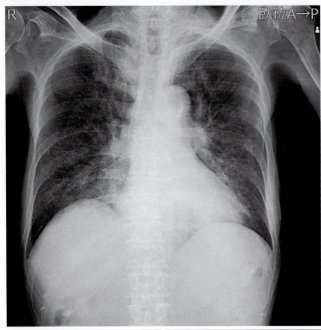

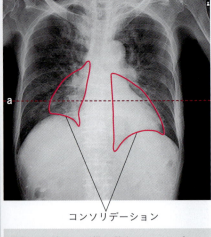

コンソリデーション

両側の下肺野に辺縁不整なコンソリデーションを認める。右心縁はシルエットサイン陰性。左心縁は，左第4弓を除きシルエットサイン陰性。下行大動脈はシルエットサイン陽性。
誤嚥性肺炎では，下葉の無気肺を認めることがある。下葉の無気肺では，CPアングルや横隔膜の陰影を見ることで，病変の肺野を推測することができる。

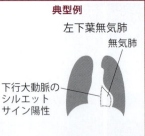

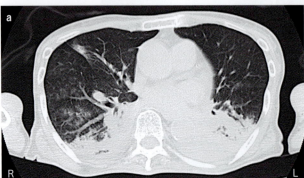

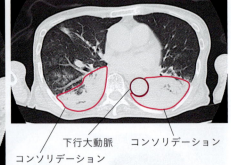

下行大動脈　コンソリデーション
コンソリデーション

下行大動脈と接するように左下肺野に濃い陰影を認める。下行大動脈の辺縁においてX線の透過性の差がなくなったため，胸部X線画像においてシルエットサイン陽性となる。

図6 肺葉単位の無気肺：下葉（80歳代，女性。肺がん，閉塞性肺炎）

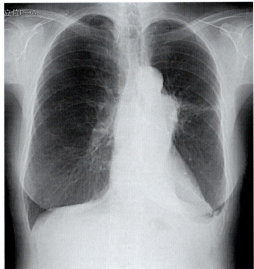
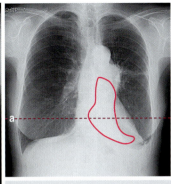
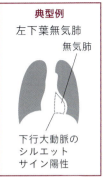

両側の下肺野に辺縁不整なコンソリデーションを認める。右心縁はシルエットサイン陰性。左心縁は，左第4弓を除きシルエットサイン陰性。下行大動脈はシルエットサイン陽性。
誤嚥性肺炎では，下葉の無気肺を認めることがある。下葉の無気肺では，C-Pアングルや横隔膜の陰影を見ることで，病変の肺野を推測することができる。

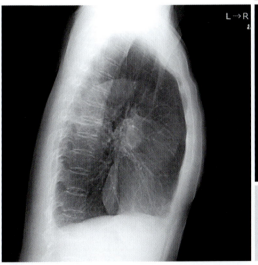
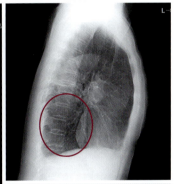

側面像では，はっきりとした左下葉無気肺の陰影をみることはできない。

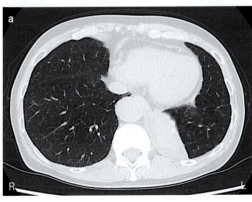
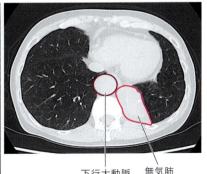

左下葉の含気がなくなったことで肺がしぼんだ（つぶれた）状態。

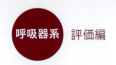
呼吸器系 評価編

1 慢性閉塞性肺疾患（COPD）

COPDは呼吸リハビリテーション（リハ）の対象となる代表的な疾患である。
COPDの画像所見の特徴について学ぼう。

COPDとは

　COPDとは，喫煙などによって有害物質を長期間にわたり吸収することで肺が破壊される疾患である。

　COPDの定義は，「タバコ煙を主とする有害物質を長期に吸入暴露することで生じた肺の炎症性疾患である。呼吸機能検査で正常に復することのない気流閉塞を示す。気流閉塞は末梢気道病変と気腫病変がさまざまな割合で複合的に作用することによって起こり，進行性である。臨床的には徐々に生じる体動時の呼吸困難や慢性の咳，痰を特徴とする」[1]とされている。

　COPDでは，定義にあるとおり気管支の病変と肺胞の病変である肺気腫を，胸部画像によって見ることができる。

COPDの胸部画像所見

　COPDの胸部X線画像の特徴は，肺野の透過性亢進，ビア樽状胸郭，横隔膜の平低化，滴状心[*1]，肋間の拡大である。有害物質の吸入曝露は肺組織の炎症を引き起こす。炎症が長期間に及ぶと，肺組織では破壊と再生が繰り返され，形態の変化を伴うようになる（リモデリング）。リモデリングが進むと，気管支では気管支壁の肥厚，気管内腔の拡張や狭小化を生じる（図1）。肺胞でのリモデリングは，小さな袋が集まったような肺胞構造がひとつの大きな袋のような構造に変化する。このように小さな肺胞が破壊され大きな空洞になったものが肺気腫である（図1）。

　正常肺では小さな肺胞がぎっしり詰まっているが，肺気腫では肺構造が破壊され空気に置き換わっているため，胸部X線画像や胸部CT画像において透過性が亢進し黒く見える（図1，2）。

リハについては，p.84 参照

COPD：chronic obstructive pulmonary disease

*1 滴状心
COPDで見られる細長いしずく状の心臓のこと。肺過膨張によって横隔膜を押し下げ，心臓を側方から押すことによって生じる。

図1 COPD(急性増悪)(70歳代,男性)

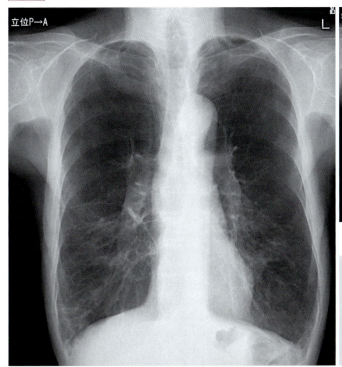

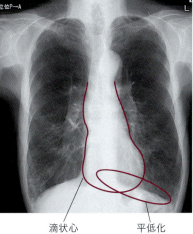

滴状心　　　平低化

両側上肺野に透過性の亢進した領域を認める。横隔膜の平低化。滴状心あり。GOLD分類Ⅲ期,FFV1%(1秒率):30.5%,%FEV1(対標準1秒量):41.3%

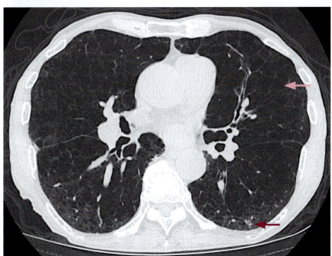

両側肺野の90%以上の領域に透過性が亢進した気腫病変を認める(←)。正常に近い肺が残存しているのは,背側肺野の一部のみ(←)。

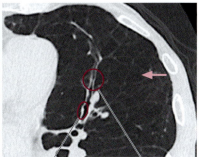

気管支壁の肥厚　　　狭窄

気管支壁の肥厚を認める。気管支は不整に拡張している部分や狭窄している部分を認める。

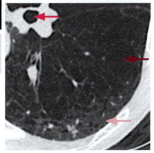

正常に近い肺野(←)に比べ,気腫化した部分では,透過性が亢進している(←)。肺気腫は,肺組織が破壊され空気に置換されているものであるため,気管支内の透過性と同じ濃度で描出される(←)。

図2 COPD（軽症から中等症）

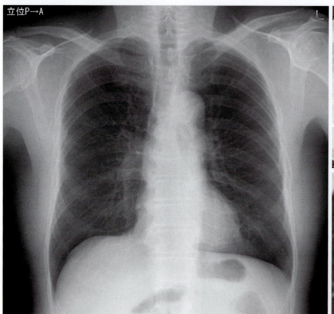
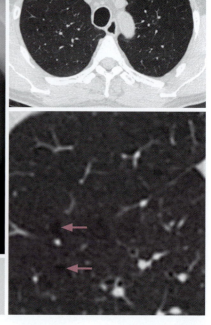

小さい気腫病変が確認されるのみ。FEV1%(1秒率)は54％，％FEV1(対標準1秒量)は62％でGOLD分類Ⅱ期

column

COPDの重症度を胸部CTから推測する

　COPDの重症度分類は，肺機能検査によって判断されるが，病状の不安定な急性期では重症度を判定することが困難なことがある。その際には，簡単な分類方法としてGoddard法がある（表1）。この方法を用いて画像所見から重症度を予測し，呼吸リハのプログラムの立案に活かすことができる。

表1 Goddard法

点数	基準（気腫病変の割合）
0点	肺気腫病変なし（5％未満）
1点	径1cm以下の気腫病変が散在する。（5％以上25％未満）
2点	気腫病変が癒合して大きな低吸収域が認められる（25％以上50％未満）
3点	気腫病変の癒合が進み，低吸収域がかなりの部分を占める（50％以上75％未満）
4点	大部分が肺気腫病変で健常肺はわずかに残るのみ（75％以上）

上記を参考に，左右それぞれの上・中・下肺野の計6ヵ所についての合計点を算出する。
合計点が8点未満は軽症，8点以上16点未満は中等症，16点以上は重症

(河内文雄，ほか編集：一歩先のCOPDケア さあ始めよう，患者のための集学的アプローチ，医学書院，2016. より改変引用)

COPDは気管支病変と肺気腫の病変によって閉塞性障害をきたす。この気流の閉塞性障害は特に呼出が障害されやすい。肺気腫の部分では，吸気はできても呼気ができないような状態(チェックバルブ機構)が生じており，肺胞内圧の高い状態であると考えられている。そのため，胸郭は酒樽のように膨張し，肋間は拡大した所見を表す(図3)。さらに，横隔膜や心臓は押し下げられた状態になり，横隔膜の平低化や滴状心という所見として現れる。

図3　ビア樽状の胸郭(70歳代，COPD)

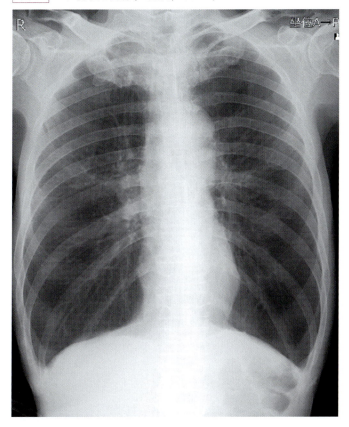

参考文献
1) 日本呼吸器学会COPDガイドライン第3版作成委員会編：COPD(慢性閉塞性肺疾患)診断と治療のためのガイドライン 第3版. 2009.
2) 河内文雄, ほか編集: 一歩先のCOPDケア さあ始めよう, 患者のための集学的アプローチ, 医学書院, 2016.

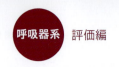

2-1 間質性肺炎

間質性肺炎は，呼吸リハの対象となる疾患の1つである。
ここでは，間質性肺炎の画像の見方を確認していこう。

間質性肺炎とは

　間質性肺炎とは，肺胞と肺胞との間にある間質の炎症を病変の主座とする疾患の総称であり，胸部X線画像では，びまん性に広がる陰影を認める。間質性肺炎は，原因が不明な特発性間質性肺炎（IIP）と，原因が判明しているものの2つに大別される。原因が明らかなものとしては，膠原病や血管炎によるもの，薬剤によるもの，職業性・環境性のものなどがある。

リハについては，p.90参照

IIP：idiopathic interstitial pneumonia

画像で見る間質性肺炎

①X線画像

　特発性間質性肺炎の胸部X線画像の特徴的所見は，両側下葉の胸膜直下を中心とする，線状影，網状影，びまん性に広がるすりガラス様陰影，両側肺野の容量減少である。網状影とは，線状影の重なりが網目状に見える所見をいう（図1〜3）。

②CT画像

　胸部CT画像の特徴的所見は，すりガラス様陰影，蜂巣肺，牽引性気管支拡張，小葉間隔壁肥厚，粒状影，結節影，気管支肺動脈束肥厚[*1]，肺容量の減少などがある（図1〜3）。
　間質性肺炎は，原因不明であることが多いものの，なんらかの免疫機能の異常が背景にあると考えられている。間質性肺炎においては，肺組織や肺の毛細血管などを標的に免疫細胞による攻撃があり，慢性的に炎症を生じている状態である。繰り返す炎症によって，肺組織は不可逆的な形態変化に至り，網状影，蜂巣肺，牽引性気管支拡張の所見として観察される。

＊1　気管支肺動脈束肥厚
並走する肺動脈と気管支が肥厚して見える所見。

図1 特発性間質性肺炎

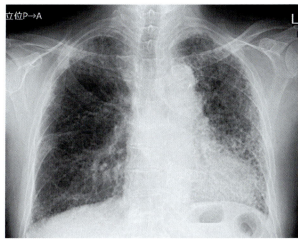
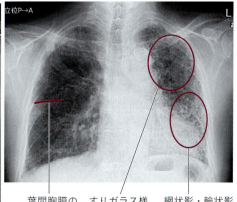

葉間胸膜の肥厚　すりガラス様陰影　網状影・輪状影

左上肺野にはすりガラス様陰影，左下肺野には網状影が観察される。右中肺野では葉間胸膜の肥厚が観察される。肺容量は減少している。

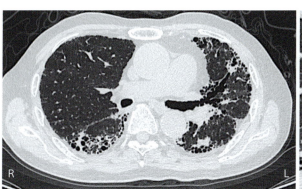
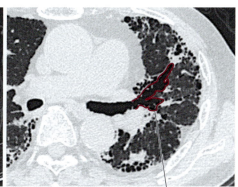

牽引性気管支拡張

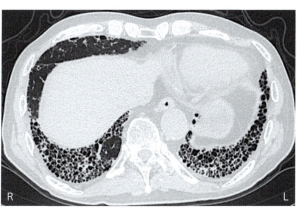
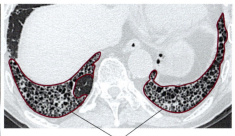

両側の肺底部の胸膜直下に蜂巣肺（蜂窩肺）を認める。

蜂巣肺として見られる囊胞性変化はCOPDで認める肺気腫に比べると隔壁が厚い。

図2　特発性間質性肺炎（急性増悪）

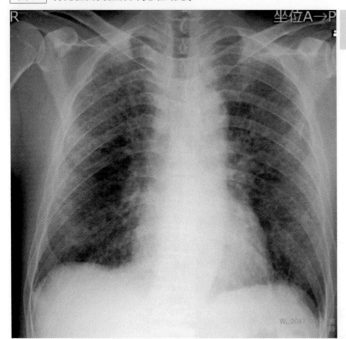

両側肺野の広範囲にびまん性に網状影とすりガラス様陰影を認める。

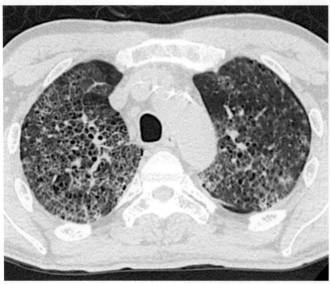
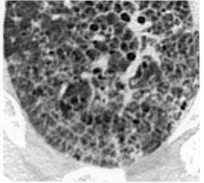

両側肺野にすりガラス様陰影と小葉間隔壁の肥厚を認める。左肺の腹側の正常肺領域に比べ透過性が低下している（白く見える）領域がすりガラス様陰影である。網目状に見えるのが小葉間隔壁の肥厚の所見。

| 図3 | 放射線肺臓炎 |

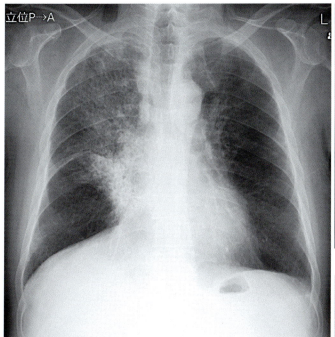
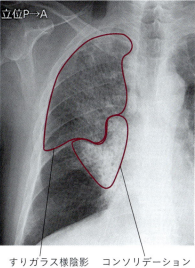

すりガラス様陰影　コンソリデーション

右上中肺野にすりガラス様陰影とカーリーAラインを認める。右肺門部は気管支透亮像を伴うコンソリデーションを認める。

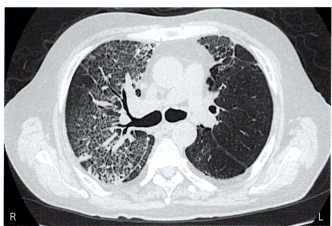
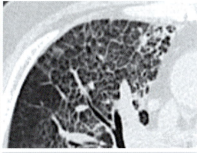

右上葉にはすりガラス様陰影と小葉間隔壁の肥厚を認める。網目状に見えるのが小葉間隔壁の肥厚の所見。放射線肺臓炎は，間質性肺疾患に分類される。

正常な肺容量

　肺野の容量減少の判定には横隔膜の位置を確認する方法がある。横隔膜が第10肋骨の後部中央の陰影と重なっている場合に正常肺の容量とされている。

参考文献

1) 藤田次郎 編：肺炎の画像診断と最新の診療．医薬ジャーナル，2008．
2) 久保惠嗣，藤田次郎 編：間質性肺疾患診療マニュアル，改訂第2版．南江堂，2014．

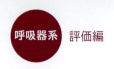

呼吸器系 評価編

2-2 間質性肺炎：慢性変化

画像で見られる慢性的な変化を確認しよう。
時系列で画像を確認して，所見の理解を深めよう。

慢性的な線維化の進行

　間質性肺炎の慢性経過のなかでは，肺の線維化と緩徐な破壊に伴う蜂巣肺の進行などが観察される。症例（図1）の胸部画像の経過を見てみよう。2〜3年の経過のなかで，右上葉に網状影と蜂巣肺の広がりを見ることができる。

　画像の変化に伴って6分間歩行テストでは，歩行距離の減少，SpO_2の低下，呼吸困難感の増悪を認め，さらに在宅酸素療法が導入されることとなった。

リハについては，p.90 参照

特発性肺線維症

　特発性間質性肺炎のなかに特発性肺線維症（IPF）がある。特発性肺線維症は，発症当初は無症状であることが多く，緩徐に進行するが，ときに急性増悪を起こして急速に進行する予後不良の疾患である。一般的に副腎皮質ステロイド薬や免疫抑制剤への反応が乏しいといわれているが，近年では肺の線維化を予防する薬が使用されることもある。特発性肺線維症では，下肺野の胸膜直下に蜂巣肺をきたしやすいといわれている。

IPF：idiopathic pulmonary fibrosis

HOT

　在宅酸素療法（HOT）とは，医療機関の指示の下，酸素濃縮器や酸素ボンベを自宅に設置し，酸素を吸入する治療法である。HOT導入によって呼吸不全患者は自宅での療養が可能となるだけでなく，予後も改善するといわれている。

HOT：home oxygen therapy

参考文献
1）久保惠嗣，ほか編：間質性肺炎疾患診療マニュアル 改訂第2版．南江堂，2014．

図1 特発性間質性肺炎(慢性経過)

X+1年	X+2年	X+3年
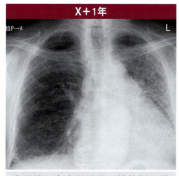	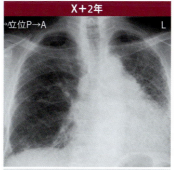	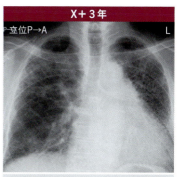
右下肺と左中下肺野に線状影,網状影とすりガラス様陰影あり.	右下肺と左中下肺野のすりガラス様陰影は前年と比較し改善しているが,線状影,網状影あり.	右上肺野の線状影,網状影が増強している.
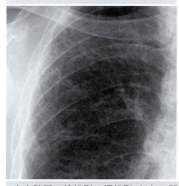	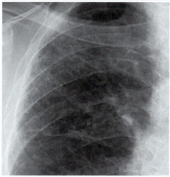	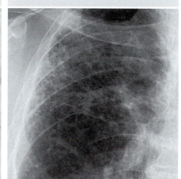

右上肺野に線状影,網状影が3年の間に増強してきている.

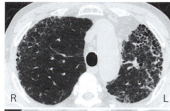 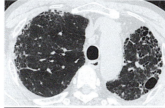 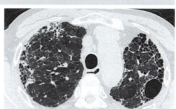

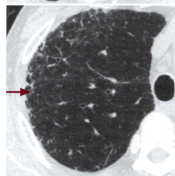 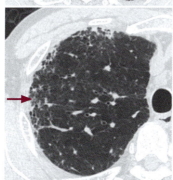 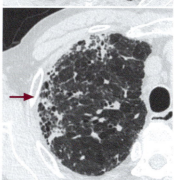

右上葉の胸膜直下に線状影と網状影が増強し,囊胞性変化を生じている.画像では示していないが,両側の下肺野においても,線状影や囊胞性変化の増悪が観察された.

6分間歩行テスト	6分間歩行テスト	6分間歩行テスト
歩行距離:400m 安静時SpO₂:96%(RA) 歩行後SpO₂:86%(RA)	歩行距離:405m 安静時SpO₂:95%(RA) 歩行後SpO₂:81%(RA)	歩行距離:285m 安静時SpO₂:97%(1Lカヌラ) 歩行後SpO₂:81%(3Lカヌラ)

RA:room air(室内気)

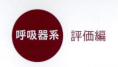

2-3 間質性肺炎：急性変化

間質性肺炎には急性増悪するケースがある。
急速に進行する両肺野のびまん性すりガラス様陰影には注意しよう。

画像から急性増悪の経過を知ろう

　間質性肺炎は慢性的な変化だけでなく，急性増悪や，突然に症状が発現することがある。急性増悪期の間質性肺炎の胸部画像でよく見られるのが，すりガラス様陰影である。図1の症例では，急性増悪期には肺にびまん性にすりガラス様陰影が認められる。

　症例は徐々に進行する咳と呼吸困難感を主訴に来院され，間質性肺炎と診断された症例である。この症例では，入院後に副腎皮質ステロイド薬などの免疫抑制剤による治療が開始され，退院時にはすりガラス様陰影は消失している。加えて6分間歩行テストでも，SpO_2の低下が改善している。

　間質性肺炎の急性増悪期では，労作時に著しいSpO_2の低下を伴うことがある。この時期には，リスク管理を行いながら呼吸リハを行うべきである。

リハについては，p.90 参照

改善する画像所見と改善しない画像所見

　間質性肺炎の急性期で認めるすりガラス様陰影は，副腎皮質ステロイド薬や免疫抑制剤の投与によって改善する場合もあるが，蜂巣肺などの囊胞性変化は不可逆的で改善しない。

2-3 | 間質性肺炎

図1 間質性肺炎（急性増悪）

入院時	退院時
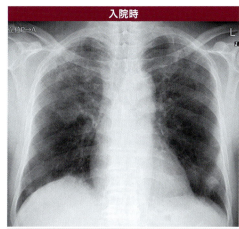	
両側上肺野を中心にすりガラス様陰影を認める。両肺野ともびまん性にすりガラス様陰影を認める部分がある。	すりガラス様陰影の改善を認める。

大動脈レベル

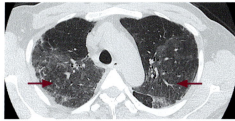 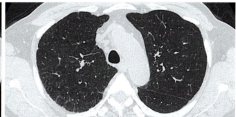

気管分岐部レベル

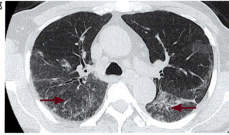 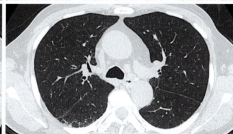

中葉分岐レベル

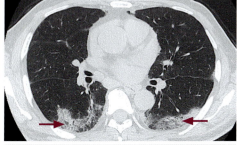 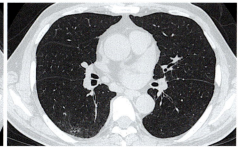

両側上葉と下葉の一部にすりガラス様陰影（→）を認める。	すりガラス様陰影が消失している。
6分間歩行テスト 歩行距離 570 m 安静時SpO_2 95 % (RA) 歩行後SpO_2 86 % (RA)	**6分間歩行テスト** 歩行距離 570 m 安静時SpO_2 96 % (RA) 歩行後SpO_2 92 % (RA)

胸部画像 呼吸器系

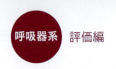

3-1 急性呼吸促迫症候群（ARDS）

ここでは，ARDSの病態がどのように画像に反映されるのかを学ぼう。
ARDSに対する呼吸リハを行ううえで，
胸部X線画像から病状の変化をとらえることができるようになろう。

ARDSとは

　ARDSは，さまざまな原因によって生じる急性に進行する呼吸不全であり，胸部X線画像でびまん性の陰影を生じ，その原因に明らかな心不全の関与が否定される病態を指す。ARDSの原因は，消化管穿孔と手術侵襲，肺炎などさまざまである。ARDSの定義は，
　①1週間以内の経過で急激に進行していること
　②明らかな低酸素血症があること
　③胸部X線やCT画像で両側性の陰影があること
　④心不全や輸液加療が原因ではないこと

リハについては，p.94 参照

ARDS：acute respiratory distress syndrome

ARDSでは何が起こっているのか

　ARDSの病態では，
　①血管透過性[*1]の亢進
　②好中球の活性化
　③肺サーファクタントの欠乏
　④血管内皮障害
　⑤血液凝固の亢進による微小血栓の形成
という反応を生じている。
　なんらかの原因で身体に侵襲が加わると，生体は炎症反応によって傷害を治癒させようとする。しかし侵襲が大きいと，炎症は局所に留まらず全身に及んでしまい，重篤な症状をきたすことがある。ARDSは，過剰な炎症反応によってさまざまな機能障害を生じている状態である。

＊1　血管透過性
血管壁を物質が通過すること。

①血管透過性亢進
　身体に侵襲が加わると，傷害されたところでは炎症を生じる。炎症を生じている組織では，サイトカインをはじめとする化学伝達物質の産生によって，好中球などの免疫細胞を集簇させ，異物や病原菌を排除させるように

働く。サイトカインは，血管透過性を亢進させ，その結果，免疫細胞は血管内から組織へと移行しやすくなる。しかし，侵襲が大きくサイトカインの産生が多いと，全身の血管の透過性を亢進させてしまう。その結果，肺水腫や浮腫を生じることとなる。

②好中球の活性化

好中球はサイトカインによって活性化される。好中球は，エラスターゼ，プロテアーゼなどの蛋白分解酵素や活性酸素を放出し，異物や病原体に対抗する。しかし，蛋白分解酵素や活性酸素は，自身の正常な組織も破壊してしまうため，さらなるサイトカインの産生をきたすこととなる。

③肺サーファクタントの欠乏

サイトカインが血流を介して全身に波及し，血管透過性を亢進させている状態では，肺においてもその影響を受け肺水腫となる。肺胞内には肺サーファクタントという界面活性剤が分泌されていて，その作用によって肺胞内の表面張力を低下させ，肺胞が虚脱しないようにしている。肺水腫の状態では肺水腫液の増加によって肺サーファクタントが希釈された状態となる。その結果，肺胞内の表面張力が増加し，肺胞を小さくする力が働き，肺胞の虚脱を生じる。

④血管内皮障害

サイトカインは，血液を介して全身に波及する。ARDSの状態では，サイトカインによる嵐のような状態と例えられる（サイトカインストーム）。過剰なサイトカインによる影響を受けやすいのは，血液と接している血管内皮細胞である。血管内皮細胞の障害は，血管透過性の亢進やサイトカインのさらなる産生，血液凝固異常を助長する。

⑤血液凝固の亢進による微小血栓の形成

血管内皮細胞の障害は，凝固因子を活性化し，過凝固傾向をきたす。そのためARDSでは，播種性血管内凝固症候群（DIC）をしばしば合併することがある。DICは，著明な凝固活性化によって微小血栓を形成し，血管閉塞をきたす。微小血栓によって臓器の循環が保たれなくなれば，臓器不全をきたすため，ARDSでは，DICや多臓器不全を合併することがある。

DIC：disseminated intravascular coagulation

ARDSの画像の見かた

ARDSの胸部画像の特徴は，両側性のすりガラス様陰影とコンソリデーションである（図1）。陰影は，境界が不明瞭で肺門部を中心に認める場合

参考文献
1）3学会合同呼吸療法認定士認定委員会，編：新呼吸療法テキスト．アトムス，2012.

や末梢にまで陰影を認める場合などさまざまである。経過のなかでは，血管透過性の亢進に伴い，胸水貯留を認め，C-Pアングルがはっきり見えなくなることやシルエットサインが陽性となる場合もある。

図1　敗血症とARDS

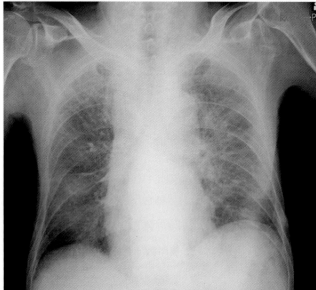

胸部X線の撮影時には，マスク型の人工呼吸器（NPPV）を装着している状況。FiO$_2$：0.6の設定で血液ガス検査ではPaO$_2$：89Torr。SpO$_2$：96％
両側肺野にびまん性のコンソリデーションとすりガラス様陰影を認める。

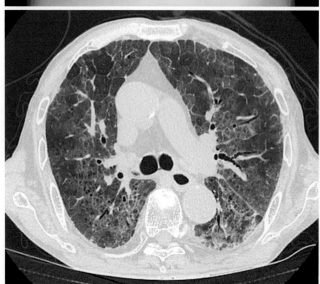

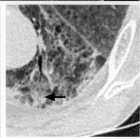

全肺野にわたってすりガラス様陰影を認める。背側肺野の一部では透過性が低下し，コンソリデーションを認める部分がある（→）。一部，牽引性気管支拡張の所見を認める。小葉間隔壁の肥厚を認める。

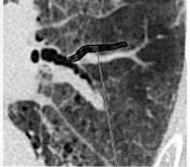

小葉間隔壁の肥厚

牽引性気管支拡張

3-2 ARDS：術後発症した場合の病態

ここでは術後発症したARDSについて何が起こっているかを学ぼう。
ARDSの病態を把握しリハビリテーションにつなげよう。

ARDSはさまざまな原因から発症するため，本項では症例を示しながら解説をしていく。症例は消化管穿孔後にARDSに至った患者である。

リハについては，p.94 参照

ARDS：acute respiratory distress syndrome

消化管穿孔によって何が起こったか

小腸や大腸に孔が空くと，消化管内の細菌が腹腔内に到達し腹膜炎を起こす。腹膜炎は手術を行わなければ命に関わる疾患である。しかし，手術自体も身体には大きな負担となる（図1）。腹膜炎や手術は，身体に強い炎症を生じ，その影響は血液を介して全身に波及する。強い炎症がある状態では，全身の血管透過性の亢進，血管内皮細胞の障害をきたす。血管透過

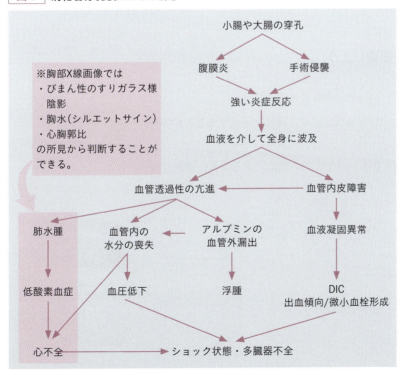

図1 消化管穿孔後ARDSの病態

性が亢進した状態では，水分子やアルブミンなどの低分子の物質が血管外へ漏出しやすくなる。血管内の水分の漏出は，血圧低下を生じ，場合によってはショック状態に至る。肺血管において血管透過性が亢進すると肺水腫となり（図2），全身の血管であれば四肢末端の浮腫として観察される。血管内皮細胞の障害は，血管透過性を悪化させるだけに留まらず，血液凝固の異常をきたす。その結果，微小血栓形成や出血傾向となり，場合によっては臓器の血流低下から多臓器不全を引き起こすこととなる。

| 図2 | 肺水腫のメカニズム |

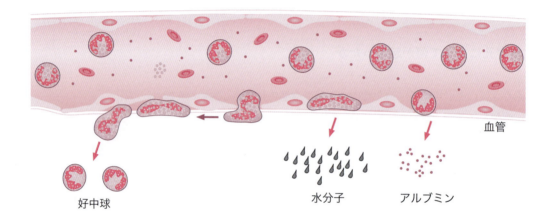

画像からARDSの病態を把握しよう

　ARDSの進行は，各種検査によって判断することができる。特に肺水腫や心不全の有無に関しては，胸部X線画像によって簡便に確認することができる。
　本症例のような消化管穿孔では，消化管内の細菌による細菌性腹膜炎に加え，手術による侵襲も伴うため，ARDSを生じることが多い（図3）。

| 図3 | 腹腔穿孔後のARDS

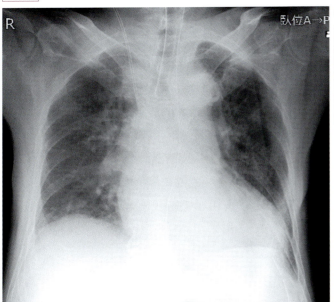

a　手術直後

消化管穿孔により緊急に消化管切除術を施行。手術直後で鎮静された状態のため，深吸気位での撮影が困難であり，含気が少ないように見える。C-Pアングルはしっかり見ることができる。気管内に見えるのは挿管チューブ。

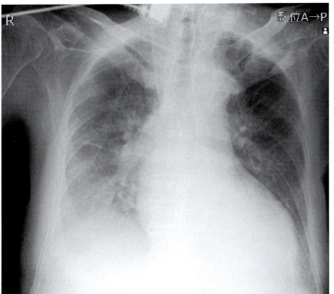

b　手術後3日目

両側肺野にびまん性にコンソリデーションおよびすりガラス様陰影を認める。両側C-Pアングルと横隔膜のシルエットは，はっきり見えない。下行大動脈のシルエットサイン陽性。右肺野では葉間胸水をみることができる。画像上部に見えるのは人工呼吸器の回路。

ARDSの治療戦略

　ARDSでは，血管透過性の亢進による肺水腫によって肺胞内が肺水腫液で満たされ，肺サーファクタントの欠乏による表面張力によって肺胞が虚脱した状態となっている。そのため，ARDSの治療戦略としては，原疾患の治療とともに人工呼吸器による陽圧換気が行われる。

　陽圧換気は肺胞を拡張させ，肺胞内に滲み出した肺水腫液を間質に押し戻す効果がある（図4）。ただし，ARDSでは肺傷害が生じている状態であるため，1回換気量，換気様式，呼気終末陽圧などを厳密に管理する。

図4　陽圧換気の効果

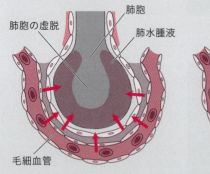
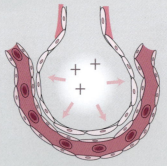

ARDSによる肺うっ血　　　陽圧換気による肺胞の拡張，肺水腫液を押し戻す

陽圧によって，肺胞内にあふれた肺水腫液が押し戻される。

参考文献
1) 3学会合同呼吸療法認定士認定委員会，編：新呼吸療法テキスト．アトムス，2012．
2) 松岡健，編：呼吸器疾患ガイドライン－最新の治療指針－改訂版．総合医学社，2009．

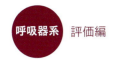

3-3 | ARDS

3-3 ARDSの病態把握のポイント P/F ratio

ARDSの呼吸リハビリテーションのポイントは，
人工呼吸器の設定や投薬などの医学的経過とあわせて画像の経過を見ることである。

SpO₂の変化で病態は把握できるか？

急性呼吸促迫症候群(ARDS)では，患者の全身状態に合わせて，人工呼吸器の設定を細かく変更する。人工呼吸器の設定には，換気様式（モード），酸素濃度（FiO₂），1回換気量，呼気終末陽圧（PEEP）などさまざまな設定項目があり，その変更によってSpO₂の変化を認めることがある。しかし，SpO₂の数値がよくなったからといって，肺がよくなったのか，あるいは吸入気酸素濃度を上げたためなのかはわからない。そこでP/F ratioという指標を見ることで病状が改善しているかどうかを判断することができる。

リハについては，p.94 参照

ARDS：acute respiratory distress syndrome
PEEP：positive end expiratory pressure

P/F ratio

P/F ratioは，吸入酸素濃度（FiO₂）[*1]に対する動脈血酸素分圧（PaO₂）の比率である。この比率を見ることで，投与している酸素濃度に対してどれだけ酸素を取り込むことができているか，客観的に知ることができる。P/F ratioを経時的に見ていくことで，病状の経過を把握することができる。

P/F ratio = PaO₂ ÷ FiO₂

P/F ratioは，その数値によって重症度を評価できる。正常では400以上，軽度ARDSでは300以下，中等度ARDSは200以下，重度ARDSは100以下となる（表1）。

*1 FiO₂
FiO₂は室内気で0.21。50％酸素濃度のときは，0.5と表現する。

表1 P/F ratio換算表

PaO₂/FiO₂換算の目安

FiO₂\PaO₂	50	60	70	80	90	100	110	120	130	140	150	200	300
SpO₂	84	90	92	94	95	98						100	100
ルームエアー	238	286	333	381	429	476	524						
0.3	167	200	233	267	300	333	367	400	433	467	500		
0.4	125	150	175	200	225	250	275	300	325	350	375	500	
0.5	100	120	140	160	180	200	220	240	260	280	300	400	
0.6	83	100	117	133	150	167	183	200	217	233	250	333	500
0.7	71	86	100	114	129	143	157	171	186	200	214	286	429
0.8	63	75	88	100	113	125	138	150	163	175	188	250	375
0.9	56	67	78	89	100	111	122	133	144	156	167	222	333
1.0	50	60	70	80	90	100	110	120	130	140	150	200	300

PaO₂(mmHg)：ガス分析器による値，SpO₂(%)：パルスオキシメーターによる値

P/F ratioは，その数値によって重症度を評価できる．正常では400以上，軽度ARDSでは300以下，中等度ARDSは200以下，重度ARDSは100以下となる．

ARDSの画像所見とP/F ratioの比較

図1は呼吸苦を主訴に来院し，放射線肺臓炎に伴うARDSと診断された症例である．入院5日目に呼吸状態の悪化を認め，NPPVの装着が開始された．

NPPV：non-invasive positive pressure ventilation

図1 ARDSの胸部X線画像とP/F ratio

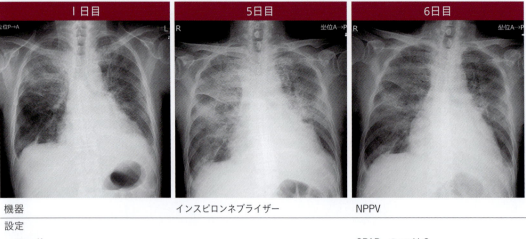

機器		インスピロンネブライザー	NPPV
設定			
	モード	—	CPAP　8 cmH₂O
	吸入酸素濃度(FiO₂)	15 L 100%	0.55
	PaO₂(Torr)	—	66.9 Torr
	SpO₂(%)	75%	93%
	P/F ratio	40（推定）	121.6

まず、SpO₂の推移を見てみよう。SpO₂はNPPV装着後から93%で推移しており、この数値だけでは病状の変化をとらえることができない。

次にPaO₂を見てみよう。PaO₂は、動脈血にどのくらい酸素が含まれているのかを示す指標である。6日目から10日目にかけてPaO₂は、上がったり下がったりしているが、投与している吸入酸素濃度の影響を受けているのか、病状が悪くなっているのかはっきりとしない。そこで、P/F ratioを計算してみる。

・6日目から8日目：胸部X線画像では、右上肺野の透過性の低下を認めているものの、P/F ratioは、121から142へと上昇しており、肺全体では改善傾向と考えられる。

・8日目から10日目：PaO₂が下がっているが、FiO₂も0.5から0.35へと設定を変更している。P/F ratioを計算してみると、142から195へと上昇しており、病状が改善していることがわかる。胸部X線画像でも透過性が低下している領域が減少しており、病状の改善が得られていることがわかる。

このようにP/F ratioを見ることで、呼吸器の設定の変更を考慮した病状の変化を見ることができる。

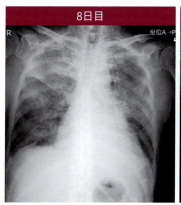

8日目

NPPV

CPAP　8 cmH₂O
0.5
71.3 Torr
93%
142.6

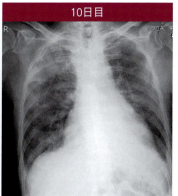

10日目

NPPV

CPAP　8 cmH₂O
0.35
68.5 Torr
93%
195.7

CPAP：continuous positive airway pressure

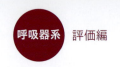

4 肺がん

肺がんはX線，CT，PETなどさまざまな画像検査が行われる。
それぞれの画像所見の特徴を押さえておこう。

肺がんとは

　肺がんは，気管支や肺胞などの組織の悪性腫瘍のことである。肺がんには，扁平上皮がん，腺がん，大細胞がん，小細胞がんというがんの発現した組織による分類がある。肺がんの重症度判定には，TNM分類が用いられ，原発腫瘍の大きさ，リンパ節転移の有無や遠隔転移の有無によって分けられる。肺がんの治療は，がんの種類（小細胞肺がんまたは非小細胞肺がん）とTNM分類による重症度によって治療方針が検討される。早期の肺がんは，手術による治療が検討され，進行した肺がんでは抗がん剤による化学療法や放射線治療が主な治療法となる。

リハについては，p.103 参照

肺がんの画像の見方

　肺がんの診断には，胸部X線検査，胸部CTに加え，PETや骨シンチグラフィーなどの画像検査が行われる。肺がんの胸部X線画像では，結節影や腫瘤影として認められることもあるが，進行した肺がんでは，がん性胸水，閉塞性肺炎，がん性リンパ管症などの病状に応じてさまざまな所見を認める。胸部CTは，胸部X線画像で判断できない詳細な病変を確認できる。胸部CTでは腫瘍の位置や大きさ，リンパ節転移の有無，骨浸潤などの所見を確認する。PET検査には特別な設備が必要であるため，検査できる施設が限られているが，胸部X線検査では発見できないような早期の病変を発見することができる。骨シンチグラフィーは，がんの骨転移や骨浸潤といった骨の病変を検出することに特化した画像検査である。

肺がんの胸部X線画像

　肺がんの胸部X線画像では，主には結節影や腫瘤影を認める。しかし，がんの進行によってはさまざまな所見をみることができる（図1，2）。

図1 肺がんのX線画像（肺腺がん，結節影）

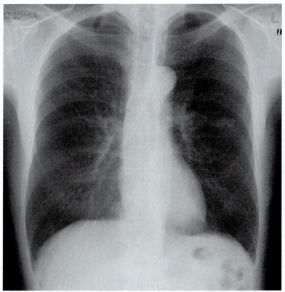
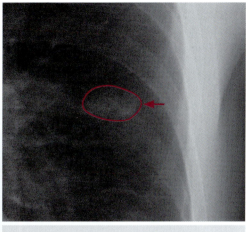

左中肺野に長径2.5cmの結節影を認める。

図2 肺がんの胸部画像（腫瘤影）

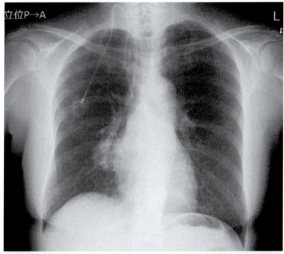
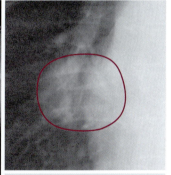

右下肺野に来境界明瞭な3.5cmの腫瘤影を認める。右第1弓はシルエットサイン陰性。右肺野に見えるものは，皮下埋め込み型ポートで先端は中心静脈に至っている。

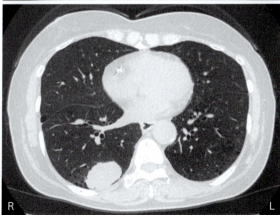
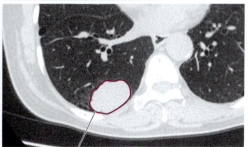

腫瘤影

肺がんの胸部CT（縦隔）

　胸腺腫などの縦隔腫瘍や肺がんのリンパ節転移などを確認するためには，胸部CTが重要である。縦隔の正常な組織とがんなどの腫瘍病変を区別するには，造影CTが用いられる（図3）。

図3　胸腺腫

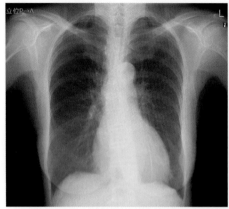
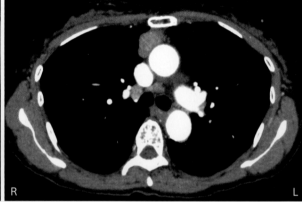

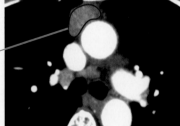

胸部X線画像で，前縦隔にある腫瘍を同定することは難しい。胸部造影CTの縦隔条件では，血管は造影剤によって高吸収域（白い部分）として見ることができ，腫瘍との鑑別が容易となる。前縦隔に長径3.5cmの腫瘤影を認める。

腫瘤影

肺がんの胸部CT（肺野）

①扁平上皮がん
　肺扁平上皮がんでは，腫瘍の中心が壊死して，腫瘍の内部に空洞を有することがある（図4）。

②肺腺がん
　肺腺がんは進行すると胸膜や血管など周辺の組織を引き込む所見が見られることがある。胸膜が引き込まれた所見を胸膜陥入像といい，血管や気管支が引き込まれた所見を血管収束像という。周囲の肺組織が引き込まれ放射状に見られる線状影はspiculaとよばれる（図5）。

図4 肺扁平上皮がん

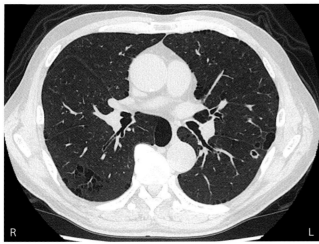
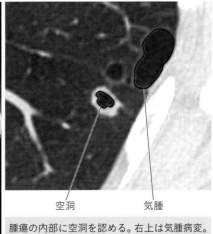

空洞　　気腫

腫瘍の内部に空洞を認める。右上は気腫病変。

図5 肺腺がん

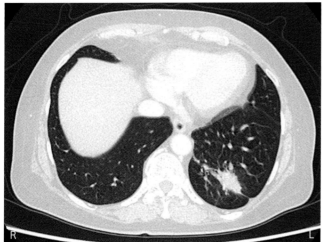
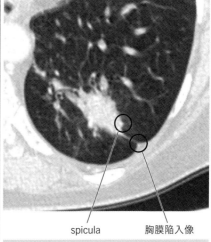

spicula　　胸膜陥入像

左下肺野に長径3cmの腫瘤影を認める。胸膜から腫瘍に向かって胸膜陥入像が認められ、腫瘍の周囲にはspiculaを認める。

進行した肺がんで見られるさまざまな所見

①無気肺・閉塞性肺炎

原発腫瘍またはリンパ節へ転移した腫瘍細胞が気管支内へ進展することで，気管支が閉塞しその末梢で無気肺や閉塞性肺炎をきたすことがある（図6）。

②がん性胸水・がん性リンパ管症

がん細胞が胸膜へ播種や転移することで胸膜炎を起こし，胸水貯留を認めることがある。また，がん細胞がリンパ節転移やリンパ管へ侵入し増殖すると，リンパ液の貯留を引き起こし小葉間隔壁や肺間質の肥厚を生じる。このリンパの流れが悪い状態をがん性リンパ管症という（図7）。

図6 　肺がんのCT画像（無気肺・閉塞性肺炎）

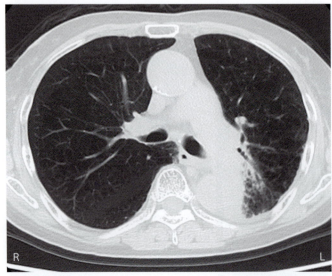
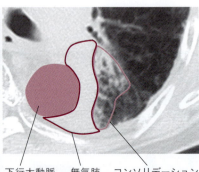

下行大動脈　無気肺　コンソリデーション

原発腫瘍またはリンパ節へ転移した腫瘍細胞が左下葉の気管支を閉塞したことで，左下葉の無気肺と閉塞性肺炎をきたしている。左下肺野に，境界明瞭で透過性の低下した無気肺部分があり，閉塞性肺炎はコンソリデーションとして認める。

図7 　がん性胸水・がん性リンパ管症のCT画像

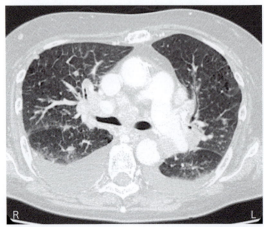
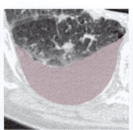
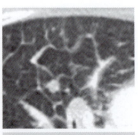

両側肺に胸水貯留を認める。上の画像は右肺野を示す。

網目状に見える部分が小葉間隔壁の肥厚。小葉間隔壁の肥厚が見られるときには，肺間質の肥厚も伴うため，拡散障害による低酸素血症を認めることが多い。

小細胞肺がんの進行

　小細胞肺がんは，化学療法や放射線治療への感受性が高いといわれている。胸部CT画像では，腫瘍の進行や治療の効果判定を行うことができる(図8)。

図8　小細胞肺がんのCT画像

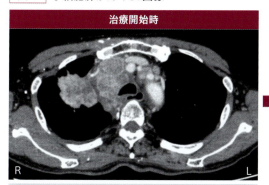
治療開始時

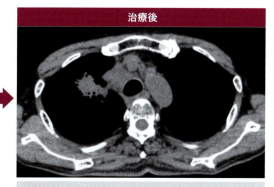
治療後

縦隔条件：大動脈弓上縁レベル(造影あり)
右上葉に長径6cmの腫瘤影を認める。縦隔には内部壊死を伴ったリンパ節転移を多数認める。
※がん細胞は，血管を引き込むことや新生血管をつくることがある。そのため，胸部造影CTで，腫瘍内部の血管に富んだ部分とそうでない部分を区別することができる。悪性腫瘍では腫瘍辺縁に不均一な造影効果が見られることがある。

縦隔条件：大動脈弓上縁レベル(造影なし)
小細胞肺がんに対して化学療法と放射線治療が施行された。治療開始から2カ月ほどで右上葉の腫瘍が縮小。
加えて転移の認められたリンパ節も縮小を認めている。治療開始から2カ月ほどで腫瘍縮小。

PET-CT

　PETとは，陽電子放射断層法のことで，陽電子(ポジトロン)を発生する検査薬を用いて，細胞そのものの活動や機能を画像化する核医学検査の1つである。PETでよく用いられる検査薬にFDGがある。FDGは，ブドウ糖と陽電子を発生する放射性同位元素(フッ素)を組み合わせたものでできている。がん細胞は細胞活動のために多くのブドウ糖を取り込む性質をもち，FDGはブドウ糖でできているのでがん細胞に多く集まる。FDGの投与後に特殊な検査カメラを用いて，身体のどこにFDGが集まっているのかを検出する。PET-CTは，PETの結果とCT画像を合成することで，よりわかりやすくがん細胞の位置を示すことができる。

　しかし，PETで集積があるからといって必ずがん細胞というわけではなく，特にブドウ糖をエネルギー源とする脳と，腎臓や膀胱などの排泄系には，正常でも集積することがある。

PET

　PETでは，胸部X線画像やCT画像では発見できないような小さな病変や縦隔のような組織が密集している部分のリンパ節転移などを見つけることができる。リンパ節転移の有無によって，重症度が変わり治療方針が変更されることがある（図9）。

図9　肺がんのPET画像

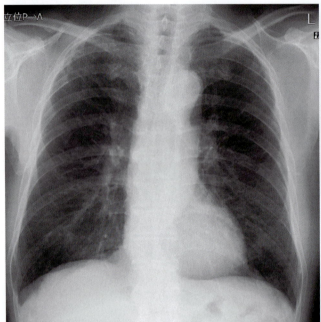

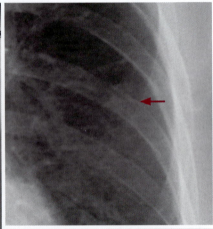

胸部X線画像ではほとんどわからない。

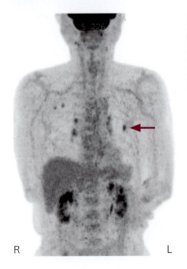

左中肺野にFDGの集積を認める。
※右肺にも集積を認めているが，炎症性病変への集積であると判断された。

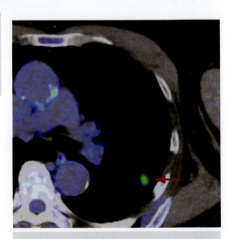

左下葉にSUV MAX 4.58のFDGの集積を認めている。

FDG：fluoro deoxy glucose

骨シンチグラフィー

骨シンチグラフィーは、がんの骨転移や骨浸潤といった骨の病変を検出することに特化した画像検査である。肺がんでは骨浸潤や骨転移を認めることが多い。脊柱や荷重骨への転移は、病的骨折による脊髄損傷を起こしADLを著しく低下させるおそれがある。リハを行ううえでは、確認すべき画像検査である。

胸部CTの縦隔条件と骨条件のみでは、骨浸潤や骨転移を発見することは難しいが、骨シンチグラフィーでは、骨病変を容易に発見できる(図10)。

図10 肺扁平上皮がんの骨シンチグラフィー

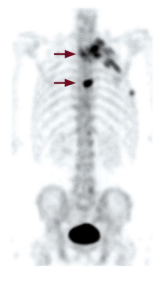

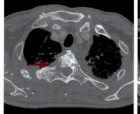

第3胸椎レベル　骨条件　　縦隔条件

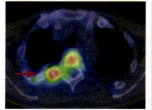

骨シンチグラフィー(SPECT-CT)

肋骨と第3胸椎への骨浸潤を認める。骨条件では、骨皮質の連続性を失った肋骨と胸椎横突起を確認することができる。このように骨皮質の連続性が失われている場合は病的骨折のリスクが高い。縦隔条件では骨浸潤とともに腫瘍が脊柱管へ進展していることを確認できる。腫瘍の進展については縦隔条件がわかりやすい。

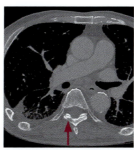
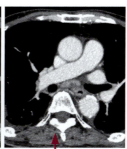

第7胸椎レベル　骨条件　　縦隔条件

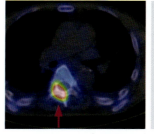

骨シンチグラフィー(SPECT-CT)

骨シンチグラフィーは、骨病変を判断しやすい。ただし、骨の破壊の程度を確認するためには、胸部CTの骨条件での確認が必要である。症例では、胸椎の骨皮質の連続性は失われているものの広範囲でなかったため病的骨折のリスクは低いと判断された。

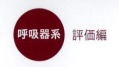

5 誤嚥性肺炎

誤嚥性肺炎は，急性期病院に限らず回復期や療養型病院においても
よく見られる肺炎である。ここでは，呼吸リハビリテーションを進めるうえで
参考となる胸部X線画像の見方について学んでいこう。

顕性誤嚥と不顕性誤嚥

　誤嚥性肺炎とは，食物や唾液などの口腔内容物や逆流した胃内容物など
を誤嚥することによって発症する肺炎をいう。誤嚥には，食事のときにむ
せるなどの症状を伴う顕性誤嚥と，食事以外の時間に自覚なく唾液などの
分泌物を誤嚥する不顕性誤嚥がある。高齢者ではこの不顕性誤嚥によって
発症することがほとんどといわれている。誤嚥性肺炎の背景因子は，脳血
管障害，意識障害，認知機能障害，神経変性疾患などさまざまである。

リハについては，p.108 参照

下肺野のコンソリデーション

　誤嚥性肺炎の胸部X線画像の特徴は，下肺野のコンソリデーションである。
その他にも病変部位に応じて横隔膜や心縁のシルエットサイン陽性などが
見られることがある。図1，2の誤嚥性肺炎の例を見てみよう。

誤嚥性肺炎の起因菌
　誤嚥性肺炎の起因菌は，口腔内の常在菌であることが多い。顕
性誤嚥，不顕性誤嚥にかかわらず，口腔内の細菌を含む唾液を誤
嚥することが原因と考えられる。そのため，日々の口腔ケアに
よって口腔内の清潔を保つことが重要である。

| 図1 | 誤嚥性肺炎（80歳代，男性）|

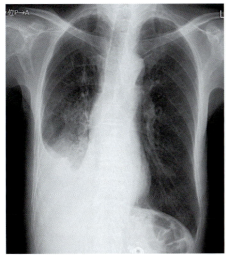
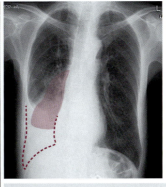

右下肺野にコンソリデーションを認める。右C-Pアングルと右横隔膜は，はっきり見えない。右第2弓のシルエットサイン陽性。右下肺野の境界明瞭な透過性の低下した領域は胸水（肺炎随伴性胸水）である。

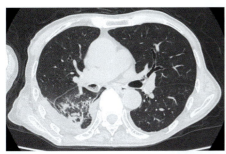
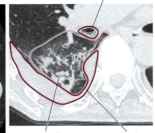

気管支内の痰の貯留
コンソリデーションとすりガラス様陰影　胸水

右中間気管支幹内に痰の貯留を認める。右S6にコンソリデーションとすりガラス様陰影を認める。

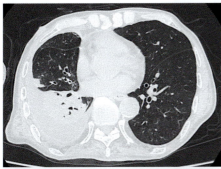
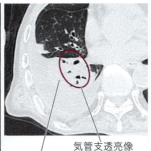

気管支透亮像
コンソリデーション

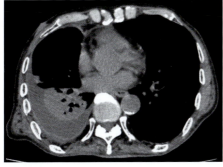
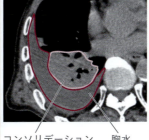

コンソリデーション　胸水

右S9，S10にコンソリデーションを認め，無気肺となっている。コンソリデーション内部に気管支透亮像を認める。縦郭条件では、無気肺と接するように胸水（肺炎随伴性胸水）を認める。

参考文献
1) 藤田次郎　門田淳一　編：呼吸器感染症のすべて　私の治療のコツ．南江堂
2) 松岡　健，編：呼吸器疾患ガイドライン－最新の治療指針－　改訂版．総合医学社

図2 誤嚥性肺炎（80歳代，男性）

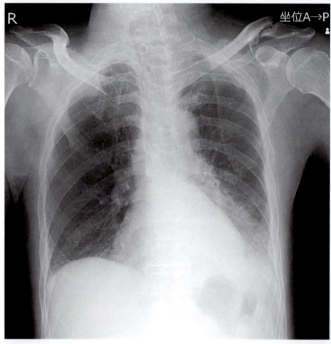

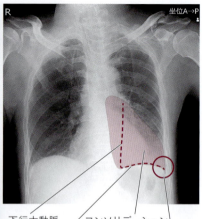

左下肺野にコンソリデーションを認める。下行大動脈と左横隔膜はシルエットサイン陽性。C-Pアングルは鈍化している。

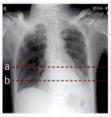

a：右中葉分枝高位
b：右横隔膜直上

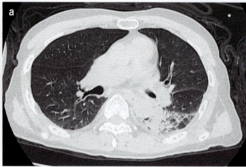

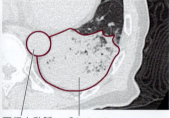

下行大動脈と接するようにコンソリデーションを認める。そのため胸部X線画像では下行大動脈のシルエットサイン陽性となる。

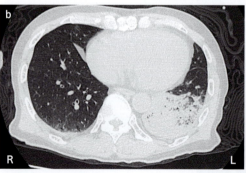

左S6，8，9，10の領域にコンソリデーションを認める。気管支に沿ってコンソリデーションが広がっているように見える。

どうして右下肺野に多いのか

　家で生活しているほとんどの高齢者は，食事のときには身体を起こして食べているだろう。そういった高齢者が誤嚥すると，食物や唾液は気管内へ侵入し重力によりさらに下方へ落ちていく。主気管支は，右側のほうが太く，左側のほうが細い。さらに右側気管支は気管に対して25°の位置で，左側気管支は45°の角度に位置している（図3）。この解剖学的構造によって，誤嚥した食物は右側下肺野に落ちやすく，誤嚥性肺炎も右下肺野に多い。

図3　気管支の解剖と誤嚥性肺炎

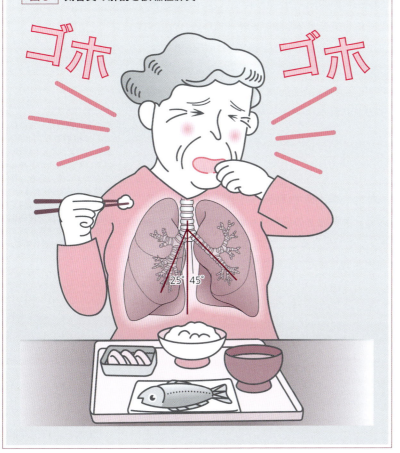

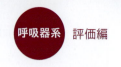

6 気胸

気胸の胸部X線画像では，肺がしぼんで潰れている状態を見ることができる。
気胸の状態では，負荷の大きい動作によって症状を悪化させる可能性がある。
ここでは，気胸を見落とさないための画像の見方を学ぼう。

気胸とは

気胸とは，肺に孔が空くことで胸腔に空気が貯留し，肺が潰れてしまった状態である。

胸腔内は，正常では陰圧（大気圧より低い）に保たれている。そのため，肺は外側から引っ張られるようにして広がった状態を保っている。なんらかの理由で肺に孔が空き胸腔内に空気が流入すると，胸腔内は陰圧を保てず，結果，肺はしぼんで潰れてしまう。気胸腔が小さければ保存療法となるが，気胸腔が大きい場合や，胸腔内圧が異常に上がってしまった状態（緊張性気胸[*1]）になると胸腔ドレナージが行われる。

気胸の画像の見方

気胸腔には血管も肺もないので，X線画像では血管影を伴わない透過性亢進領域（黒い領域）として見える。気胸腔との境界は，臓側胸膜によって隔てられているため，境界明瞭なラインを見ることができる（図1a）。

胸部CTでは，気胸腔は気管内と同じ濃度の低吸収域として描出されている（図1b）。

リハについては，p.112 参照

＊1 緊張性気胸
肺の穿孔部位が一方向弁として機能することで，胸腔に空気が流入し続け，異常に胸腔内圧が上昇してしまう状態である。異常な胸腔内圧の上昇は，心臓や血管系を圧迫し，呼吸・循環状態を悪化させるため，緊急度が高く迅速な処置を必要とする。

気胸のリスク因子

気胸発症の男女比は7〜10：1と男性に多い。喫煙者は非喫煙者に比べて，発症のリスクが数十倍になるともいわれ，COPDは気胸の危険因子である。女性の気胸では，続発性自然気胸が多く，基礎疾患として子宮内膜症やリンパ管筋腫症（LAM）[*2]が代表的である。

＊2 リンパ管筋腫症（LAM）
LAM細胞とよばれる平滑筋様細胞が肺や体軸上のリンパ節で増殖する，まれな腫瘍性疾患。20〜40歳の女性に多い。

LAM：lymphangioleiomyomatosis

図1 気胸（80歳代，男性）

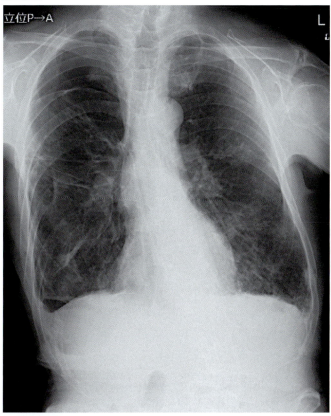

a 胸部X線画像

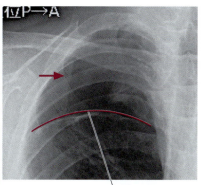

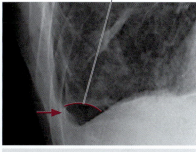

臓側胸膜線

基礎疾患にCOPDあり。右上肺野と右下肺野に無血管となった透過性亢進領域を認める（→）。臓側胸膜線（収縮肺辺縁線）が見られ，気胸と判断できる。

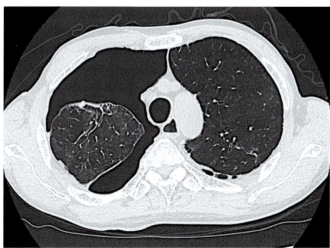

b 胸部CT画像

臓側胸膜線

右上肺野に気胸腔を認める。気胸腔は，気管内と同様に空気であるため，同じ濃度の低吸収域として描出される（→）。気胸腔との境界で臓側胸膜線を認める。胸部CTは気胸の有無や気胸腔の程度などをよく観察できる。

参考文献

1) 松島敏春，ほか編：明解画像診断の手引き 呼吸器領域編．国際医学出版，2006．
2) 医療情報科学研究所，編：病気がみえる Vol.4 呼吸器，第2版．メディックメディア，2013．

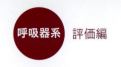

7 肺結核

結核は決して少なくないことを知っておこう。
肺結核は画像上の特徴があるので，覚えておこう。

二次結核に着目

　結核というと，かつて猛威を振るった感染症の1つといえる。1950年代，全国の結核罹患者数は270万人といわれており，今では考えられないほど大きな医療問題であった。その時代に比べると，予防法や治療法の進歩によって結核患者は著しく減少した。しかし，欧米と結核罹患率を比較すると，わが国はまだまだ結核が蔓延している状況にあるといえる。その背景には，二次結核が関与していると考えられている。

　二次結核とは，数年から数十年後に結核が再燃することで，その原因として宿主の免疫力の低下に伴い，初回の感染巣の内部で生き残っていた結核菌が，再び活動を始めることが考えられている。高齢者では加齢や治療副作用によって免疫力が低下し，その数は決して少なくない。わが国において，結核は決して過去の病気ではなく，現代でも油断できない感染症の1つである。

リハについては，p.114 参照

医療現場における結核への対応

　しばしば，結核を疑われた患者が，隔離されることがある。これは，結核が空気感染によって他者に感染する可能性があるからである。空気感染とは，咳などで飛沫した病原体が，空気中でも感染性をもったまま長時間浮遊し，他者が病原体を吸い込むことで感染が生じることをいう。感染経路には空気感染のほかにも，接触感染，飛沫感染がある。

肺結核の画像の特徴

　肺結核の胸部X線画像で，よく見られるのは上肺野の病変である。肺結核では，上肺野のコンソリデーション，空洞化（図1），結節影が認められる。ただし，胸部X線画像だけで肺結核と判断することは難しく，胸部画像に加えて，喀痰検査が行われ，結核菌の存在の有無が確認される。

7 | 肺結核

図0 肺結核のX線画像とCT画像（40歳代，男性）

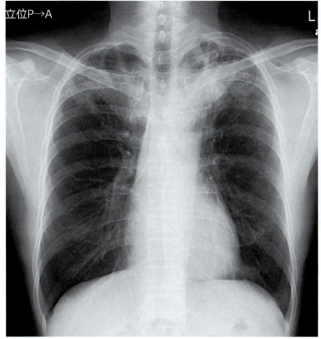

X線画像

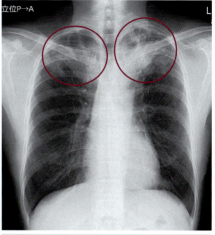

両側の上肺野にコンソリデーションを認める。肺結核は上葉に認めることが多い。

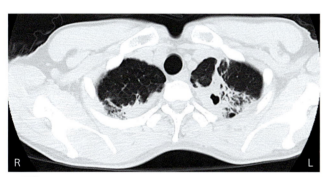

CT画像

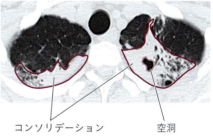

コンソリデーション　空洞

右S2，左S1＋2領域にコンソリデーションを認める。左上葉には小空洞構造を認める。肺結核は空洞病変を認めることがある。

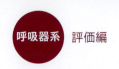
呼吸器系 評価編

8 細菌性肺炎と非定型肺炎

肺炎の胸部画像では、それぞれの肺炎に特徴的な所見を見ることができる。
しかし、特徴的な所見がある一方で、同じ疾患でも同じ所見にならないこともある。

細菌性肺炎とは、肺に起こる炎症性疾患のうち、細菌の感染によって起こるものである。一方、非定型肺炎は、主に一般細菌以外の微生物の感染によって起こるものである。一般細菌とは、肺炎球菌やブドウ球菌、インフルエンザ菌、緑膿菌であり、それ以外で肺炎を起こす微生物には、ウイルス、寄生虫、真菌などがある。

リハについては、p.116 参照

細菌性肺炎の画像の見方

細菌性肺炎の胸部画像の特徴は、大葉性肺炎とよばれる肺葉全体に広がるようなコンソリデーションである(図1)。また、気管支肺炎では、気管支の支配区域に斑状のコンソリデーションを認める。気管支炎が何らかの理由で慢性化すると、気管支のリモデリングを生じ気管支拡張の所見として見られることもある(図2)。

非定型肺炎の画像の見方

非定型肺炎の胸部画像の特徴は、多彩な異常陰影を呈することである。マイコプラズマ肺炎では、胸部CTですりガラス様陰影と気管支炎を示唆するような気管支壁肥厚を認めることがある。レジオネラ肺炎の胸部画像の特徴は急速に進行するコンソリデーションである(図3)。真菌性肺炎の1つである肺アスペルギルス症の胸部画像の特徴は、上葉の空洞病変と空洞内の真菌球(fungus ball)である(図4)。しかし、疾患に特徴的な所見はあるものの、必ずしも同一の陰影になるとは限らず、胸部画像所見に加え喀痰培養検査での原因菌の同定が必要となる。

図1 大葉性肺炎

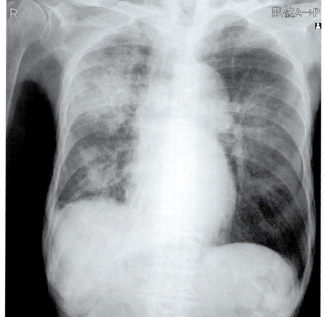

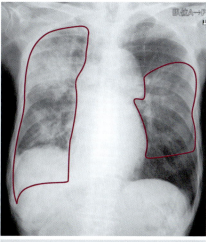

右全肺野と左中肺野にコンソリデーションを認める

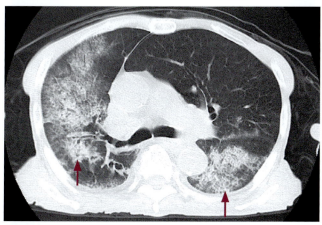

気管支分岐レベル

右上葉の広い範囲と右下葉、左下葉の一部にコンソリデーションとすりガラス様陰影を認める。

図2 気管支拡張症

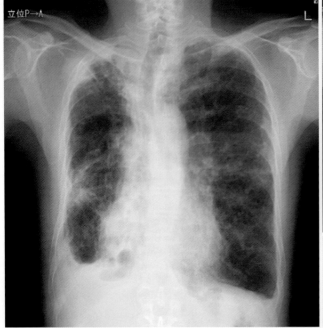

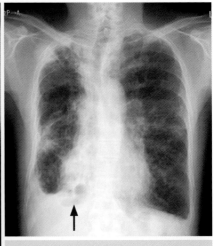

全肺野にコンソリデーションとすりガラス様陰影が散在している。右下肺野には嚢胞性変化を認める。

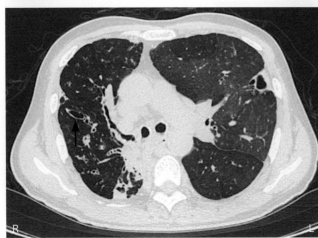

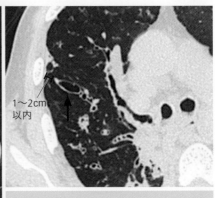

1～2cm以内

気管分岐レベル
全肺野にわたって拡張・肥厚した気管支を認める。軽度のすりガラス様陰影がびまん性に広がっている。
※正常では胸膜から1～2cm以内の範囲で胸部CTで描出できる太い気管支はないため、気管支拡張の所見ありと判断する。

8 | 細菌性肺炎と非定型肺炎

図3　レジオネラ肺炎

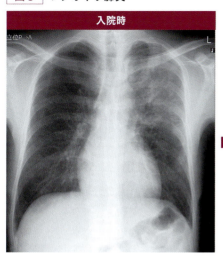
入院時

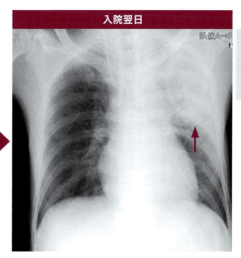
入院翌日

左上肺野の陰影が急速に進行している。

図4　肺アスペルギルス症

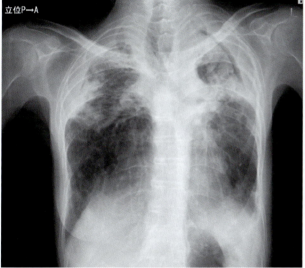

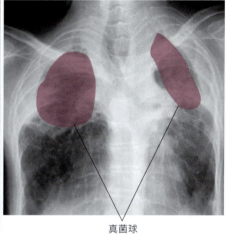

真菌球

空洞性病変の中に球状または紡錘状の真菌球の陰影を認める。

胸骨柄上縁レベル
両側上葉に隔壁の厚い空洞病変を認め、その中に真菌球（fungus ball）を確認できる（→）。

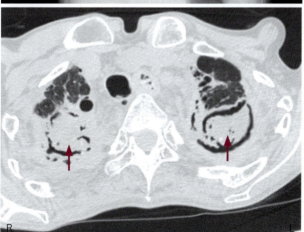

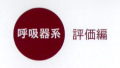

9 胸水

胸水は胸部X線画像で発見できる病態の1つである。
胸水貯留をきたした患者の画像の見方について学ぼう。

胸水は肺の潤滑液

　胸水は，正常でも少量は存在し，呼吸運動によって肺が動くときの潤滑液の役割を果たしている。胸水は，臓側胸膜と壁側胸膜の間で，常に産生と吸収を繰り返しながら一定の量を維持している。しかし，肺炎や心不全などの影響で，産生と吸収のバランスが崩れたときに胸水貯留という異常な所見として観察される。

リハについては，p.94 参照

胸水の原因

　胸水貯留の原因は，肺炎，胸膜炎，がん性リンパ管症，心不全などさまざまである。そこで，胸水貯留に至った背景によって漏出性胸水と滲出性胸水の2つに分類されている。

①漏出性胸水
　漏出性胸水は，うっ血性心不全やネフローゼ症候群などで認められる。漏出性胸水は，左心室の機能不全によって生じる。左心不全は，全身へ血液を送り出す機能が低下した状態であり，左心房や肺静脈での血液の停滞を引き起こす。肺血管での血液の停滞が進むと，やがてコップから水が溢れるように肺うっ血や胸水貯留という病態に至る。

②滲出性胸水
　滲出性胸水の原因には，肺炎や結核などの感染症や胸膜炎，肺がんや悪性中皮腫などの腫瘍性病変などがある。滲出性胸水は，炎症に伴う**血管透過性の亢進**によって増加する。血管透過性の亢進は，免疫細胞の遊走を助ける一方で，水分子やアルブミンなどの低分子物質も血管外に移行させやすくなる。肺炎や胸膜炎のような強い炎症を伴う場合は，血管から出ていく水分が多くなるため，胸水貯留に至る。

撮影姿勢による画像の違い

　胸水貯留の胸部X線画像の特徴は、C-Pアングルの鈍化、横隔膜のシルエットサイン陽性、心陰影のシルエットサイン陽性である。しかし、C-Pアングルの鈍化が必ずしも胸水貯留を示しているわけではない。胸部X線画像で胸水を見間違えないためには、まず撮影条件を確認することが重要である。胸水は可動性があり、撮影姿勢によって見え方が異なる。立位や座位では、胸水は重力の影響で下肺野に貯留するため、C-Pアングルが鈍化して見える。一方、臥位では、胸水が背側に広がって貯留するため、肺野全体の透過性が低下した所見として認める（図1）。救急搬送や重度の心不全の場合では、心負荷を避けるために臥位で胸部X線撮影が行われる。臥位で撮影された胸部X線画像では、肺炎によるコンソリデーションと胸水貯留を判別することが困難となる。見間違えないためにも撮影姿勢の確認が重要である。

図1　撮影姿勢による画像の違い

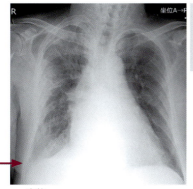

a　座位

座位の条件では、右C-Pアングルの鈍化を認める（→）。

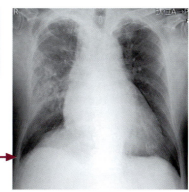

b　背臥位

背臥位の条件では、右C-Pアングルは鋭角に見える（→）。

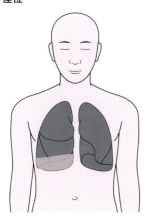

c　立位撮影

胸部X線画像を立位で撮影した場合、胸水は下肺野に見える。

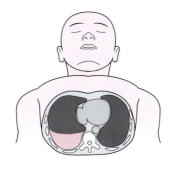

d　臥位撮影

胸部X線画像を臥位で撮影した場合や、胸部CTでは胸水は背側に見える。

胸水貯留の胸部CT画像の特徴は，背側肺野の弓状の陰影である．胸部CT撮影は背臥位で行うため，重力の影響で背側肺野に陰影を認める（図2）．縦隔条件では，血管内（血液）とほぼ同程度の濃度として描出される．

胸水貯留の所見を見たら

　胸部画像で胸水貯留を認める場合は，先ほど紹介したように肺や胸膜または心臓の疾患が背景にあることが多い．そのため，低酸素血症や呼吸困難感を伴う可能性がある．胸水貯留を見たときには，その背景にある疾患に注目しよう．低酸素血症や呼吸困難感の原因のメカニズムの1つに，胸郭という限られたスペースに余分な胸水が貯留し，肺の拡張が得られなくなることがある．そのような場合には胸腔穿刺や胸腔ドレナージといった治療が行われ，胸水の除去によって肺の拡張を促すこともある．

漏出性胸水，滲出性胸水の見分け方

　漏出性胸水と滲出性胸水を判断することは，病態を正確に把握するうえで重要である．胸水の原因を見分けるために，胸水穿刺が行われ胸水の性状を検査する．滲出性胸水では，漏出性胸水に比べて胸水蛋白や胸水LDHが高くなる傾向がある．

　胸腔内の病変の1つである膿胸は，膿性の胸水を認める胸腔内の疾患で，細菌性肺炎や肺膿瘍に続発することが多い．膿胸になると胸腔内に嫌気性菌などが認められ，その菌が糖を分解し乳酸や炭酸ガスを発生することで，糖とpHの低下を引き起こす．膿胸の治療は，抗菌薬と胸腔ドレナージによる排膿が行われる．

表1　漏出性胸水，滲出性胸水，膿胸の比較

	漏出性胸水	滲出性胸水	膿胸
pH	正常	正常	低下（pH＜7.2）
糖	正常	正常	低下（糖＜40 mg/dL）
細胞分画	正常	正常	好中球上昇
蛋白	胸水蛋白/血清蛋白＜0.5	胸水蛋白/血清蛋白＞0.5	
LDH	胸水LDH／血清LDH＜0.6 胸水LDH＜血清LDHの正常上限2/3	胸水LDH／血清LDH＞0.6 または 胸水LDH＞血清LDHの正常上限2/3	
外観	淡黄色，透明	さまざま（淡黄色，黄褐色，血清，混濁など）	黄色，白色，混濁

図2 胸水（細菌性肺炎，胸膜炎）

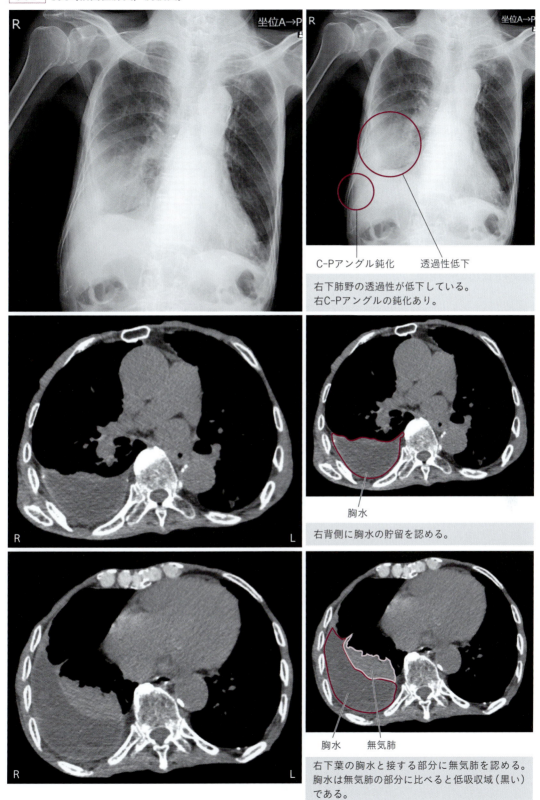

C-Pアングル鈍化　透過性低下

右下肺野の透過性が低下している。
右C-Pアングルの鈍化あり。

胸水

右背側に胸水の貯留を認める。

胸水　無気肺

右下葉の胸水と接する部分に無気肺を認める。
胸水は無気肺の部分に比べると低吸収域（黒い）
である。

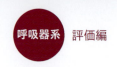
呼吸器系 評価編

10-1 換気血流比の不均衡

換気血流比の不均衡の状態について画像から読み取って,
呼吸不全の病態を把握できるようになろう。

図1の症例では,左側臥位ではSpO₂の値がよいが,右側臥位ではSpO₂の値が悪化することが確認された(表1)。どうしてこのように姿勢によって変化するのだろうか。

リハについては,p.99 参照

換気血流比の不均衡

肺胞による酸素の取り込みの効率には,肺胞換気量と肺血流量の対応関係が大きく影響する。肺胞換気が多い部分で血流量も多ければ,肺胞の酸素が効率的に血中のヘモグロビンと結合できる。一方,肺胞換気はよくても肺血流が少ない状態,あるいは肺血流が多くても肺胞換気が少ない状態だと,酸素を効率的に取り込むことができなくなる。この換気と血流の関係性は,肺胞換気量($\dot{V}$)と肺血流量($\dot{Q}$)によって表現され,この比率を換気血流比($\dot{V}/\dot{Q}$)といい,ガス交換効率の指標として用いられる。

換気と血流のどちらかが低く,効率的に酸素を取り込むことができない状態を換気血流比の不均衡($\dot{V}/\dot{Q}$ミスマッチ)という。換気血流比の不均衡は健常人でもある程度は存在している。立位姿勢では,重力の影響によって肺底部の血流が増加し,肺尖部には換気が増加する傾向がある。このように,上になっている肺野では換気が増加し,下になっている肺野では血流が増加する傾向がある。

肺炎や無気肺によって肺胞換気が悪い部分があると,より大きな不均衡を生じるため,SpO₂が低下する原因となる。

側臥位で起きていること

患者の姿勢によってSpO₂が変化するときには,画像所見を確認し換気血流比の不均衡の可能性を考える。側臥位の姿勢では,下側になる肺野には重力の影響で血流が増え,上側になる肺野では換気が増える。図1の症例のように右肺野にコンソリデーションを認める症例において右側臥位となると,換気が障害された肺野への血流量が多くなり$\dot{V}/\dot{Q}$ミスマッチが生じるため,

10-1 | 換気血流比の不均衡

図1 細菌性肺炎（80歳代，男性）

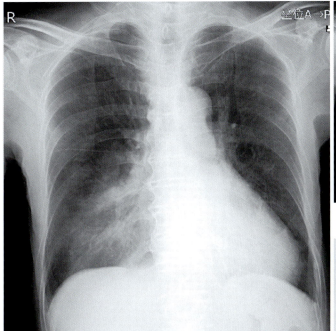

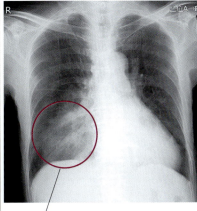

コンソリデーション

右下肺野に境界不明瞭なコンソリデーションを認める。

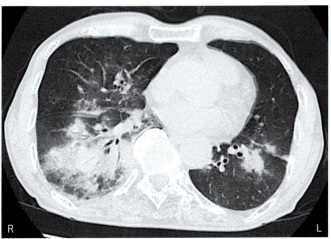

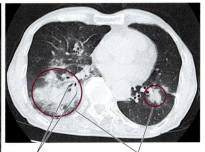

気管支透亮像　コンソリデーション

右下葉に境界不明瞭なコンソリデーションと気管支透亮像を認める。左下葉にも一部コンソリデーションを認める。

表1 症例のデータ

	右側臥位	左側臥位
SpO_2	90％	97％
酸素添加量	3L	3L

SpO₂が低下する（図2）。

　しかし，SpO₂の改善だけを考えると左側臥位が推奨されるが，実際の現場では拘縮や褥瘡の予防の観点も重要であるため，総合的に考えながらポジショニングや体位ドレナージを実践する。

図2　側臥位と換気血流比の不均衡の関係

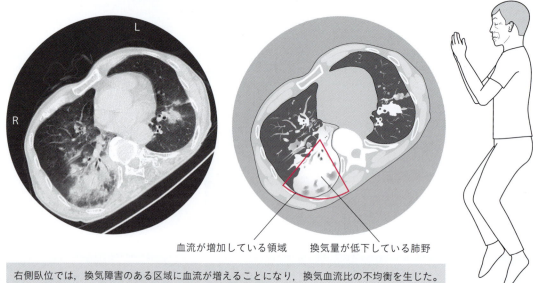

血流が増加している領域　　換気量が低下している肺野

右側臥位では，換気障害のある区域に血流が増えることになり，換気血流比の不均衡を生じた。

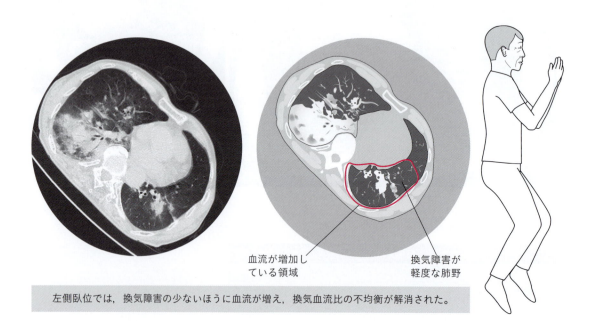

血流が増加している領域　　換気障害が軽度な肺野

左側臥位では，換気障害の少ないほうに血流が増え，換気血流比の不均衡が解消された。

10-2 換気障害

換気障害を呈する代表的な疾患にCOPDがある。
COPDで生じている換気障害のメカニズムについて理解しよう。

低酸素血症と高二酸化炭素血症

換気障害の代表的な疾患にCOPDがある。COPDでは肺胞と気管支の両方に病変をきたす。どちらの病変も気管支での空気の流れを悪くさせ，換気障害を呈する。換気障害では，外界からの酸素が肺胞まで届かないことで低酸素血症を生じることと，体内で産生された二酸化炭素の排出ができないことで高二酸化炭素血症の両方を引き起こす(図1)。血中の二酸化炭素は，血管を拡張させるため，急性の換気障害では顔面紅潮や頭痛を伴うことがある。さらに二酸化炭素が蓄積すると，血液が酸性（アシデミア[*1]）に変化し，意識障害や自発呼吸の減弱などの重篤な中枢神経障害を生じる。

COPD : chronic obstructive pulmonary disease

[*1] アシデミア（酸血症）
血液中に酸が増加しH^+が増え，動脈血がpH<7.35となった状態。一方，アルカレミア（アルカリ血症）とは，血液中の塩基が増加しH^+が減少し，動脈血がpH>7.45となった状態である。

| 図1 | 換気障害のメカニズム |

正常

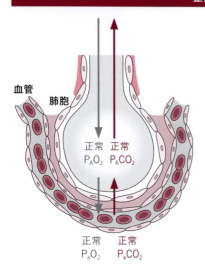

血管
肺胞
正常 P_AO_2　正常 P_ACO_2
正常 P_aO_2　正常 P_aCO_2

①呼吸運動によって酸素は肺胞内へ到達する。あわせて肺胞内の二酸化炭素も肺外へ排出される。

②肺胞と血管との間で，酸素と二酸化炭素の拡散が起こる。酸素は分圧の高い肺胞から血液中に向かって拡散する。二酸化炭素は絶えず体内で産生されるため，分圧の高い静脈血液中から肺胞へ向かって拡散する。

③結果，動脈血では，酸素分圧と二酸化炭素分圧が正常に保たれる。

P_AO_2：肺胞気酸素分圧
P_ACO_2：肺胞気二酸化炭素分圧
P_aO_2：動脈血酸素分圧
P_aCO_2：動脈血二酸化炭素分圧

換気障害

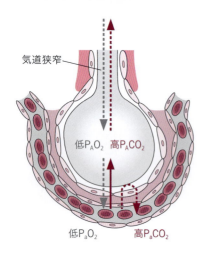

気道狭窄
低P_AO_2　高P_ACO_2
低P_aO_2　高P_aCO_2

①気道狭窄が起こる。

②肺胞に酸素が届かず，血液への酸素の拡散も少ない。

③体内からは，常に産生されるCO_2が肺胞内へ向かって拡散するが，気道が狭窄しているためにCO_2は肺外に排出されず肺胞内に留まる。

④肺胞内のCO_2分圧が高まり，血液から肺胞へのCO_2の拡散も制限される。

⑤結果，動脈血では低酸素血症と高二酸化炭素血症となる。

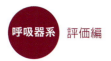 呼吸器系 評価編

10-3 拡散障害

拡散障害について，間質性肺炎を例に概念を押さえよう。

低酸素血症

　拡散障害を生じる代表的な疾患に間質性肺炎がある。間質性肺炎では炎症によって肺の間質が肥厚する（図1）。肺間質の肥厚によって酸素分子は血管内へ移行する量が減少する。その結果，拡散障害では低酸素血症を認める。一方，二酸化炭素は酸素の約20倍の拡散能をもっているため，肺間質の肥厚による影響を受けない。その結果，拡散障害では動脈血中の二酸化炭素の上昇を認めない低酸素血症となる。

図1 **拡散障害のメカニズム**

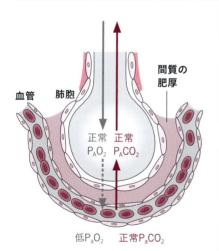

① 肺胞には酸素は通常どおり届く。

② 肺胞と血管の間にある間質が線維化または肥厚することで，肺胞から血管への酸素の拡散が制限される。

③ 二酸化炭素は拡散能力が高く，血液中から肺胞への二酸化炭素の拡散は制限されない。

④ 結果，動脈血では二酸化炭素分圧が正常な低酸素血症となる。

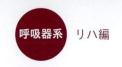呼吸器系 リハ編

1-1 COPD
リハポイント：病期に応じた呼吸リハ

呼吸リハビリテーション(リハ)の基本的な構成について，理解しよう。

呼吸リハの基本的な考え方

　呼吸リハの基本的な構成要素は，運動療法，コンディショニング，ADL訓練の3つである。図1は急性期における呼吸リハの構成要素の割合を示したものである。重症度の高い患者では，コンディショニングが訓練の主体であることを示しており，軽症の患者では，ADL訓練や運動療法の割合を増やしていくことが表されている(図2)。

COPD：chronic obstructive pulmonary disease

重症の患者への呼吸リハ

　重症例に対する呼吸リハの基本は，コンディショニングである。コンディショニングには，呼吸練習，呼吸補助筋のリラクゼーション，胸郭可動域運動，ストレッチ，排痰指導が含まれる。急性増悪を理由に入院加療を必要としている重症患者には，コンディショニングに加えて，呼吸困難感や病院生活中の低酸素の程度を評価し，酸素流量の検討や動作指導を行うことも重要となる。

安定期の患者への呼吸リハ

　安定期の患者に対する呼吸リハの基本は，運動療法である。運動療法の方法としては，歩行訓練や自転車エルゴメーター，筋力訓練などがある。運動様式が異なっていても運動の継続によって呼吸困難感の減弱，ADLやQOLの向上といった効果を期待できる。

図1 呼吸リハの構成要素（1セッション）

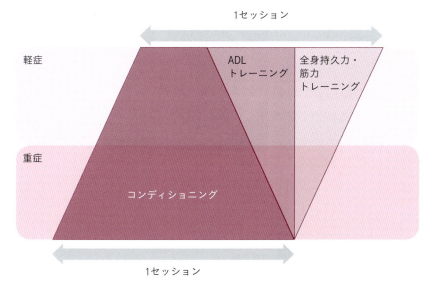

（日本呼吸ケアリハビリテーション学会, ほか編：呼吸リハビリテーションマニュアル-運動療法-第2版. 照林社, 2012.より改変引用）

図2 呼吸リハの構成要素（急性期〜維持期）

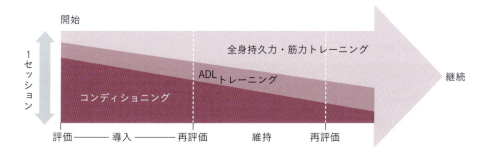

（日本呼吸ケアリハビリテーション学会, ほか編：呼吸リハビリテーションマニュアル-運動療法-第2版. 照林社, 2012.より改変引用）

病期に応じた呼吸リハ

　症例の経過から病期における呼吸リハについて解説する。症例は80歳代，男性。診断名はCOPD急性増悪である。入院の数日前より感冒症状を認めていたが，労作時の呼吸困難感の増悪のため，病院を受診した（図3）。

　入院当初は，酸素（3Lカヌラ）を使用し，起立・足踏みだけでも呼吸困難感が増悪する状態であった。入院経過のなかで徐々に，起立・歩行訓練の割合を増やしていき，外来通院時には，酸素投与も不要となり，筋力訓練や自転車エルゴメーターが実施できるようになった（表1）。

図3　COPD（急性増悪）

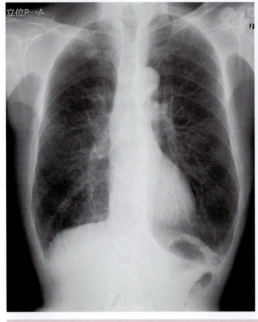

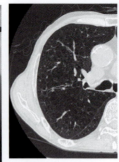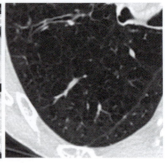

CT画像

肺野全体に気腫病変を認め，正常な肺組織はほとんど見られない。一部の気管支で拡張や狭窄，気管支壁の肥厚を呈している。

X線画像

肺野の全体の透過性低下。横隔膜の平低下。CTRは41％で滴状心を呈している。

GOLD分類(Ⅲ)期
努力肺活量(FVC):2.67L，1秒量(FEV1)：0.91L，1秒率(FEV1%)：34.1％，対標準比1秒量(%FEV1)：38.1％
※呼吸機能検査は急性増悪前の安定期に実施

表1　リハプログラムの1例

訓練項目	急性期 詳細な内容	割合	維持期 詳細な内容	割合
評価	・病院生活中の呼吸困難感 ・労作時の低酸素の程度	30％	・在宅生活での呼吸困難感 ・仕事中の呼吸困難感 ・6MWT	20％
コンディショニング	・呼吸補助筋のリラクゼーション ・呼吸介助 ・呼吸法・排痰法指導 ・下肢や腰背部のストレッチ	40％	・呼吸補助筋のリラクゼーション ・呼吸介助・胸郭可動域運動	20％
ADL訓練	・起き上がり ・座位保持訓練	20％		
運動療法			・歩行訓練 ・自転車エルゴメーター ・筋力訓練 ・インセンティブスパイロメーター	50％
その他	・酸素ボンベの操作指導	10％	・患者教育 　感染予防 　運動の重要性について 　歩行訓練の目標(3,000〜10,000歩/日)	10％

1-2 COPD
リハポイント：コンディショニングと運動療法

呼吸リハの主要な内容であるコンディショニングと運動療法について学ぼう。

コンディショニング

　重症のCOPDでは，呼吸運動パターンの異常，筋・関節の柔軟性低下，姿勢の異常などの身体機能の喪失と低下をきたしており，これらの状態をディコンディショニングという。コンディショニングは，患者のディコンディショニングを改善させ，運動療法を効率的に行えるように身体状態を整えるために行う。コンディショニングは，呼吸困難感を改善させるだけでなく，不安やモチベーションの改善につながり，その結果，運動療法のアドヒアランスを向上させる。

運動療法

　運動療法の目的は，呼吸困難感の改善によってADLおよびQOLを改善させることにある。COPDをはじめとする慢性呼吸不全の患者においては，骨格筋の機能障害を生じていると報告されている。骨格筋機能障害の特徴は，筋力低下，筋持久力の低下，筋肉量の低下である。COPDの骨格筋では，

図1　COPDにおける骨格筋機能障害の概念図

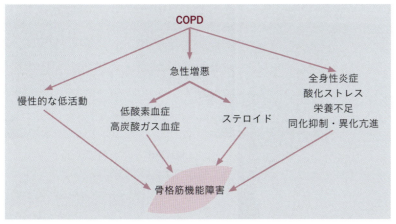

(Man WD, et al: Skeletal muscle dysfunction in COPD: clinical and laboratory observations. Clin Sci (Lond), 117(7): 251-264, 2009. より改変引用)

エネルギー産生の効率低下（無酸素系代謝の亢進），異化亢進（特にType I 線維の減少によるType II 線維の割合の増加），ミトコンドリア機能の低下などが報告されている。運動療法は，慢性呼吸不全患者における骨格筋機能障害を改善する唯一の方法である。

画像から考える呼吸リハ

症例の経過を見ながら呼吸法と排痰法について解説する。症例は70歳代，男性。診断名はCOPD急性増悪。入院の数日前より感冒症状を認め，発熱と喀痰量の増加。さらに呼吸困難感の増悪のため，病院を受診した。リハ評価時の胸部聴診では，呼吸音減弱，しばしば断続性ラ音（coarse crackle）を認めた。呼吸は呼吸補助筋を使用するような努力様呼吸であった。

図2，3の症例では，胸部画像所見上，コンソリデーションや肺胞性陰影は明らかでない。しかし，湿性咳嗽や胸部聴診による分泌物の存在を示唆するような所見が観察されている。COPDの急性増悪から間もない時期には，積極的な運動療法は困難であることが多いため，まずはコンディショニングとして呼吸法や排痰指導（ACBT*1），リラクゼーションを実施することにした（図4）。

*1 ACBT
active cycle breath techniqueの略で，排痰のための呼吸方法である。

図2　COPD（急性増悪）のX線画像

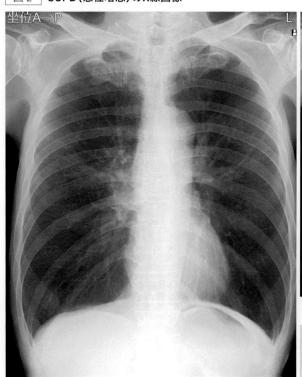
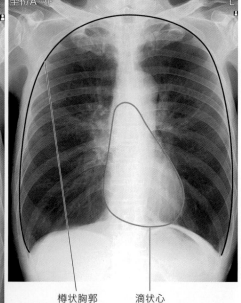

樽状胸郭　　滴状心

樽状胸郭，横隔膜の平低化の所見あり。CTRは32.8％と滴状心を認める。上肺野のほうが下肺野に比べ透過性が亢進している。

1-2 | COPD

| 図3 | COPD（急性増悪）のCT画像 |

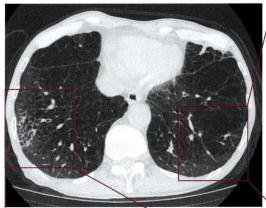
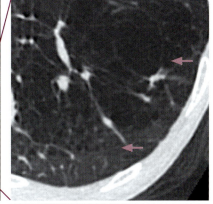

透過性が亢進した気腫病変が多発している。ひとつひとつの気腫病変は大きく肺野の90％を占めている。正常肺構造は、胸膜下の部分にわずかにあるのみ。

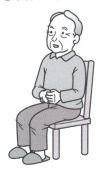

わずかに残った正常肺構造の部分に感染を生じ、コンソリデーションを認める。感染によるCOPDの急性増悪では、このように正常肺部分に炎症を生じていることが多く、一見コンソリデーションの部分が小さいように見えても、著しい低酸素を伴うことがある。

血液ガスデータ：増悪時 Ph：7.42, PaO_2：112.9, $PaCO_2$：45.1, HCO_3^-：29, BE：4.0
データの解釈：慢性的なⅡ型呼吸不全があると推測できる。

胸部画像 呼吸器系

| 図4 | 呼吸法と排痰法 |

①呼吸コントロール

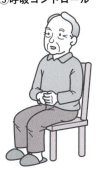

リラックスした呼吸、呼吸を整える。

②胸郭拡張練習法

大きく息を吸う　　口からゆっくり吐く

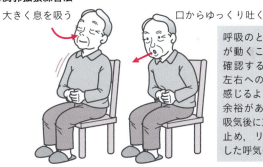

呼吸のときに胸郭が動くことを手で確認する。前後・左右への広がりを感じるようにする。余裕がある場合は吸気後に3秒間息を止め、リラックスした呼気を行う。

③呼吸コントロール

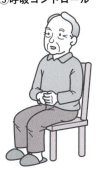

リラックスした呼吸、呼吸を整える。

④ハフィング

息を吸ってから　　口を開いてハッ ハッ ハー

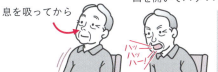

口と声門を開いたまま強制的に呼出を行う。「ハーッ」または「ハッハッハーッ」というように呼出させる。介助者がタイミングを合わせて胸郭を圧迫すると呼出が促されやすい。

89

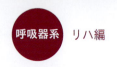
呼吸器系 リハ編

2-1 間質性肺炎
リハポイント：病期に応じた呼吸リハ

病期と画像の変化を照らして確認できれば，より具体的なリハ介入が可能になる。可能なら，画像は時系列に確認し，変化を読み取れるようにしよう。

間質性肺炎の病期については，「評価編」で解説したが，本項目では実際のリハについて，画像から得られる情報を含めて具体的に解説する。

図1に示す症例は数カ月前より労作時の呼吸困難感を認めていた。2週間前から咳嗽・喀痰などの症状も悪化した。かかりつけ医に受診し肺炎と診断され，急性期病院へ搬送された。入院時に低酸素血症を認め，酸素1Lの投与を開始した。入院後の精査にて間質性肺炎と診断され，加療が開始された。

図1　間質性肺炎のX線画像の継時的変化

入院日	入院10日目	入院22日目
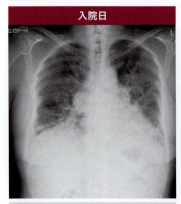	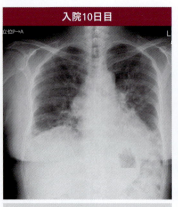	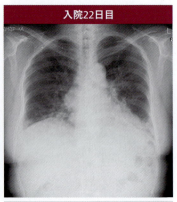
両肺野にびまん性にすりガラス様陰影あり。右第2弓，左第2，3，4弓は辺縁不整。両側横隔膜もシルエットサイン陽性。両側C-Pアングルも鈍化している。	入院時と比較しすりガラス様陰影は薄くなったが，陰影は残存。	すりガラス様陰影はさらに改善した。
身体所見 安静時SpO$_2$：96％（1L） 60m歩行後SpO$_2$：89％（2L）	**身体所見** 安静時SpO$_2$：96％（RA） 60m歩行後SpO$_2$：86％（RA） 60m歩行後SpO$_2$：93％（2L）	**身体所見** 安静時SpO$_2$：96％（RA） 60m歩行後SpO$_2$：92％（RA） 120m歩行後SpO$_2$：91％（RA）
リハ 環境調整と労作時の酸素流量の評価 歩行時の注意点を指導	**リハ** ベッドサイドでできる筋力訓練指導 訓練室での筋力トレーニング開始	**リハ** 訓練室での持久力トレーニング開始

RA：room air（室内気）

画像から考える呼吸リハ

①入院翌日(急性期)

入院時から安静時に酸素を使用しており,活動範囲がベッド周囲に制限されていた(図2a)。呼吸リハでは,労作時のSpO_2を確認し病棟生活が拡大するように支援した。評価の結果,歩行時には酸素を2Lに増量することでSpO_2の低下がないことを確認できたため,患者へ歩行時の注意点について指導した(図2b)。

②入院10日(回復期Ⅰ)

入院10日目に,胸部X線画像の改善は緩徐であるものの,歩行時のSpO_2の低下が改善していたため,訓練室での筋力訓練を開始した。

③入院22日(回復期Ⅱ)

入院22日目,胸部X線画像ですりガラス様陰影の改善を認め,歩行時の低酸素もさらに改善したことから,自転車エルゴメーターを使用し,持久力トレーニングを開始した(図2c)。

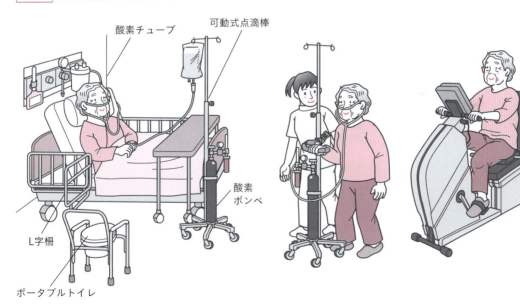

図2 間質性肺炎に対するリハ

a 急性期

入院当初は,療養環境や物品を整えることでADLを支援することができる。その後は,胸部画像所見とその他の指標から病状を把握し,訓練内容や強度を変更していく。

b 急性期〜回復期Ⅰ

c 回復期Ⅱ

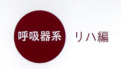

2-2 間質性肺炎
リハポイント：ステロイドミオパチー

間質性肺炎の病状を把握するために慢性変化と急性変化について学んできたが，各病期によっても呼吸リハは重要となる。

急性期：ステロイドによる免疫抑制状態

間質性肺炎の急性増悪患者には，主にステロイドなどの免疫抑制剤による治療が行われる。ステロイドは，さまざまな副作用を生じることがあり，その管理のために長期間の入院を必要とすることも少なくない。ステロイドの副作用については，表1にまとめた。これらのうち特に注意すべきは，易感染性である。過剰な免疫反応を抑える薬であるため，健常であれば感染しないような菌やウイルスにも感染しやすい状態となっている。免疫抑制下での感染症は重篤化したり，遷延する可能性が高い。基本的なことだが，患者には手洗い・うがいの徹底，マスクの着用などを指導する。

慢性期：ステロイドミオパチー

呼吸リハを行ううえで，注意したいのがステロイドミオパチーである。ステロイド投与中の膠原病患者においては，判断基準によっても異なるが，38～60％に筋力低下の症状を認めた[1,2]との報告もあり，その頻度は低くないとされている。そのため，ステロイド減量中における運動療法は，筋力・筋肉量の減少を予防するために重要である。症例を見てみよう（図1）。

引用文献

1) 田中廣壽, ほか編：一冊できわめるステロイド診療ガイド. 文光堂, 2015.
2) Pereira RM, et al: Glucocorticoid-induced myopathy. Joint Bone Spine, 78(1): 41-44, 2011.

表1 大量ステロイド投与による副作用

- 易感染性・感染症
- 骨粗鬆症
- 糖質代謝異常・糖尿病, 肥満
- 精神症状
- 高血圧, 水・電解質異常
- 消化管・肝障害
- ステロイドミオパチー
- 無菌性骨壊死(大腿骨頭壊死など)
- 血液学的異常(血球・血小板減少など)
- 白内障・緑内障
- 外用ステロイドによる皮膚萎縮・ステロイド紫斑など
- 月経異常

図1 間質性肺炎後の骨格筋量の変化(Th12レベル)

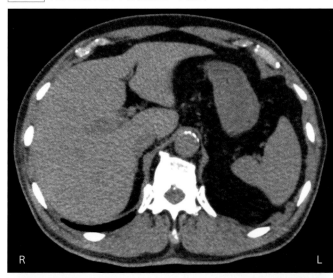

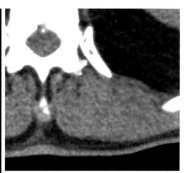

X日
体重：74.2 kg
体脂肪率：24.3％
全身筋肉量：53.3 kg

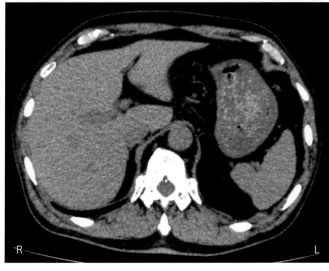

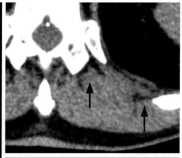

X＋60日
体重：69.55 kg(−4.65 kg)
体脂肪率：25.6％(＋1.3％)
全身筋肉量：49.4 kg(−3.9 kg)
ステロイドの要因だけではないが, 経過のなかで脊椎起立筋群における脂肪濃度域の増加が認められる。

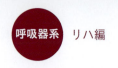

呼吸器系 リハ編

3-1 ARDS
リハポイント：臥床状態から生じる下側肺障害

ARDSにより人工呼吸器を装着している患者に対するリハはリスクを伴うが，
病状を把握しながら多職種と協力して訓練を進めていくことを学ぼう。

下側肺障害

　人工呼吸器を装着している患者は，病態の影響だけでなく**安静**という環境によってもさまざまな呼吸器系の合併症を生じる。その1つが下側肺障害である（図1）。ARDSにより人工呼吸器を装着している場合，どうしても臥床傾向となる。背臥位の状態では，**背側肺野**はベッドに接していることや身体の重さから，拡張しにくくなっている。さらに，唾液や痰などの分泌物が重力の影響で垂れこみやすく，排出されにくい状態になっている。

図1 背臥位における背側肺野の状態

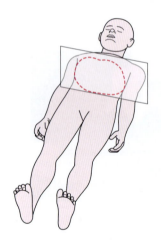
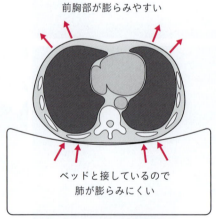
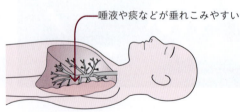

炎症の悪循環

ARDSでは，血管透過性の亢進によって肺うっ血や胸水貯留を生じることがある（図2）。このとき，胸水と接している背側肺野などの領域では，肺の拡張が得られにくくなる。このような含気の悪い肺領域で肺炎を合併すると，炎症反応をさらに亢進させることとなり悪循環に陥ってしまう（図3）。下側肺障害，胸水貯留から肺炎，炎症という悪循環を防ぐためにも呼吸リハが重要となる。

図2　ARDSのCT画像

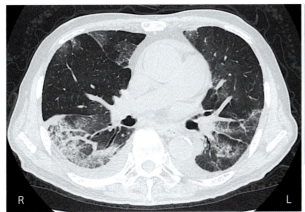
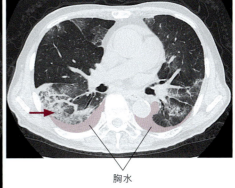

両側に胸水の貯留を認め，胸水と接している肺領域では，コンソリデーションや，すりガラス様陰影を認める（→）。

図3　炎症の悪循環

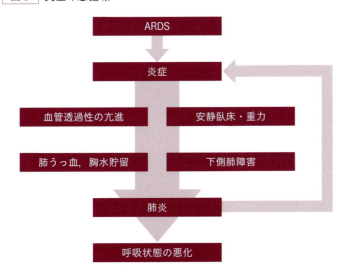

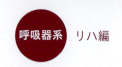

呼吸器系 リハ編

3-2 ARDS
リハポイント：ポジショニングとスクイジング

ARDSの状況でもリスク管理を行いながら実施できる呼吸リハがある。
その手法について押さえよう。

ポジショニング

　ポジショニングの目的は，下側肺障害の予防と褥瘡予防である。ポジショニングでは，その目的を意識したうえでクッションの種類の選択や位置の工夫を行おう。図1に下側肺障害の予防と改善を目的にしたポジショニングの例を紹介する。

スクイジング・呼吸介助

　スクイジング・呼吸介助は，排痰を促したり，呼吸仕事量の軽減を目的に行われる。スクイジングの基本を学んでいこう（図2）。

図1　ポジショニング

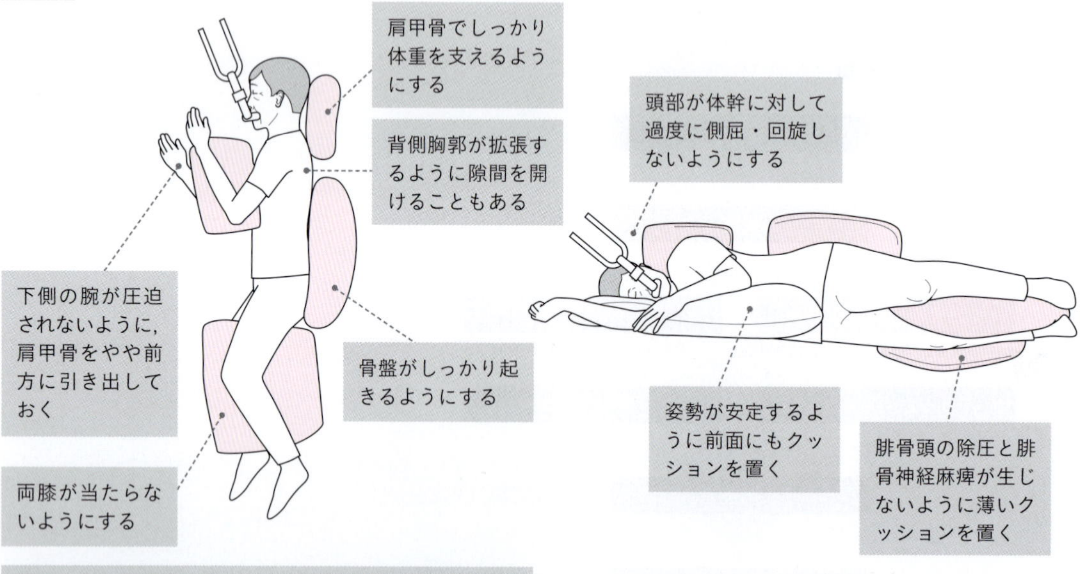

- 肩甲骨でしっかり体重を支えるようにする
- 背側胸郭が拡張するように隙間を開けることもある
- 頭部が体幹に対して過度に側屈・回旋しないようにする
- 下側の腕が圧迫されないように，肩甲骨をやや前方に引き出しておく
- 骨盤がしっかり起きるようにする
- 姿勢が安定するように前面にもクッションを置く
- 腓骨頭の除圧と腓骨神経麻痺が生じないように薄いクッションを置く
- 両膝が当たらないようにする

図のように側臥位にすることで，背側肺野の換気が改善され，下側肺障害の予防につながる。人工呼吸器を装着している患者は，自力での体位変換が困難であるため，褥瘡予防の工夫も重要である。

図2 スクイジング・呼吸介助

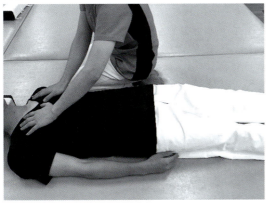
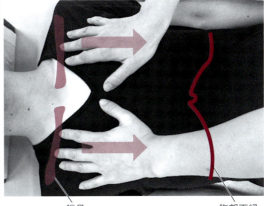

鎖骨　　　胸郭下縁

上部胸郭の換気改善
①介助者の指が鎖骨に触れるくらいの位置に手を置く　②患者の呼気に合わせて胸郭を下方へ引き下げる

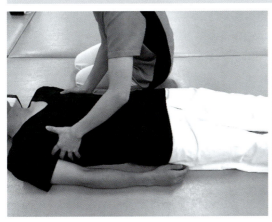
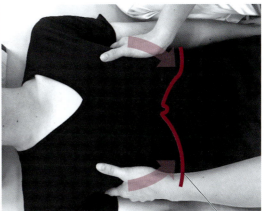

胸郭下縁

下部胸郭の換気改善
①患者の側胸部に手を置く　②介助者の手が胸郭下縁にかからないようにする
③患者の呼気に合わせて下部胸郭を内側下方に引き下げる

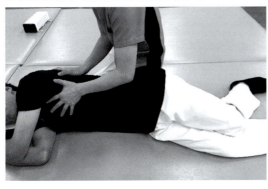
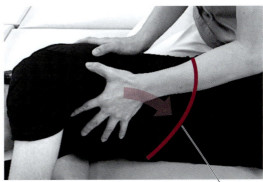

胸郭下縁

一側肺の換気改善（写真は左肺の換気改善）
①患者の胸郭を両手で挟むように手を置く。介助者の手が胸郭下縁にかからないようにする
②患者の呼気に合わせて下部胸郭を内側下方に引き下げる

胸郭の動き

スクイジングを行うときには，正常な胸郭の動き方を意識して行おう（図3）。

①上部胸郭の動き

上部胸郭は，矢状面上で手押しポンプのように上下方向に可動する。スクイジング・呼吸介助のときは，呼気時に胸郭を下方（尾側）へ引き下げるように介助を行う。吸気時には患者の呼吸を妨げないように手を触れておく程度にする。

②下部胸郭の動き

下部胸郭は全額面上でバケツの持ち手のように下内側から上外側に向かって可動する。スクイジング・呼吸介助のときは，呼気時に内側下方（尾側）に向かって引き下げるように介助を行う。吸気時には，患者の呼吸を妨げないように手を触れておく程度にする。

図3　胸郭の動き

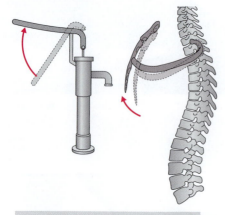

上部胸郭は矢状面上で手押しポンプのハンドルのように上下方向に可動する

a　上部胸郭の動き

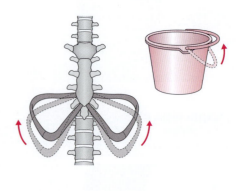

下部胸郭は全額面上でバケツの持ち手のように上外側から下内側に可動する

b　下部胸郭の動き

3-3 ARDS
リハポイント：体位ドレナージ

体位ドレナージのそれぞれの体位が肺のどの部位の病変に有効かを覚えておこう。

　下側肺障害や無気肺がある場合は，体位ドレナージが有効である。人工呼吸器を装着している患者や心機能が悪く循環が不安定な場合には，修正体位ドレナージが行われる（図1）。体位ドレナージは，胸部画像所見や，胸部聴診により病変部位を確認したうえで実施すると効果的である。

図1　修正体位ドレナージ

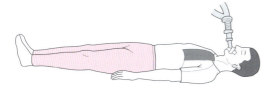

背臥位：肺尖区，前上葉区，前肺底区(S1, S3, S8)が上になる

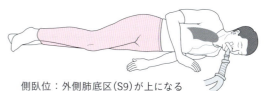

側臥位：外側肺底区(S9)が上になる

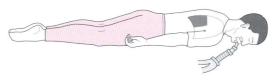

腹臥位：上下葉区，後肺底区(S6, S10)が上になる

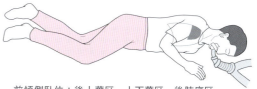

前傾側臥位：後上葉区，上下葉区，後肺底区(S2, S6, S10)が上になる

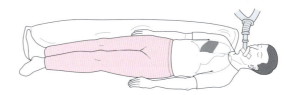

後傾45°側臥位：中葉，舌区(S4, S5)が上になる

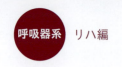
呼吸器系 リハ編

3-4 ARDS
リハポイント：全身状態が安定していれば離床へ

座位や立位によって肺の機能が改善することを知っておこう。

　ポジショニングやスクイジング，体位ドレナージは，循環機能が不安定な患者に実施できるが，全身状態が安定している場合には，離床することが効果的である。ベッドギャッジアップを行うだけでも，肺の拡張は得られやすく，さらに座位や立位がとれれば，肺の含気を促すことにつながる。図1を見てみよう。

　図1では，臥位は座位や立位に比べて，機能的残気量が15〜20％も減少している。つまり，座位や立位をとるだけでも肺が膨らんだ状態になり，酸素化の改善が得られやすくなる。この含気改善のメカニズムは，腹部臓器の影響が考えられている。立位であれば腹部臓器は重力によって下方（尾側）に引き下げられるため，肺が拡張しやすくなる。一方，臥位では腹部臓器が左右だけでなく上方（頭側）に広がっていくため，肺が押し上げられ換気の低下につながる。肥満の患者では腹部臓器が大きく，姿勢の影響を受けやすいため，術後の呼吸器合併症のリスクが高いといわれている。

その他：タッピング

　呼吸リハについていくつか紹介したが，その他にもタッピングやインセンティブスパイロメーターという訓練用具を用いた方法もあり，患者の状態に応じて呼吸リハの内容を常に検討していく必要がある。

図1　姿勢の変化と機能的残気量の変化

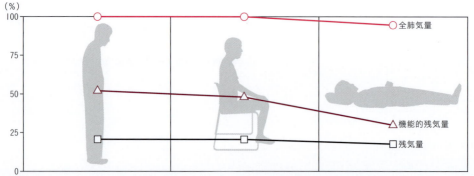

(Lumb AB, et al: Respiratory function and ribcage contribution to ventilation in body positions commonly used during anesthesia. Anesth Analg, 73(4): 422-426, 1991. より一部改変引用)

酸素療法について

呼吸器疾患においては，酸素療法が併用されることが多くあるが，酸素療法について知っておくことで，呼吸リハを行うときのリスク管理につながる。酸素療法の導入方法とデバイスの特徴について学んでみよう。

酸素療法の機器には，カニューラやベンチュリーマスクなどさまざまあり，新人スタッフにはわかりにくい。実際には，図2のように状況を考えながら，患者に適した酸素療法機器を選択する。

図2 **酸素療法器具の選択**

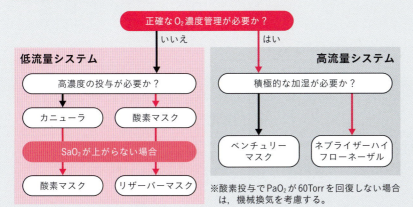

※酸素投与でPaO₂が60Torrを回復しない場合は，機械換気を考慮する。

低流量システムと高流量システム

低流量システムと高流量システムを選択するときの一番のポイントは，正確な酸素濃度の管理が必要かどうかである（図3）。言い換えると，その患者の病態はCO_2ナルコーシス[*1]の危険があるかどうかで決まる。つまり，急性あるいは慢性のⅡ型呼吸不全が考えられ，CO_2ナルコーシスの危険がある場合には高流量システムを選択する。

なぜ，高流量システムでは，CO_2ナルコーシスになりにくいのだろうか。高流量システムでは，常に一定の酸素濃度の気体が，30L/分以上という高流量で投与されている。成人の一回換気量は500mLといわれており，呼吸回数は15〜20回/分である。成人の分時換気量は計算すると7〜12L/分程度である。頻呼吸であったとしても，分時換気量は12〜15L/分であり，高流量システムでの投与量を超えることはない。

一方，低流量システムは100％濃度の酸素と室内気が混ざって投与されることが前提となっている器具である。そのため分時換気量が多い場合では，投与される酸素が一定であるのに対し，一緒に吸っている室内気の割合が高くなる。その結果，酸素は薄まってしまい濃度が低くなる。反対に分時換気量が少ない場合は，酸素が薄まりにくく酸素濃度は高くなってしまう。Ⅱ型呼吸不全患者に高濃度の酸素投与を行うことは，CO_2ナルコーシスを助長してしまう可能性があるため，高流量システムが選択される。

*1 CO_2ナルコーシス　換気障害によって血液中の二酸化炭素分圧が高くなり，動脈血中のpHが低下することによって生じる。CO_2ナルコーシスでは，手の震え，顔面紅潮，頭痛などを生じる。重篤な場合は，呼吸抑制，意識障害（傾眠・昏睡）を生じる。

図3 酸素療法の機器

低流量システム

カニューラ

酸素流量(L/分)	1	2	3	4	5
FiO_2(%)※	24	28	32	36	40

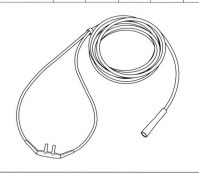

酸素マスク

酸素流量(L/分)	5	6	7	8
FiO_2(%)※	40〜45	45〜50	50〜55	55〜60

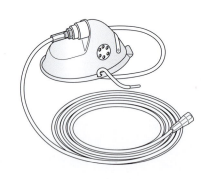

リザーバーマスク

酸素流量(L/分)	6	8	10	12
FiO_2(%)※	55〜60	60〜80	80〜90	90

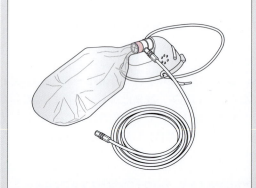

高流量システム

ベンチュリーマスク

ダイリューター色	青	黄	白	緑	桃	橙
設定酸素濃度(%)	24	28	31	35	40	50
最適酸素流量(L/分)	2	3	4	6	8	12

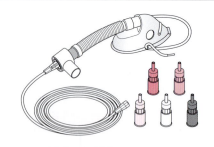

インスピロンEZ-Water

35%の場合	酸素の流量を6 L/分以上に設定する
40%の場合	酸素の流量を8 L/分以上に設定する
50%の場合	酸素の流量を12 L/分以上に設定する

- 一定の酸素濃度を供給できる。
- 加湿性能が高い。

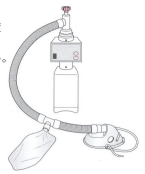

ネーザルハイフロー

- 一定の酸素濃度を供給できる。
- 加湿性能が高い。
- 口がふさがれることがなく，会話や食事が容易にできる。

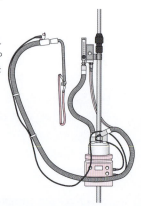

※患者の呼吸状態で上記FiO_2は変化する。あくまでも目安である。

4-1 肺がん
リハポイント：周術期の合併症予防

術前，術後で有効な呼吸リハについて，概要を押さえておこう。
術前から術後のことを予測してリハを行うことがポイントとなる。

耐術能の向上

肺がん周術期の呼吸リハの目的は，耐術能の向上と周術期の合併症予防である。体力があまりにも低いと，手術に耐えられないと判断され，手術を受けられない可能性がある。耐術能は，年齢，心肺機能，合併症の有無などによって総合的に判断されるが，PSという日常生活への制限の指標によって判断されることが多い。

PS：performance status

周術期の合併症予防

開胸・開腹術の前から呼吸リハを行うことで，術後の呼吸器合併症の発症率が有意に低下すると報告されている[1]。術前の呼吸リハの内容は，患者が術後に正しく呼吸訓練が行えるように指導することと，術後の離床や歩行訓練の進め方について指導しておくことである。手術後では，創部の疼痛により離床や呼吸訓練が進まないことが危惧される。事前に訓練の重要性を説明し，創部に負担とならない訓練方法を教えておくことは，訓練への受け入れをよくさせる（図1）。呼吸訓練としては，腹式呼吸，インセンティブスパイロメトリー，排痰法の指導などを行う。

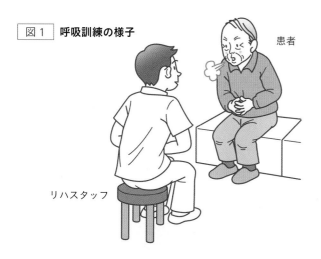

図1　呼吸訓練の様子

引用文献
1) 日本リハビリテーション医学会：がんのリハビリテーションガイドライン．金原出版，2013．

呼吸器系 リハ編

4-2 肺がん
リハポイント：骨転移のリスク管理

肺がん患者では，骨転移を認めることが少なくない。荷重骨への転移がある場合は，適切な対策をとらなければ病的骨折を起こしてしまう危険もあるため，注意しよう。ここでは，骨転移の画像の見方について学ぼう。

病的骨折に注意しよう

　荷重骨に骨転移を生じた場合，気をつけなければならないことは病的骨折である。病的骨折とは，本来であれば骨折しないような軽微な外力によっても骨折してしまうことである。骨へ転移したがん細胞は，骨を融解しながら浸潤するため骨折をきたしやすくなる。
　骨転移の位置は，骨シンチグラフィー(図1)によって把握することができる。
　骨折してしまうと疼痛の増強だけでなく，ADLやQOLの低下へと陥るため，適切な対処が検討されるべきである(図2)。

図1　病的骨折(80歳代，男性。肺がん，多発骨転移)

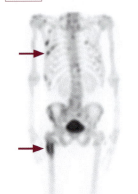

骨シンチグラフィー(正面像)
両側の複数個所の肋骨と右大腿骨への集積(→)を認める。

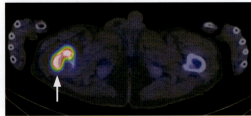

SPECT-CT画像(水平面)
右大腿骨骨幹部への集積(→)を認める。

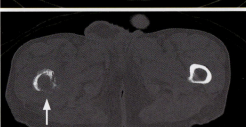

骨盤CT画像：骨条件
CTでは骨転移によって大腿骨の骨皮質が融解している所見(→)を認める。

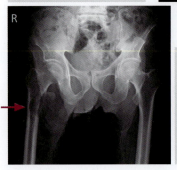

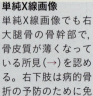

単純X線画像
単純X線画像でも右大腿骨の骨幹部で，骨皮質が薄くなっている所見(→)を認める。右下肢は病的骨折の予防のために免荷の方針となった。

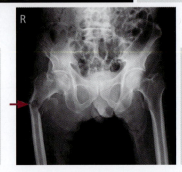

右下肢免荷の状態であったにもかかわらず，骨融解の進行が早く，病的骨折に至った(→)。

図2 予防的に固定術を施行された症例（80歳代，男性，肺がん）

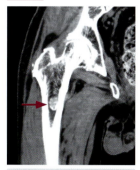
CT画像（縦郭条件）
右鼠径部痛の精査のために施行されたCTにおいて右大腿骨への骨転移（→）が発見された。

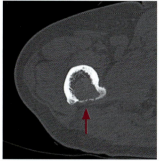
CT画像（骨条件）
右大腿骨骨幹部に骨皮質の薄くなった所見（→）を認める。

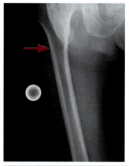
単純X線画像
大腿骨のX線画像において楕円形に透過性が亢進した部分を認める。骨皮質が薄くなった部分は，透過性が亢進した領域として見ることができる。

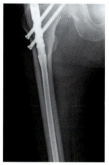
単純X線画像（固定術後）
病的骨折の予防のために固定術が施行された。その結果，歩行が可能となった。

column　PET-CTと骨シンチグラフィーの落とし穴

　PET-CTと骨シンチグラフィーは，得られる画像が非常に似ている。しかし，気をつけなければならないことは，検出される組織がまったく違うということである。紹介する症例のPET-CTと骨シンチグラフィーは同時期に撮影されたものである（図3）。PET-CTでは肺門部のリンパ節転移への集積を観察できる一方，骨シンチグラフィーでは，リンパ節転移を検出することができない。さらに，左大腿骨転子部では，骨シンチグラフィーにおいて骨代謝が亢進している部位への集積を確認できるが，PET-CTでは転移したがん細胞に集積しているため，弱い信号として検出されている。病的骨折のリスクを確認するためには，骨シンチグラフィーを見る必要がある。

図3 病的骨折（80歳代，男性。肺がん，多発骨転移）

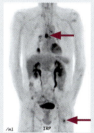
a　PET-CT

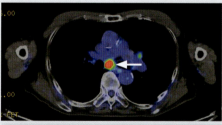
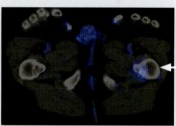
PET-CTで肺門部へのリンパ節転移を検出している。左大腿骨転子部への集積はわずかである。糖の取り込みが亢進しているがん細胞を検出できる。

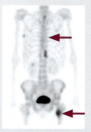
b　骨シンチグラフィー

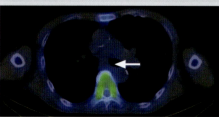
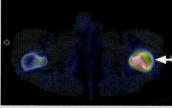
骨シンチグラフィーでは肺門部のリンパ節転移への集積は見られない。左大腿骨転子部には強い集積を確認できる。骨転移や骨浸潤などで骨代謝の亢進した部位を検出できる。

PET：positron emission tomography

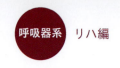

呼吸器系　リハ編

4-3 肺がん
リハポイント：緩和ケアとしてのリハ

緩和ケアにおけるリハの重要性，可能性について，理解しておこう。

　がん患者は，がんの進行とともに倦怠感や疼痛など，さまざまな症状を伴ってくる。呼吸困難感を有する肺がん患者に対して，呼吸法指導，リラクセーション，心理社会的支援は，呼吸困難感や倦怠感を改善させると報告されている[1]（図1）。患者によっては食事や整容などの軽負荷の動作であっても低酸素症状をきたすことがあるため，安全に活動できる範囲を教えることも必要だろう。

運動療法の効果

　化学療法と放射線療法を実施しているがん患者にも運動療法は行われる。化学療法・放射線療法中のがん患者に対する，筋力訓練やエルゴメーターを用いた有酸素運動，ストレッチは筋力や運動耐容能を向上させ，さらに倦怠感の改善，ADLとQOLの改善効果があると報告されている（図2）。

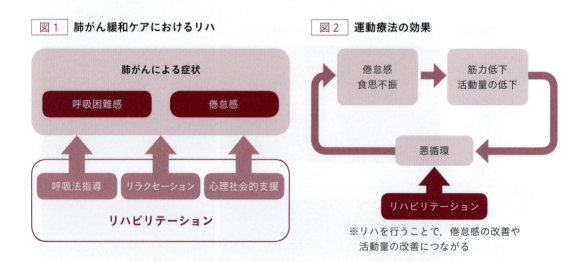

図1　肺がん緩和ケアにおけるリハ

図2　運動療法の効果

※リハを行うことで，倦怠感の改善や活動量の改善につながる

引用文献

1) 日本リハビリテーション医学会：がんのリハビリテーションガイドライン．金原出版，2013．

5-1 誤嚥性肺炎
リハポイント：姿勢に着目しよう

姿勢の調整をして安全な食事を進めるポイントを学ぼう。

急性期の誤嚥性肺炎患者においては，全身状態の悪化に伴い，嚥下能力はさらに低下する。そのような患者において安全に食事を進めるためには，特に姿勢の調整が必要である。まずは，ベッドギャッジアップ位（30°程度）における嚥下の状態を見よう。ベッドギャッジアップ位は，食道に対して気管が上方に位置するため，誤嚥しにくい姿勢である（図1，2）。さらに，嚥下時に食物が咽頭後壁をゆっくりつたって落ちていくため，嚥下反射に遅れ[*1]のある患者においても安全性の高い姿勢といえる。

全身状態や意識障害の改善と嚥下機能の改善が得られれば，座位での食事も可能となる。しかし，座位や車椅子座位での姿勢も注意する必要がある（図3，4）。

*1 嚥下反射の遅れ
嚥下反射では，喉頭蓋の反転，食道の開口によって，気管への食物の侵入を防ぐ。意識障害，認知機能障害，加齢などの影響によって嚥下反射が生じないことや遅れることがある。

図1　ベッドギャッジアップ位

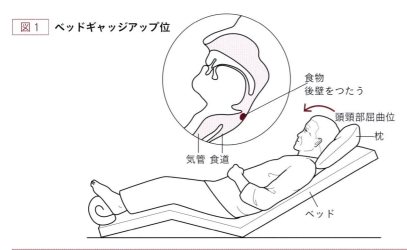

> **column**　生活リズムを整えよう
>
> 発症して間もない誤嚥性肺炎患者においては，発熱や炎症に伴って意識状態や発動性の低下を認めることが少なくない。意識レベルの低下は，誤嚥の危険因子の1つである。しかし，そのような患者でも，嚥下機能の早期回復を目的に段階的な摂食訓練が進められていく。食事のときだけ覚醒状態を改善させようとしても，なかなか難しいため，日々の生活リズムを整えることが重要となる。そのため，
> ①日中の離床　②陽の光を浴びる　③レクリエーションに参加する
> など，多職種による包括的な支援が嚥下機能の回復には必要である。

図2 ベッドギャッジアップ位のポイント

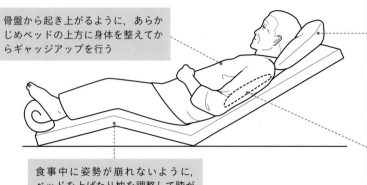

- 骨盤から起き上がるように，あらかじめベッドの上方に身体を整えてからギャッジアップを行う
- 頭頸部が伸展しないように頭に枕を入れる。このとき，顎を軽く引くような姿勢になるように枕の高さを調整する
- リラックスした姿勢になるように枕を調整する
- 円背が強い場合は，背面に姿勢枕をしっかり入れて姿勢が安定するようにする
- 食事中に姿勢が崩れないように，ベッドを上げたり枕を調整して膝が少し曲がるようにする

図3 座位のポイント

- 肘が軽く曲がった状態で前腕が乗るようにテーブルの高さを調整する
- 頭頸部は軽度前屈位にする
- 姿勢が崩れやすい場合は，背もたれによる背面支持となるようにクッションで隙間を埋める
- 姿勢が崩れやすい場合は深く座る
- 足底が地面にしっかり接地するようにする

図4 車椅子座位のポイント

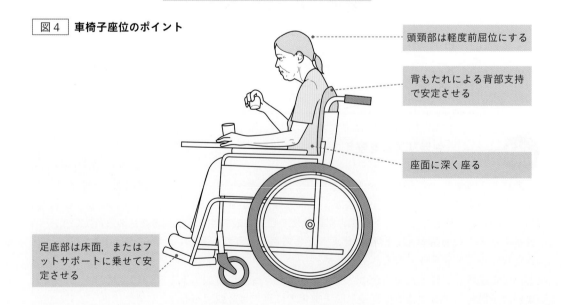

- 頭頸部は軽度前屈位にする
- 背もたれによる背部支持で安定させる
- 座面に深く座る
- 足底部は床面，またはフットサポートに乗せて安定させる

5-2 誤嚥性肺炎
リハポイント：頭頸部のROM訓練，嚥下体操と体位ドレナージ

誤嚥を予防するためのストレッチ，運動について押さえよう。

誤嚥性肺炎に対する摂食訓練に言語聴覚士の活躍は欠かせないものになっている。しかし，看護師や理学療法士，作業療法士にもできることがある。

頭頸部のROM訓練とシャキア法

嚥下時に頭頸部が伸展していると，嚥下反射のときに喉頭挙上の仕事量が多くなり，誤嚥の危険を増大させる。そこで，**嚥下機能障害の患者には頭頸部の柔軟性と筋力訓練が行われる**（図1，2）。ただし，頸椎症などの合併症をもつ高齢者では，訓練は慎重に行うようにしよう。

図1　頸部可動域訓練

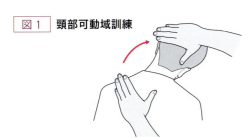
頭頸部の屈曲・側屈ストレッチ

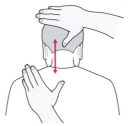
頭頸部の前屈ストレッチ

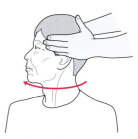
頭頸部の回旋ストレッチ

図2　頸部筋力訓練

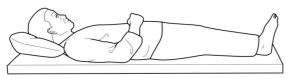
①仰臥位

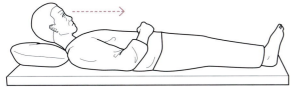
②肩が床面から離れないようにして，頭部を上げ，自身のつま先を見る。
③1分間挙上して，1分間休む。これを3回繰り返す。

a　シャキア体操

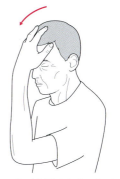
あごを引くようにおでこで掌を5秒間押すようにする。
5セット程度行う。

b　おでこ体操

（迫田綾子：誤嚥を防ぐポジショニングと食事ケア．三輪書店，2013．より引用）

嚥下体操

実際の摂食嚥下訓練の他にも患者自身に自主トレーニングを行うことが勧められる。その方法として嚥下体操がある(図3)。

図3 嚥下体操

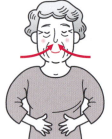
①深呼吸

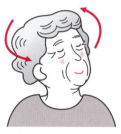
②首を回す(頸部回旋)

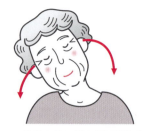
③首を横に倒す(頸部側屈)

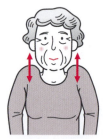
④肩を上下する(肩挙上,下制)

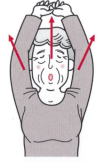
⑤背伸び

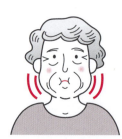
⑥頬を膨らませる,凹ませる(2,3回)

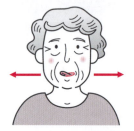
⑦舌で左右の口角を触る(2,3回)

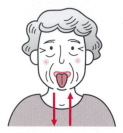
⑧舌を出す,引く(2,3回)

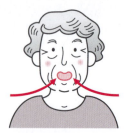
⑨大きく息を吸って止め,3数えて吐く

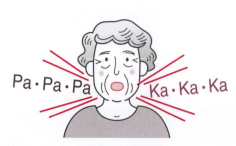
⑩「パパパパ,ララララ,カカカカ」とゆっくり言う

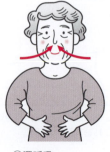
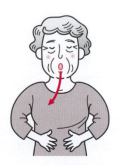
⑪深呼吸

(藤島一郎,監修,聖隷嚥下チーム,著:嚥下障害ポケットマニュアル,第3版.医歯薬出版,2011.より引用)

コンソリデーションの位置から呼吸リハを検討する

90歳代，女性の症例をもとに誤嚥性肺炎に対するリハを解説する。

症例は施設入所をしていて，移動や食事摂取は車椅子で可能な状況であった。数日前より微熱と食欲不振を認め，意識レベルの低下と，38℃の発熱を認めたため，救急受診。入院後の精査で誤嚥性肺炎の診断となり，入院加療となった。

元々のADLが車椅子生活であり，介入当初はコンディショニングを中心に訓練を実施した。胸部画像所見（図4）から，優先的に体位ドレナージを行う領域を左S6，8，9，10とし，右側臥位で体位ドレナージとスクイジングを行った（図5）。

---

column 嚥下造影検査を見てみよう

誤嚥を客観的に評価する方法の1つに嚥下造影検査がある（図6）。この検査では，造影剤を添加した食べ物を用いて，嚥下の様子を透視下で見ることができる。嚥下造影検査では，ムセのない不顕性誤嚥の発見や，食物の咽頭残留の程度など，多くの情報を得られる。ただし，嚥下造影検査には，特別な設備が必要であるため，すべての施設で実施できるわけではない。

図6　嚥下造影検査（80歳代，女性）

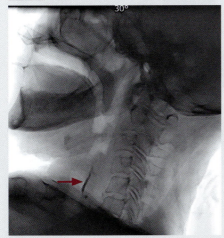

嚥下造影検査

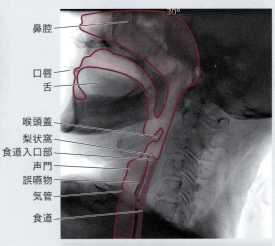

大腿骨頸部骨折後に誤嚥性肺炎を発症。嚥下反射後に，梨状窩に貯留していた食物と唾液が気管内に侵入した所見が観察された。

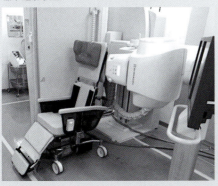

X線透視検査室

検査用の椅子に座ってもらい，嚥下造影検査食を実際に食べている様子をX線透視装置を用いて確認する。

図4 誤嚥性肺炎の胸部画像（90歳代，女性）

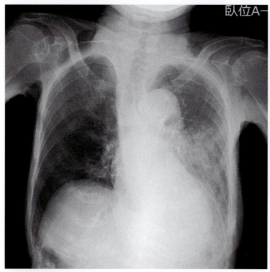
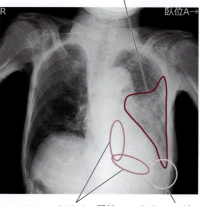

左中下肺野にコンソリデーションあり。下行大動脈と左横隔膜のシルエットサイン陽性。左C-Pアングルは鈍化している（はっきり見えない）。

a　X線画像

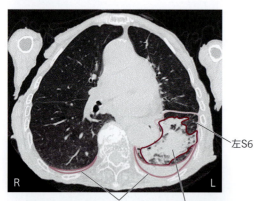

左下葉気管支内に痰と思われる充填物あり。左S6に辺縁不正なコンソリデーションを認める。両側に少量の胸水を認め，左側に多い。

円背があり，病変のある肺区域の判断に難渋するが，左S8，9，10に辺縁不正なコンソリデーションを認める。

b　CT画像

図5 右側臥位での体位ドレナージとスクイジング

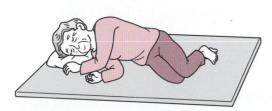
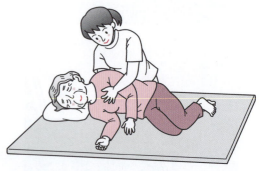

a　体位ドレナージ　　　　　　　　　　b　スクイジング

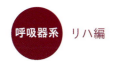

6 気胸
リハポイント：胸腔ドレーン管理

気胸のもととなる基礎疾患へのリハがポイント。
その際の気胸への対応に注意しよう。

気胸を発症した患者の背景にはCOPDやステロイドを内服している間質性肺炎などがあり，気胸に対してではなく基礎疾患に対してリハを必要とすることがある。しかし，気胸を伴う場合はいくつか注意点があるので学んでいこう。

過負荷や息こらえに注意

呼吸リハを行う際には，胸腔ドレーンの挿入などの治療がすでに行われていることが多いだろう。リハのなかで，呼吸状態が急激に悪化することはまれだが，いつもどおり訓練が行えるわけではない。まず注意すべきはドレーン管理である。気胸治療の要である胸腔ドレーンが，折れ曲がったり閉塞してしまっては呼吸状態の悪化につながる危険性がある。胸腔ドレーンが正常に機能しているかを判断するには，呼吸性移動などを観察しよう（表1）。

水封室細管の水位

吸気時には，胸腔内圧の低下によって水封室細管の水位が上がり，呼気時には胸腔内圧が戻ることによって水位が下がる（図1）。この呼吸に合わせた水位の変化が見えるときは，ドレーンが正常に作動していると判断できる。

エアリーク

次の注意点はエアリーク（air leak）である。気胸腔がまだ塞がっていない場合は，呼気に合わせて水封室でボコボコと空気が上がってくるのが見られる。このようなときには息こらえや，呼吸数が著しく上がるような運動は避けるほうがよい（図2）。

表1 胸腔ドレーンの観察ポイント

・呼吸性移動があるかを観察しよう
・エアリークがないか、どのようなときに出現するかを観察しよう
・息こらえや負荷の大きい運動には注意
・胸腔ドレーンが意図せず抜けないように注意しよう

図1 水封室細管の水位と呼吸性移動

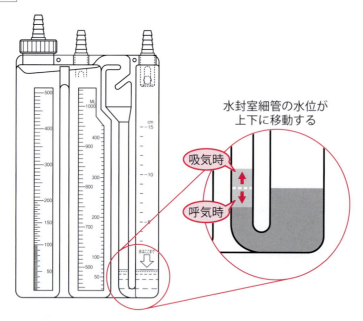

水封室細管の水位が上下に移動する

吸気時
呼気時

図2 エアリーク

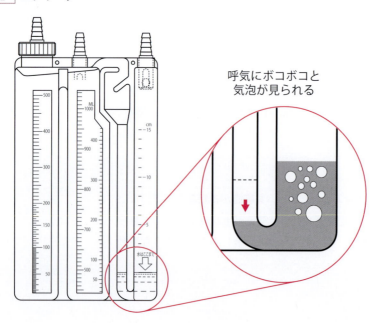

呼気にボコボコと気泡が見られる

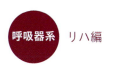

呼吸器系 リハ編　　　　　　　　　　　　　　　　　　　　　　　　7｜肺結核

7 肺結核
リハポイント：感染対策を把握しよう

感染対策について，正しい知識をもって，リハ介入していこう。

空気感染への対策

　空気感染の場合，病原体の粒子が小さいことから，サージカルマスク（普段使用するマスク）では感染を防ぐことはできない。そのため病院などの医療機関では，肺結核と考えられる場合，病原菌を特定する検査や病原体の量などの検査結果が出るまで患者を隔離することがある。入院している肺結核患者へのケアの際には，医療従事者が感染しないように，空気感染対策が講じられる。空気感染対策としては，N95マスクとよばれる微粒子対応マスクを使用し，患者へのケアが実施される（図1）。

ガフキー号数

　肺結核だからといってすべての患者が隔離や入院の対象となるわけではなく，他の人に伝染させるおそれがある場合に判断される。伝染させる危険性を判断する基準としては，ガフキー号数が用いられる。**ガフキー号数**とは，顕微鏡で喀痰を見たときに，喀痰の中にどのくらい結核菌が見えるかについての基準で，0〜10の11段階に分類される（表1）。

図1　微粒子対応マスク

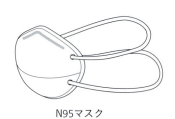

サージカルマスク

N95マスク

表1　ガフキー号数

検出菌数	ガフキー号数
全視野に0	0号
全視野に1〜4	1号
数視野に1	2号
1視野に平均1	3号
1視野に平均2〜3	4号
1視野に平均4〜6	5号
1視野に平均7〜12	6号
1視野に平均13〜25	7号
1視野に平均26〜50	8号
1視野に平均51〜100	9号
1視野に平均101以上	10号

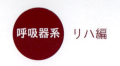

呼吸器系　リハ編

8-1 細菌性肺炎と非定型肺炎 気管支拡張症
リハポイント：排痰訓練の工夫

気管支に生じる画像所見の特徴を押さえよう。

排痰訓練の必要性

　気管支拡張症について，50歳代，女性の症例をもとに解説を進める。
　数年前より気管支拡張症に伴う細菌性肺炎により，入退院を繰り返すことが多くなり，長期酸素療法が導入されている。数日前より発熱と喀痰量の増加，来院時の採血で炎症反応の悪化を認めたため入院した。痰による気道の狭窄があるためか，喀痰を促すと呼吸困難感が和らぐとの情報があった。

画像から考える呼吸リハ

　拡張した気管支は，慢性的に繰り返す炎症とリモデリングの結果である。画像では，図1のように気管支の拡張と気管支壁の肥厚が認められる。気管支拡張症では，炎症のため多量の喀痰を伴うことがある。多量の痰は，気管支の閉塞を起こす可能性があり，気管支拡張症では排痰訓練により呼吸苦が軽減することがよくある。気管支の画像所見から，慢性的な炎症の存在を推測できる。この症例では，臥位での体位ドレナージで排痰を行うと，咳がうまくできず喀痰がしにくいとの訴えがあったため，歩行訓練によって換気を促すことと，座位で呼吸介助を行った（図2）。

図1　気管支拡張症の胸部画像（50歳代，女性）

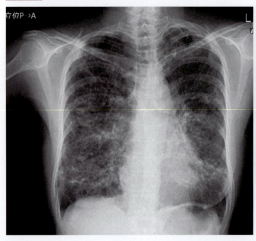
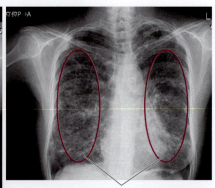

コンソリデーションとすりガラス様陰影

全肺野にわたってコンソリデーションとすりガラス様陰影を認める。

8-1 | 気管支拡張症

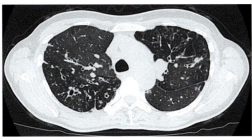

大動脈弓レベル

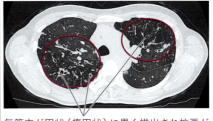

気管支が円状（楕円状）に黒く描出され拡張が認められる。その気管支壁の肥厚（白く描出）が見られる。

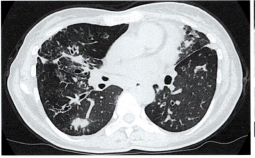

中葉分岐レベル

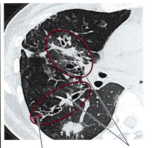

2cm　気管支拡張と気管支壁の肥厚

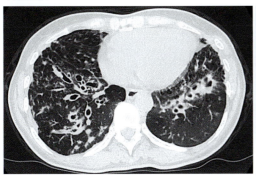

剣状突起レベル

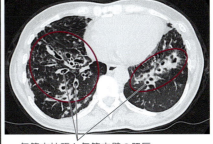

気管支拡張と気管支壁の肥厚

両肺に気管支の拡張や壁肥厚，内容物貯留，濃度上昇域，空洞性病変が多発している。胸膜から1〜2 cmのところでは，通常CT画像で気管支は描出されないが，本症例では描出されていることから，気管支拡張があると判断する。

図2 座位によるスクイジング

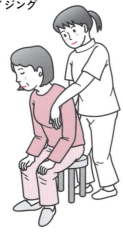

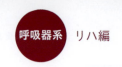
呼吸器系　リハ編

8-2 細菌性肺炎と非定型肺炎 気管支拡張症
リハポイント：併存症の影響

併存症によって，呼吸リハが円滑に実施できないことがある。
患者の状態に合わせて，工夫しながら訓練を進めていこう。

併存症の影響

　70歳代，女性の気管支拡張症の症例を提示する。
　数年前より気管支拡張症を指摘されていた。今回，自宅で転倒し大腿骨頸部骨折を受傷。入院時よりSpO_2の低下を認めていたため酸素投与開始。経過のなかで炎症反応の増加があり排痰不良による肺炎の悪化と判断され，大腿骨頸部骨折に対する手術は延期となった。

画像から考える呼吸リハ

　手術前の大腿骨頸部骨折があり，大きな体位変換は困難である。図1の5日後の画像で，陰影が悪化していたため，ポジショニングとスクイジングを開始した。下行大動脈のシルエットサイン陽性であることからS6，10の肺炎も推測されるが，大腿骨頸部骨折のため半腹臥位はできず，側臥位での体位ドレナージとスクイジングを行った。さらに体位ドレナージだけでは不十分と考え，ギャッジアップでできる呼吸訓練を指導した。

図1 気管支拡張症の胸部画像

X日

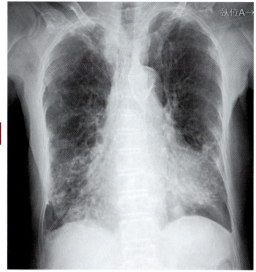

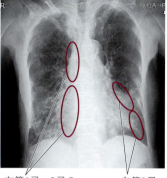

右第1弓，2弓の
シルエットサイン陽性

左第3弓，4弓の
シルエットサイン陽性

胸部X線画像で，右第1弓，2弓のシルエットサイン陽性。左第3弓，4弓のシルエットサイン陽性。両側下肺野にコンソリデーションとすりガラス様陰影を認める。

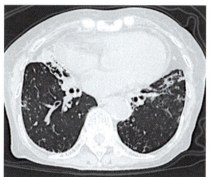

剣状突起

右中葉および左舌区に拡張した気管支あり。周囲にコンソリデーションを認める。

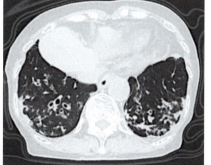

左横隔膜頂

両側下葉に拡張した気管支や気管支周囲のコンソリデーションを認める。

X+5日

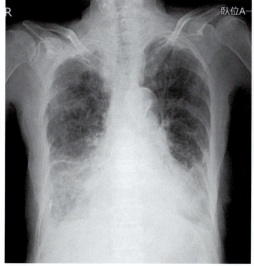

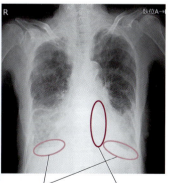

両側横隔膜の
シルエットサイン陽性

下行大動脈の
シルエットサイン陽性

X日と比較し，両側横隔膜と下行大動脈のシルエットサイン陽性。両側下肺野の陰影は，濃厚になっている。そこで積極的な呼吸リハを開始することとなった。

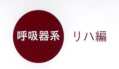
呼吸器系 リハ編

8-3 細菌性肺炎と非定型肺炎 側弯症に伴う気管支炎
リハポイント：画像から呼吸リハを考える

側弯症では，呼吸器や消化器，循環器の偏位が認められる。
画像を確認することで臓器の状態を知り，環境調整に役立てられることを知っておこう。

側弯症に伴う気管支炎

　側弯症があると長期的な経過のなかで胸郭変形を伴うことがある。側弯症に伴う胸郭変形は，可動性の低下，扁平化を認め，肺の低換気を生じることがある。肺の低換気の状態では，感染症を発症しやすく，改善に難渋する。症例は20歳代，男性。このときは，活気がなくなり発熱を認めたため，病院受診し，気管支炎の診断で入院となった。

画像から考える呼吸リハ

　胸部画像では，両側の背側肺野にコンソリデーションと無気肺を認めた。背側肺野のコンソリデーションの原因追及のために療養の様子を伺うと，背臥位で過ごしていることが多いことがわかった。同一の姿勢では，どうしても偏った肺区域への唾液の垂れ込みが多くなることや，下側肺障害の影響も重なる。そこで，偏りなく肺全体の含気を改善させるために，ポジショニングマットを準備し，側臥位や腹臥位を行った。ポジショニングマットを使用することで，楽に姿勢保持ができるようになる。

図1 側弯症（20歳代，男性）

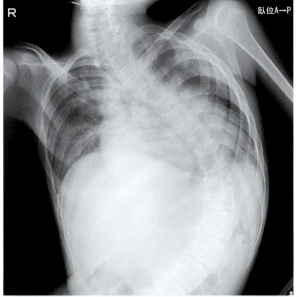
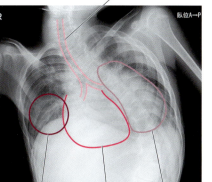

気管支／コンソリデーション／心臓／無気肺

側弯あり。右上肺野と下肺野にコンソリデーションを認める。左肺には広い範囲で無気肺が見られる。

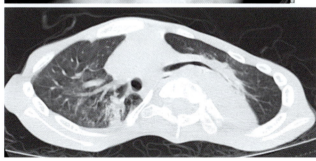
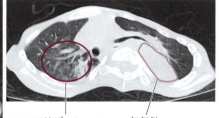

コンソリデーション／無気肺

右下肺には心陰影の背側に気管支透瞭像を伴うコンソリデーションがある。左肺は脊柱に沿うように広い範囲で境界明瞭な無気肺を認めている。

図2 ポジショニングマットによる臥位姿勢調整

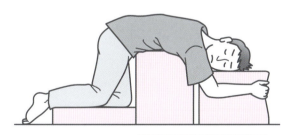
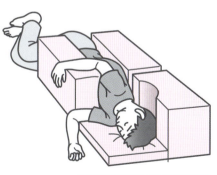
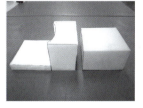
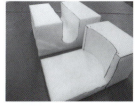

胸部画像所見上，背側肺野での病変が認められたため，腹臥位および側臥位でのポジショニングを行うこととした。

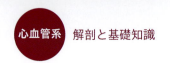

心血管系 解剖と基礎知識

1-1 循環器系の解剖

心臓と大血管の関連疾患では，リスクの高い状況が多い。
まずは，解剖を正確に把握しておこう。
心臓は動き続ける臓器なので，解剖とともに時系列的な変化も押さえておこう。

心臓は傾いている

心臓は胸骨と第2肋骨から第5肋骨の背面に位置する。握りこぶし程度の大きさで，重量はおよそ200～300 g，容積はおよそ500～1,000 mLである（図1）。

心軸は右後上方から左前下方に向けて傾き，やや左に回旋しているため，心房は心室よりも右に位置し，左心系は右心系の背側に位置している（図1）。心臓の傾きをイメージすることで，X線画像やCT画像は読みやすくなる（図2）。

図1 **心臓の位置**

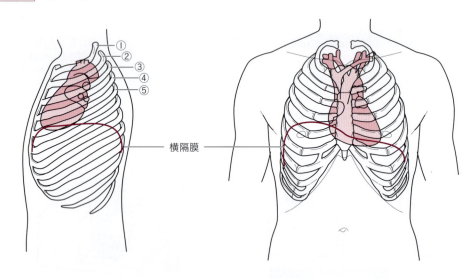

横隔膜

1-1 循環器系の解剖

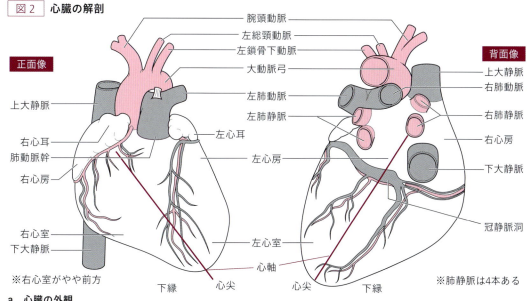

図2 心臓の解剖

a 心臓の外観

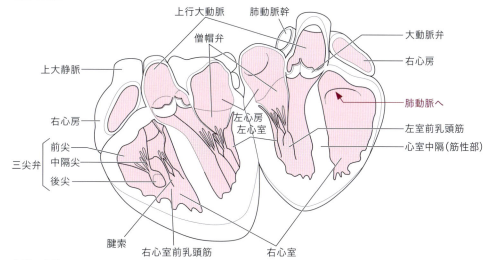

b 心臓の内腔

column

英語表記

循環器に限らないが，臨床では心臓の各部位を英語で表記したり呼称したりすることが多い．また英語を略して用いられることも多いため，以下に代表的な部位について英語と略語の表記を記す．

表1 心臓の解剖用語

日本語呼称	略語	英語
左心房	LA	left atrium
左心室	LV	left ventricle
右心房	RA	right atrium
右心室	RV	right ventricle
大動脈	Ao	aorta
肺動脈	PA	pulmonary artery
大動脈弁	AoV	aortic valve
僧帽弁	MV	mitral valve
三尖弁	TV	tricuspid valve
肺動脈弁	PV	pulmonary valve
心室中隔	IVS	interventricular septum
乳頭筋	PM	papillary muscle

それぞれの心臓弁を押さえよう

　心臓には4つの弁があり，心房・心室と血管間で逆流を防ぐ働きをしている（図3）。右心房と右心室の間にある弁を三尖弁，右心室と肺動脈の間にある弁を肺動脈弁，左心房と左心室の間にある弁を僧帽弁，左心室と大動脈の間にある弁を大動脈弁とよぶ。また僧帽弁は2つの弁尖よりなるが，その他の弁は3つの弁尖によって構成されている。弁は心筋が含まれず随意性はないため，血液の流れを受け，受動的に動いている。

心膜の層構造を覚えよう

　心臓はいくつかの膜で覆われている（図4）。心臓の最も内層で血液と接している心内膜，心筋の外層を覆う心外膜（臓側心膜），その周囲に心膜腔という空間があり壁側心膜が覆っている。そして最も外層に心囊（線維性心膜）が存在する。

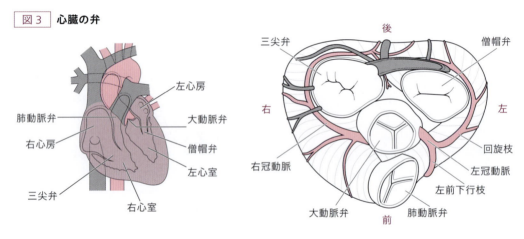

図3　心臓の弁

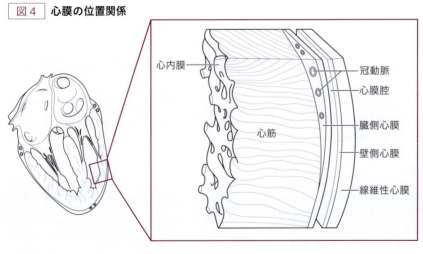

図4　心膜の位置関係

心膜腔には15〜50mLの心膜液が入っている。
※臓側心膜と壁側心膜（線維性心膜）で構成する袋のことを心囊とよぶ。心膜液は臨床上心囊水とよばれることも多い。

| 図 5 | 動脈の解剖 |

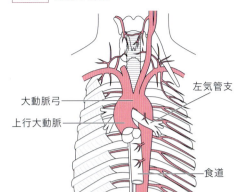
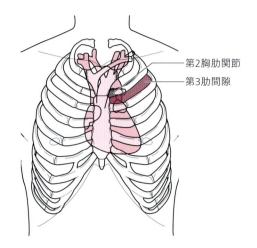

心臓から出る血管

　肺動脈は右心室から出る血管であり，肺静脈は肺から左心房に戻ってくる血管である（図2）。肺動脈が2本であるのに対し，肺静脈は4本あり血管径が細いためX線画像では見えにくい。

　左心室から上行する大きな動脈は上行大動脈とよばれ，第3肋間隙の高さから第2胸肋関節の高さに位置する。長さはおよそ5〜6cmである（図5）。上行大動脈から続く弯曲部を大動脈弓とよび，第1肋骨の胸骨付着部の上縁で最大の高さとなる。

冠動脈の分枝はそれぞれ覚えよう

　心臓の栄養血管として冠動脈がある。冠動脈は左と右に分かれており，アメリカ心臓協会（AHA）によって1〜15の区域に分類されている（図6）。

①右冠動脈

　右冠動脈（RCA）は1区域から分岐し洞結節に伸びる洞結節枝（SN），右心房や右心室前壁に伸びる円錐枝（CB），2区域から分岐する右心室枝（RVB），3区域から分岐する鋭角枝（AM），4区域は右心房と右心室の後方に回る4AV区域房室結節枝（AVN），4PD区域の後下行枝（PD）となり左心室後下壁まで達する。

②左冠動脈

　左冠動脈（LCA）は上行大動脈の基部から分岐し，5区域の左冠動脈主幹部（LMT）となり，6〜10区域の左前下行枝（LAD）と11〜15区域の左回旋枝（LCX）に分岐する。左前下行枝は7区域から分岐する中隔穿通枝（SEP），9

AHA：American Heart Association

RCA：right coronary artery
SN：sinus node branch artery
CB：conus artery
RVB：right ventricular branch
AM：acute marginal artery
AVN：atrioventricular node artery
PD：posterior descending artery
LCA：left coronary artery
LMT：left main trunk
LAD：left anterior descending artery
LCX：left circumflex artery
SEP：septal perforator branch

区域となる第1対角枝（D1），10区域となる第2対角枝と分枝を出しながら，8区域として心尖部へと伸びる。

左回旋枝は11区域から分岐して，12区域の鈍角枝（OM），13区域から分岐する14区域の後側壁枝（PL），15区域の後下行枝（PD）となり心臓の後側へと伸びる。

冠動脈の支配領域は灌流域によって区別されるが，下壁と後壁は左右の冠動脈から支配されており，右冠動脈が優位な場合，左冠動脈が優位な場合，左右均等の場合がある（図7）。

D1：diagonal artery

OM：obtuse marginal artery
PL：posterolateral artery
PD：posterior descending artery

図6 冠動脈の区域分類（AHA分類）

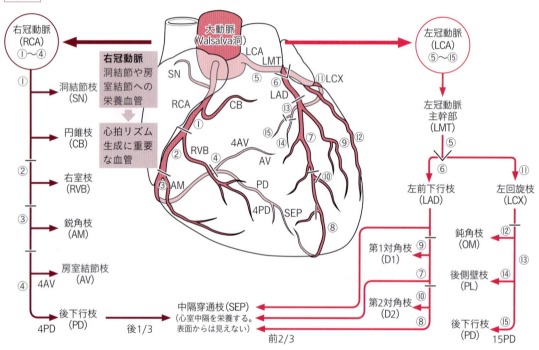

図7 冠動脈の支配区域

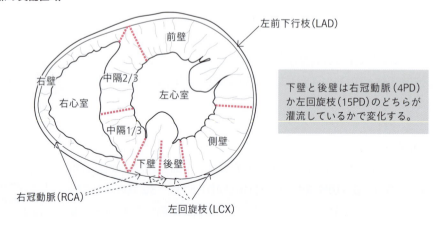

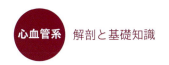

1-2 循環器系の生理作用

解剖の項目でも述べたように心臓は絶えず動き続けていて、
いくつかの調節機能が働いている。心臓の生理的機能を押さえて、
画像を見る際のベースとし、リハビリテーション（リハ）に活かせるようにしよう。

血液の循環

心臓には肺を循環する肺循環系（小循環系）と全身を循環する体循環系（大循環系）の2つの循環系が存在する（図1）。

肺循環系はガス交換による酸素飽和度の上昇を目的に、右心室、肺動脈、肺、肺静脈、左心房の順で循環している。体循環系は酸素や栄養素を全身に運搬することを目的に、左心室、大動脈、各動脈、毛細血管、各静脈、大静脈、右心房の順で循環している。

3つの調節機能を押さえよう

心臓は絶えず全身に血液を循環させており、状況に合わせて心拍数、1回拍出量、末梢血管抵抗などを変化させて血圧をコントロールしている。血圧のコントロールには自律神経による神経性調節と、ホルモンなどによる液性調節、血管の反射による反射性調節がある。神経性調節と反射性調節は数分～数時間の単位でコントロールが行われ、液性調節は数時間～日単位でコントロールしている（図2）。

①神経性調節

交感神経は心臓（β1刺激）に作用すると心拍数の増加、1回心拍出量の増加が生じ、末梢血管（α刺激）に作用すると血管収縮が生じ、血圧は上昇する。また副交感神経が心臓に作用すると心拍数の低下、心拍出量[*1]の低下が生じ、末梢血管では血管拡張が生じ、血圧は低下する（図2）。

*1 心拍出量
心拍出量＝心拍数×1回心拍出量

②反射性調節

反射性調節では動脈圧受容器と心肺圧受容器、化学受容器が血行動態をモニタリングし、変化に合わせて延髄へ情報を伝達している。動脈圧受容器は頸動脈洞と大動脈弓に存在して高圧に対して求心性の信号を発し、延髄孤束核に情報が伝達され副交感神経が賦活する。動脈圧受容器反射は瞬

図1 肺循環と体循環

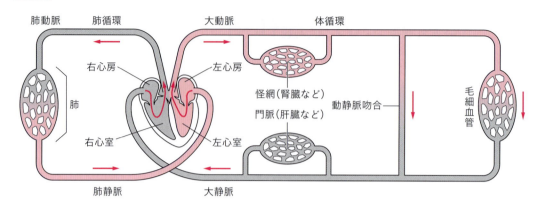

図2 循環調節

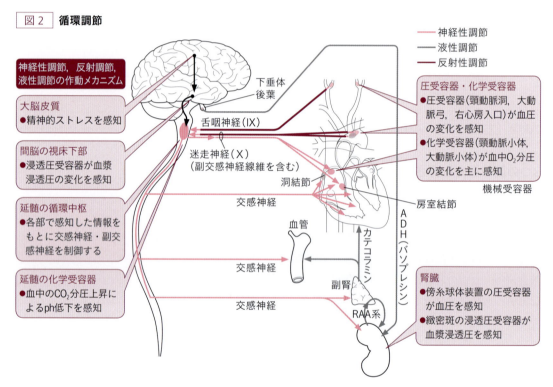

時の血圧変動に対して俊敏に反応する調節機構である（図2）。

心肺圧受容器は大静脈と右心房の接合部に存在し，低圧に対して求心性の信号を発する。低圧に対して交感神経系の賦活だけではなく，バソプレシン分泌による尿細管での水分の再吸収促進や，レニン-アンジオテンシン-アルドステロン（RAA）系の賦活による末梢血管の収縮や尿細管での再吸収促進によって血圧は上昇する。

化学受容器は，頸動脈小体，大動脈小体に存在し，O_2分圧，CO_2分圧，pHをモニタリングしている。O_2分圧の低下，CO_2分圧の上昇，pHの低下を感知すると交感神経系を賦活させる。

RAA：renin-angiotensin-aldosterone

血圧の上昇が1週間以上続くと，血圧調節機構が高値に設定され，高い血圧のレベルで維持される[1]。

③液性調節

液性調節は循環血液量の変化によって血圧を調節する機序である。RAA系とよばれる調節機構(図3)では，腎臓の傍糸球体装置による血圧低下の感知，緻密斑による血漿浸透圧(NaCl)低下の感知，交感神経系の賦活により，傍糸球体装置からレニンが放出される。レニンは肝臓でつくられたアンジオテンシノゲンをアンジオテンシンIへ変換する。アンジオテンシンIは主に肺循環においてアンジオテンシン変換酵素(ACE)によってアンジオテンシンIIへと変換される。アンジオテンシンIIは血管を収縮させたり，副腎皮質に作用してアルドステロンを放出させたりする。アルドステロンは腎臓でNaの再吸収を促進させ，循環血液量を増加させる。

ACE：angiotensin converting enzyme

心房性利尿ペプチド(ANP)は心房で生成される，強力な利尿作用と血管拡張作用をもつホルモンである。ANPはRAA系に対する拮抗作用があり，主に血管平滑筋の弛緩作用，腎臓における水・Na利尿作用，アルドステロン生成抑制作用などが認められている。

ANP：atrial natriuretic peptide

バソプレシンは抗利尿ホルモン(ADH)とよばれる脳下垂体後葉から分泌されるホルモンであり，遠位尿細管に作用して，水のみ再吸収を促進する。

ADH：antidiuretic hormone

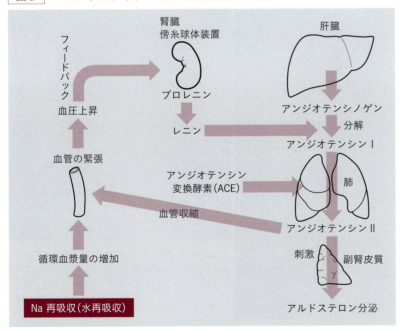

図3　レニン-アンジオテンシン-アルドステロン系

参考文献
1) 安部紀一郎，森田敏子：関連図で理解する 循環機能学と循環器疾患のしくみ 第3版．日総研出版．2013.

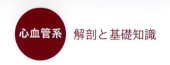 心血管系 解剖と基礎知識

2-1 画像解剖①：正常の胸部X線画像

胸部X線画像で心臓と血管に関する陰影を見ていこう。
異常を見るために，まずは正常画像を押さえていこう。

胸部X線画像で見る心臓と血管

　胸部X線画像では右に2つの弓，左に4つの弓があることはすでに解説した。X線画像を立位で撮影する場合，重力の影響で血液は上部よりも下部のほうが多くなるため，下部のほうがより白く映し出される。また左右肺門部から放射状に肺動脈と肺静脈が描出される。しかし，通常であれば肺の末端（最外層）付近では陰影は見えなくなる。うっ血が生じると末端まで陰影が見えるようになる場合がある。まずは正常の画像について理解し，それから正常から逸脱した場合の画像について各疾患の病態と合わせて理解すると，読み取りやすくなるだろう（図1）。

図1　胸部X線画像で見る心臓と血管

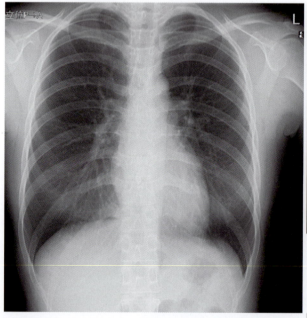
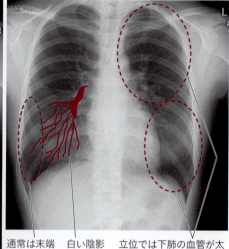

通常は末端まで陰影は見えない　白い陰影は肺動脈と肺静脈　立位では下肺の血管が太くなるため陰影が濃くなり，上肺に比べ白く映る。上肺は下肺より黒く映る

肺の末端の血管は細いため，通常は見えない。うっ血などで肺循環に異常が生じると正常の画像から逸脱する。

心胸郭比（CTR）

　心胸郭比は心機能や治療の成果を簡易に評価することが可能であるため、臨床上よく用いられる方法である。成人ではCTR 50％以下、小児ではCTR 55％以下が正常である。しかし、あくまでも簡易診断であり、CTRの大きさのみで心機能のすべてを断定することはできない（図2）。

　また、肥満者や呼吸の浅い者は横隔膜がより上方（頭側）に位置し、心臓が横位になるため、CTRが拡大する点に注意が必要である（図3）。

CTR：cardio thoracic ratio

図2　心胸郭比（CTR）

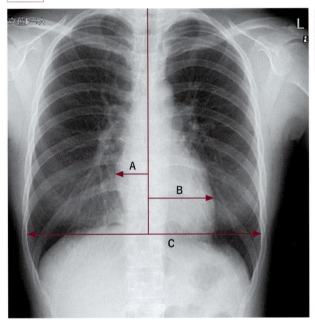

$$\text{心胸郭比（CTR）} = \frac{A+B（右最大水平幅＋左最大水平幅）}{C（胸郭最大内径）}$$

成人のCTR正常値：50％以下

図3　肥満の人の心胸郭比

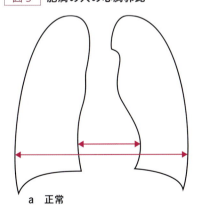

a　正常

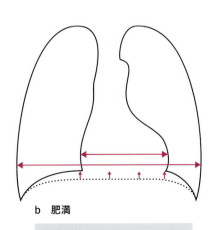

b　肥満

横隔膜の位置が上がると心臓が横位となり、CTRは大きくなる

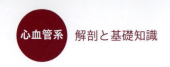

2-2 画像解剖②：
正常の胸部CT画像縦隔条件

ここでは，胸部CTの縦隔条件の画像を見ていこう。
縦隔条件の画像から，正常の胸部画像解剖を理解しよう。

　胸部CT画像には肺野の観察に適している肺野条件と，縦隔の臓器の観察に適している縦隔条件がある。心臓や血管，リンパ節，胸壁の観察には縦隔条件が適している。各血管と心臓の部屋の位置関係をイメージしながらCTを見ると，理解はスムーズになる。

　なお，CTは画像の見た目と実際の位置で左右が逆転していることに注意しよう。

胸部臓器を順を追って同定しよう

図1の画像で頭側から順に確認してみよう。
①まず両肺野の真ん中(L側)に縦長に大動脈弓を見る。そこから胸骨側に見える小さな丸い血管が左鎖骨下動脈，左総頸動脈，腕頭動脈である。この3本は大動脈弓より分岐しているため，少しCTのレベルを足側にすると大動脈弓と接合しているところが観察できる。また，各種動脈より胸骨側に見えるものが腕頭静脈である。画像では2本見えているが，足側で合流し上大静脈となる。また，大動脈弓の右横(R側)には黒く丸く描出される気管よりも小さく食道が見え，**気管のほうが胸骨側**にあることを理解しておく。
②大動脈弓から分岐していた各血管が合流し，上行大動脈，大動脈弓，下行大動脈の各大動脈と上大静脈が観察される。
③脊椎のすぐ左横(L側)にあるのが下行大動脈であり，すぐ前に左主気管支が位置する。その前にある左右へ伸びるものが肺動脈である。最も胸骨側に位置しているのが，上行大動脈である。

2-2 | 画像解剖②：正常の胸部CT画像縦隔条件

図1 正常の胸部CT画像（縦隔条件）

①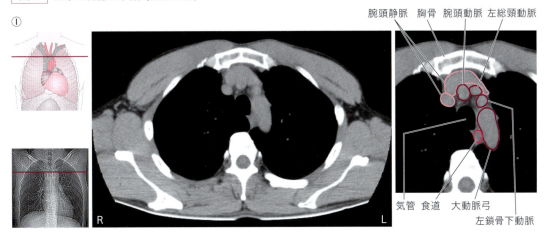

腕頭静脈　胸骨　腕頭動脈　左総頸動脈
気管　食道　大動脈弓　左鎖骨下動脈

②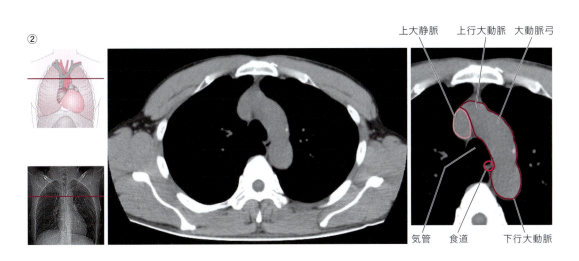

上大静脈　上行大動脈　大動脈弓
気管　食道　下行大動脈

③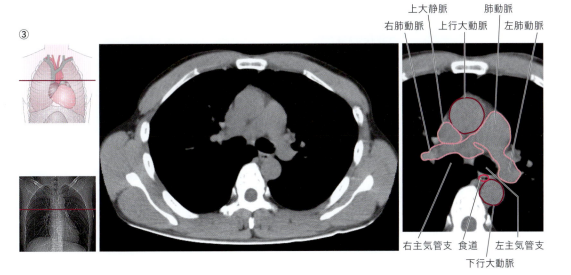

上大静脈　肺動脈
右肺動脈　上行大動脈　左肺動脈
右主気管支　食道　左主気管支
下行大動脈

胸部画像　心血管系

④左肺動脈から左葉気管支*1を挟むように見えるのが左肺静脈である。肺動脈は右側（R側）へ伸び，上大静脈の横に右肺静脈を見ることができる。

⑤左右の肺動脈はそれぞれ分かれ，心臓部では右心室が観察される。また，左心房に戻る左右の肺静脈が観察される。左心房が観察される前に左心耳を見ることができる。

*1 葉気管支
主気管支から分岐した気管支。

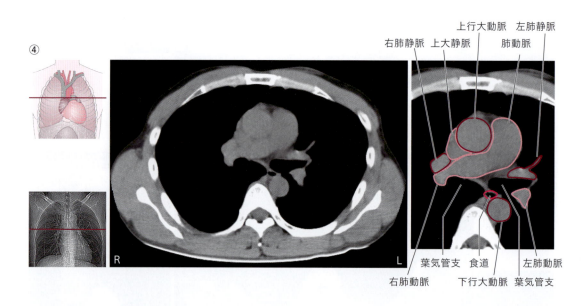

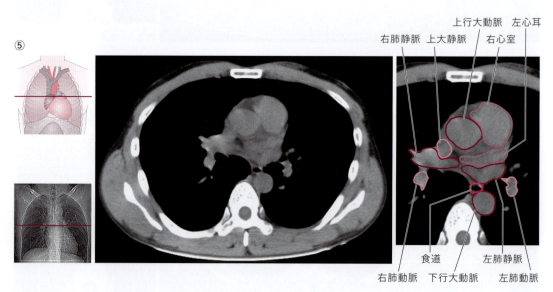

⑥肺静脈につながる左心房が観察され，上行大動脈からは左方向へ左冠動脈が，胸骨方向に右冠動脈が観察される。

⑦肺下部からの肺静脈が新たに観察され，左心房がはっきりと見えるようになる。また，左冠動脈は分岐してそのまま心尖部へ向かう左前下行枝と椎骨側へ伸びる左回旋枝を観察することができる。

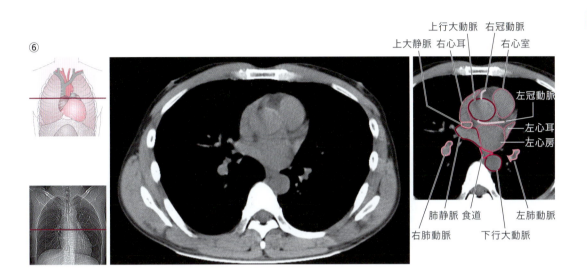

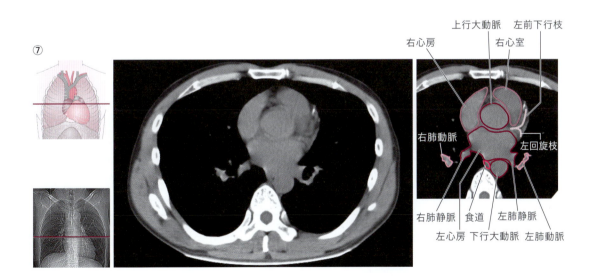

⑧肺下部からの肺静脈が左心房につながるところが観察できる。上行大動脈が左心室へとつながり，右心室との間に心室中隔が認められる。また，上大静脈が心臓と接合し右心房が観察される。

⑨4つの心臓の部屋を観察することができる。胸郭内の心臓は一番胸骨側に右心室，左周りに右心房，左心房，左心室と並んでいる。**左心房が一番背部**で観察されることを理解しておきたい。

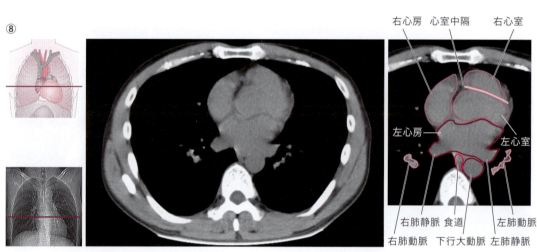

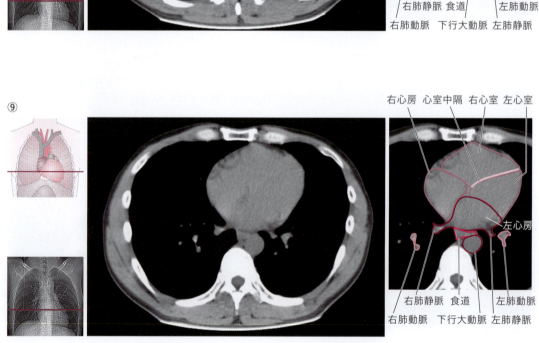

⑩⑨に見られた右心房からは下大静脈が出ており，右心室と左心室が観察される。

⑪心臓の最下部では右側から横隔膜が観察される。下大静脈，下行大動脈，食道は横隔膜を貫くため腹部でも観察される。

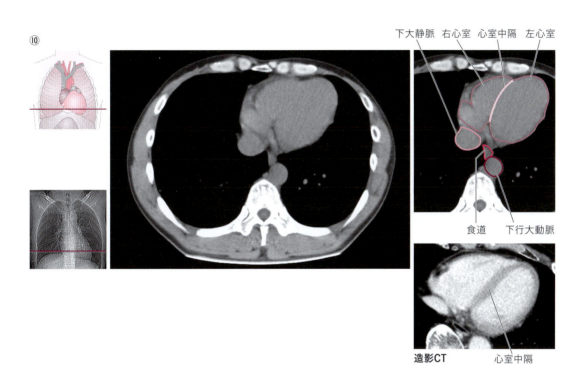

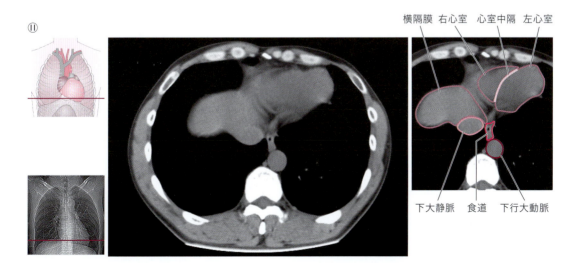

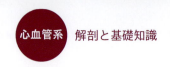

2-3 画像解剖③：冠動脈CT

冠動脈CTは心臓を立体的にとらえることができる。
冠動脈の狭窄部位を見つける目的で撮られるため，概要を押さえておこう。

冠動脈CTとは

　冠動脈のCT撮影にはマルチスライスCTが用いられている。マルチスライスCTは従来のCTのような平面像ではなく，1度に多数の横断像を撮影することで立体的な画像を描出することが可能である。機器によって1度に撮影する列数は異なるが，列数が多いほど高性能といわれている。現在，わが国では8列から320列までのマルチスライスCTがある。

立体的に冠動脈をとらえる

　マルチスライスCTは冠動脈造影検査 (coronary angiography)[*1]の代替的冠動脈検査として行われている。冠動脈造影検査に比べ非侵襲的で，検査時間も短いため有用である。また，立体像のため視覚的に狭窄部位などを理解しやすい。ただし，不整脈や心拍数の速さによって画像の正確性が低下することや，石灰化が強い病変などでは冠動脈内腔の検出が困難であるなどの弱点もある (図1)。

[*1] 冠動脈造影検査
カテーテル (プラスチック製の管) を冠動脈内に挿入し，造影剤を注入して血管内腔を描出する検査。

2-3 画像解剖③：冠動脈CT

図1 冠動脈CT（マルチスライスCT）

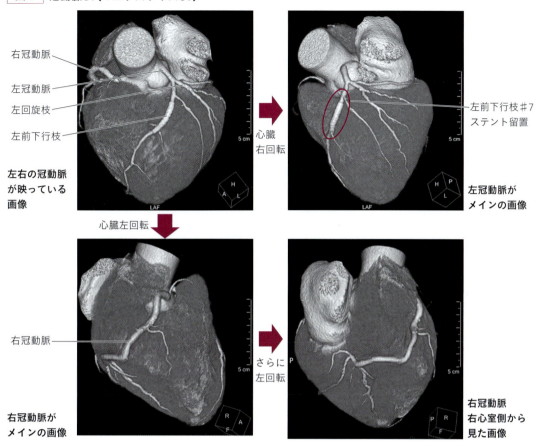

心血管系 解剖と基礎知識

2-4 画像解剖④：心エコー

心エコーは心臓のリアルタイムの動きを見るのに適している。
心エコーの画像解剖について，基本的な断面像があるので，まずはそれを押さえよう。

　心エコー検査は心臓や血管の構造が把握しやすい断層心エコー法や構造物の動きを観察するMモード心エコー法，血液の流れの速度や方向を観察するドプラ心エコー法などがある。ここでは断層心エコー法について述べる。

断層心エコー

①鎖骨左縁長軸断面像
　左心房と左心室（心室中隔と左心室後壁）の動き，僧帽弁や大動脈弁の動きを観察することができる。また，左心室や左心房，心室中隔，左心室後壁などの構造変化をとらえることができる（図1a）。

②胸骨左縁短軸断面像
大動脈弁レベル：大動脈弁の動きや弁尖の数，形を観察することができる。また肺動脈弁，三尖弁の動きも観察することができる（図1b）。
僧帽弁口レベル：僧帽弁の形や動き，性状について観察することができる（図1c）。
乳頭筋レベル：腱索の動きについて観察することができる（図1d）。

図1　心エコー画像（心筋肥大）

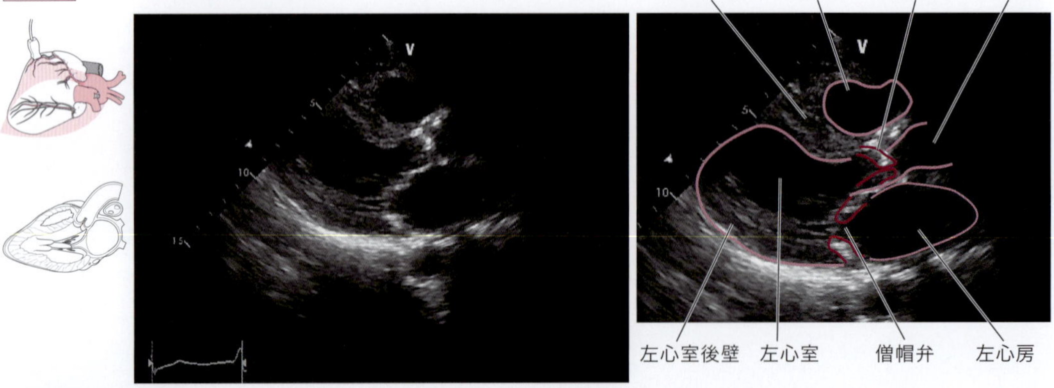

心室中隔　右心室　大動脈弁　大動脈
左心室後壁　左心室　僧帽弁　左心房

a　鎖骨左縁長軸断面像

140

③心尖部四腔断面像

左心室の壁運動や左室壁厚について観察することができる。また、僧帽弁や三尖弁の位置や動きについて観察できる。まれに壁在血栓を見ることもある(図1e)。

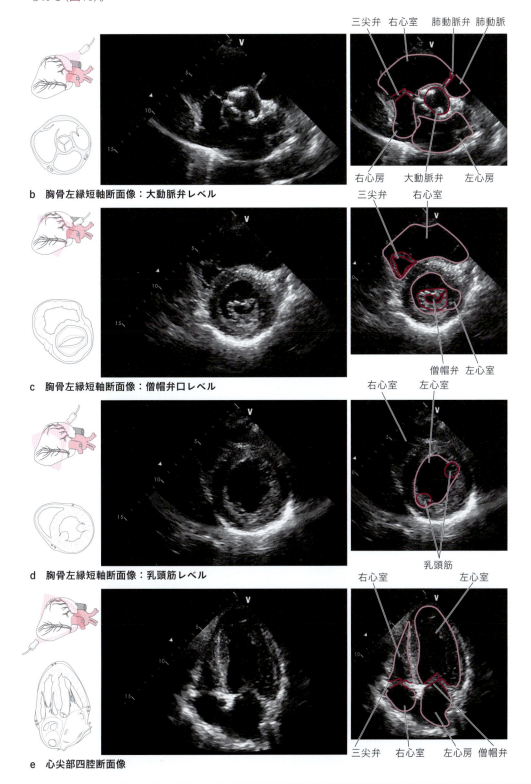

b　胸骨左縁短軸断面像：大動脈弁レベル

c　胸骨左縁短軸断面像：僧帽弁口レベル

d　胸骨左縁短軸断面像：乳頭筋レベル

e　心尖部四腔断面像

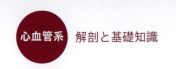

2-5　画像解剖⑤：冠動脈造影検査

冠動脈造影検査では冠動脈を多角的にとらえることができる。
動脈の細部まで見られるが複雑なので，主要な位置関係をしっかり押さえよう。

冠動脈の閉塞部位はどこかを知る

　心臓カテーテル検査（心カテ）は心血管内圧や酸素飽和度の測定，造影剤を用いた心臓や冠動脈の形や動きについて，可視化して評価を行う検査である。リハスタッフが特に知っておく必要があるものは，上記のうち造影剤を投与してX線撮影を行う冠動脈造影検査（CAG）である。検査結果から冠動脈のどこに狭窄や閉塞部位があるのかを評価することで，リハ中に生じうる虚血反応を事前に予測することができ，リスク管理につながる。

CAG：coronary angiography

右か左かをまず見極めよう

　冠動脈造影検査には右冠動脈造影と左冠動脈造影が存在し，右と左を同時に検査することはできない。従って，まず右か左のどちらの冠動脈の画像なのかを判断する必要がある。また，CAGでは撮影する方向によって見やすい冠動脈が変わるため，さまざまな角度から撮影される。
　撮影方法は患者の心臓を右側から撮影する右前斜位（RAO）（第1斜位ともよばれる），左側から撮影する左前斜位（LAO）（図1，2），足側から撮影する位（CAU），頭側から撮影する位（CRA）（図3）の4つが存在し，各方向を組み合わせて撮影する。

RAO：right anterior oblique view
LAO：left anterior oblique view
CAU：caudal
CRA：cranial

2-5 画像解剖⑤:冠動脈造影検査

図1 右冠動脈のCAG画像

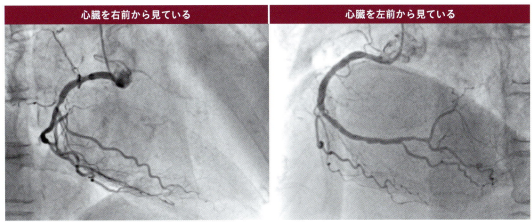

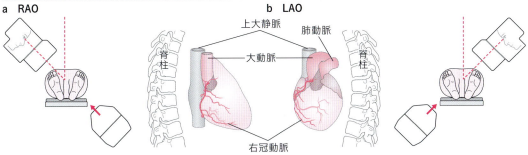

a RAO　　b LAO

図2 左冠動脈のCAG画像

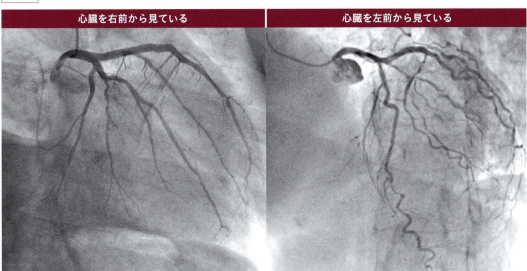

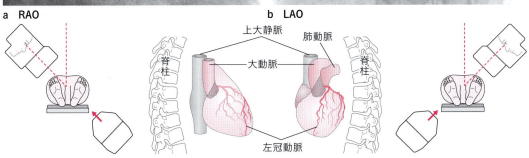

a RAO　　b LAO

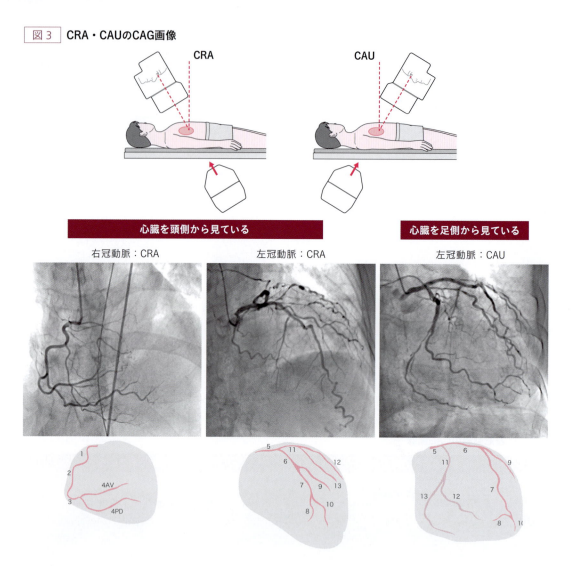

図3 CRA・CAUのCAG画像

右冠動脈は「C型」

　右冠動脈の特徴はLAO（左側から撮影），CRA（頭側から撮影），RAO（右側から撮影）のどの撮影でも，「C型」の形をとる（図1，3）。そのため，検査結果でCの形の血管を見つけた場合は右冠動脈だと判断してよいだろう。右冠動脈の撮影方向と観察しやすい冠動脈の関係を表1に記した。

表1 右冠動脈の撮影方向と観察しやすい冠動脈

撮影方向	観察しやすい冠動脈
LAO（左から撮影）	RCA（右冠動脈）（全体）
CRA（頭側から撮影）	RCAの末端（4AV 4PD）
RAO（右から撮影）	RCA　②③（中間）

左冠動脈はLADとLCXの位置に注意

　左冠動脈は右に比べて少し複雑である。特に，LAD（左前下行枝）とLCX（左回旋枝）は撮影方法によって，左右が入れ替わるため見極めが必要となる。大雑把ではあるが，撮影方向とLADとLCXの位置関係について表2に記した。右から撮影するRAOと下から撮影するCAUはLCXが左側に観察され，左から撮影するLAOと上から撮影するRAOはLADが左側に観察される（図1，3）。また，LADは直角に分岐する中隔穿通枝を有することや，心尖部まで伸びていることも見極めのポイントとなる。

　左冠動脈の撮影方向と観察しやすい冠動脈の関係を表3に記した。

表2　撮影方向と左前下行枝と左回旋枝の位置関係

	左に見える	右に見える
RAO（右）・CAU（足側）	LCX	LAD
LAO（左）・CRA（頭側）	LAD	LCX

表3　左冠動脈の撮影方向と観察しやすい冠動脈

撮影方向	観察しやすい冠動脈
RAO（右から撮影）	LCA（左冠動脈）
RAO＋CAU（右側＋足側から撮影）	LAD（左前下行枝）とLCX中枢側
LAO（左から撮影）	LCX（左回旋枝）とLAD（左前下行枝）全体（末梢まで）
LAO＋CAU（左側＋足側から撮影）	LCAとLAD，LCXの分岐部（⑤⑥⑪）
LAO＋CRA（左側＋頭側から撮影）	LAD（左前下行枝）と対角枝（⑨⑩）
CRA（頭側から撮影）	LAD（左前下行枝）

（安達　仁，編：眼でみる実践心臓リハビリテーション．中外医学社，2013．を基に作成）

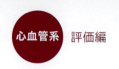

1-1 心不全：時系列的な変化

X線画像から心不全の状態を把握しよう。

心不全の病態と症状

　心不全は器質的，機能的な障害により心臓のポンプ機能が低下し，心拍出量が低下することで各種臓器の酸素需要に必要な血液を循環できなくなった状態である。また，循環不全に伴う肺うっ血症状を呈し，呼吸困難や息切れなどの自覚症状から発覚する場合が多い。そのほかに右心不全による浮腫や体重増加，頸静脈怒張といった症状や心拍出量の低下による冷汗やチアノーゼ，低血圧など最悪の場合は意識障害も認められる。
　原因は多岐にわたり，弁膜症や心筋症などの器質的変化を生じる疾患や虚血性心疾患などの機能障害を呈する疾患，高血圧や糖尿病なども原因疾患となる。なお，心不全は心臓の状態を表す言葉であり，疾患名ではない。

リハについては，p.183 参照

時系列的な変化をとらえる

　心不全では心拡大とうっ血により特徴的なX線画像となる。
　心不全は左室機能低下によって生じることから，初期段階では**左第4弓（左心室）**の拡大が生じる。うっ滞した血液は左心房内にも貯留し，左心房圧の上昇に伴い，**左第3弓（左心房）**の拡大が生じる。すると肺循環にうっ血をきたすため肺動脈の拡大が生じ，X線画像では**肺うっ血像**と**左第2弓の拡大**が認められる。最終的には右心室，右心房への血液貯留が生じるため，**右第2弓の拡大**が生じ心胸郭比（CTR）の拡大も著明に認められるようになる（図1）。

胸部X線画像は，p.5 も参照

CTR : cardiothoracic ratio
CTRは，p.131 参照

図1 心不全の時系列的変化

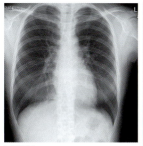

正常像

心不全の進行度とX線画像の特徴

①左第4弓(左心室)拡大
↓
②左第3弓(左心房)拡大
↓
③肺うっ血像, 左第2弓(左肺動脈)拡大
↓
④右第2弓(右心房)拡大, CTR拡大

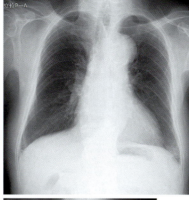

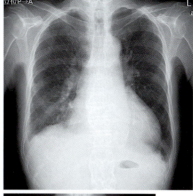

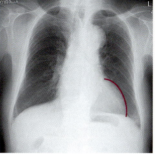

①左第4弓(左心室)拡大

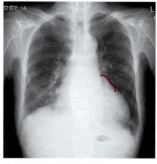

②左第3弓(左心房)拡大

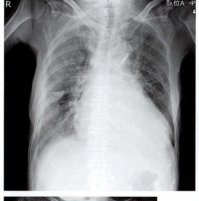

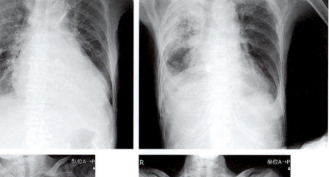

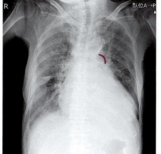

③肺うっ血像, 左第2弓(左肺動脈)拡大

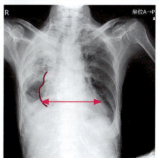

④右第2弓(右心房)拡大, CTR拡大

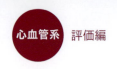
心血管系 評価編

1-2 心不全：画像の特徴

X線，心エコー，CTなどの画像に見られる特徴を押さえよう。

X線画像の特徴：肺うっ血像

肺うっ血では，まず毛細血管より間質に水が漏れ出てくる。すると間質部に水が溜まり，間質性肺水腫となる。間質性肺水腫は肺動脈楔入圧[*1]（PAWP）が15〜25 mmHgで生じる。以下に間質性肺水腫に特徴的なX線画像を記す（図1，2）。

①Kerley's line
　A 線：肺門部から末梢に向かって伸びる放射状の陰影
　B 線：下肺野の外側で認められる数本にわたる線状影
　C 線：A線とB線が交差してできる網状影

②葉間胸水（vanishing tumor）
　漏れ出した胸水が葉間に溜まり，腫瘤のような陰影に見える。

③気管支周囲の肥厚
　気管支が漏れ出た水によってむくみ，X線画像で描出されるようになる。

④C-Pアングル（肋骨横隔膜角：costophrenic angle）の鈍化
　胸水の貯留によって普段は鋭角なC-Pアングルが鈍化（dull）する。

⑤上肺野の血管陰影増強
　上肺野の血管陰影が下肺野の血管陰影よりも太く描出される。左心不全が生じると血液がうっ滞し左心房圧の上昇，肺静脈圧の上昇によって肺うっ血の状態となる。すると血流再配分によって上肺野の血流が増加するため，通常は下肺野で濃く映っている陰影が，上肺野で濃く映るようになる。

⑥butterfly shadow
　肺門部を中心に左右肺で蝶の羽を広げたような形で見られるすりガラス状の陰影のことを指す。肺うっ血により間質に水が漏れ出し，なおも漏れが続く場合，肺胞に水が漏れ出し肺胞性肺水腫となる。butterfly shadowは肺胞性肺水腫（肺動脈楔入圧：PAWP 25mmHg以上）で認められる場合が多い。

リハについては，p.183 参照

[*1] 肺動脈楔入圧
カテーテルとバルーンを用いて肺動脈枝の血流を遮断し圧を測定。左心房圧を反映する。

PAWP：pulmonary artery wedge pressure

1-2｜心不全

図1 心不全（肺うっ血）のX線画像の特徴

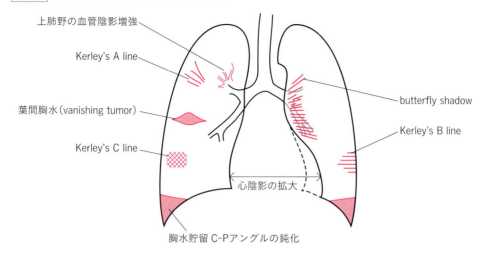

図2 X線画像から心拡大を読み取る

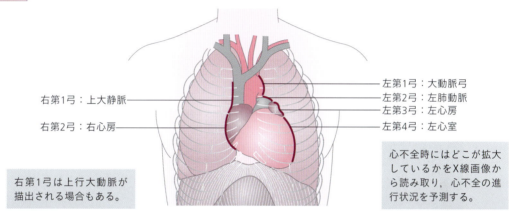

右第1弓は上行大動脈が描出される場合もある。

心不全時にはどこが拡大しているかをX線画像から読み取り，心不全の進行状況を予測する。

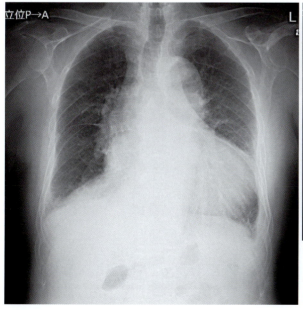
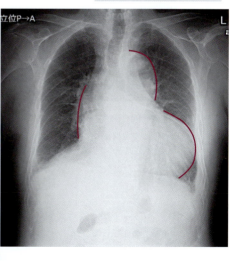

心エコー，CT画像で心拡大を見る

　心エコーでは拡張した各心房・心室や血管が観察される。心機能が低下している場合には収縮期の収縮がほとんど観察されない（図3）。また，CT画像では拡大した各心房・心室を見ることができ，胸水も観察しやすい（図4）。

　心エコーによる拡張能の評価にはE/AとE/E'が用いられる。左心室への血液の流入は最初に左心室が拡張することで生じ，その後左心房が収縮することで残りの血液が流入する。左心室拡張によって生じる血流速度をE，左心房の収縮によって生じる血流速度をAとよぶ。通常Eのほうが大きいため，E/Aは1よりも大きくなるが，左心室の拡張能が低下するとEが低下するためE/Aは1よりも小さくなる。病状が進行すると左心房圧の上昇によって，Eが上昇し，E/Aは1より大きくなる（偽正常化）ため注意が必要である。

　また，E'は僧帽弁輪速度を表し，左心室が拡張した際の僧帽弁の動きの速さを表している。左心室の拡張機能が低下するとE'は低下するため，E/E'は増加する。E'は左心房圧の影響を受けないため，E/Aで偽正常化した場合でも，E/E'を見ることで左心室の拡張機能を評価することができる。

EF：ejection fraction

図3　心不全の心エコー画像

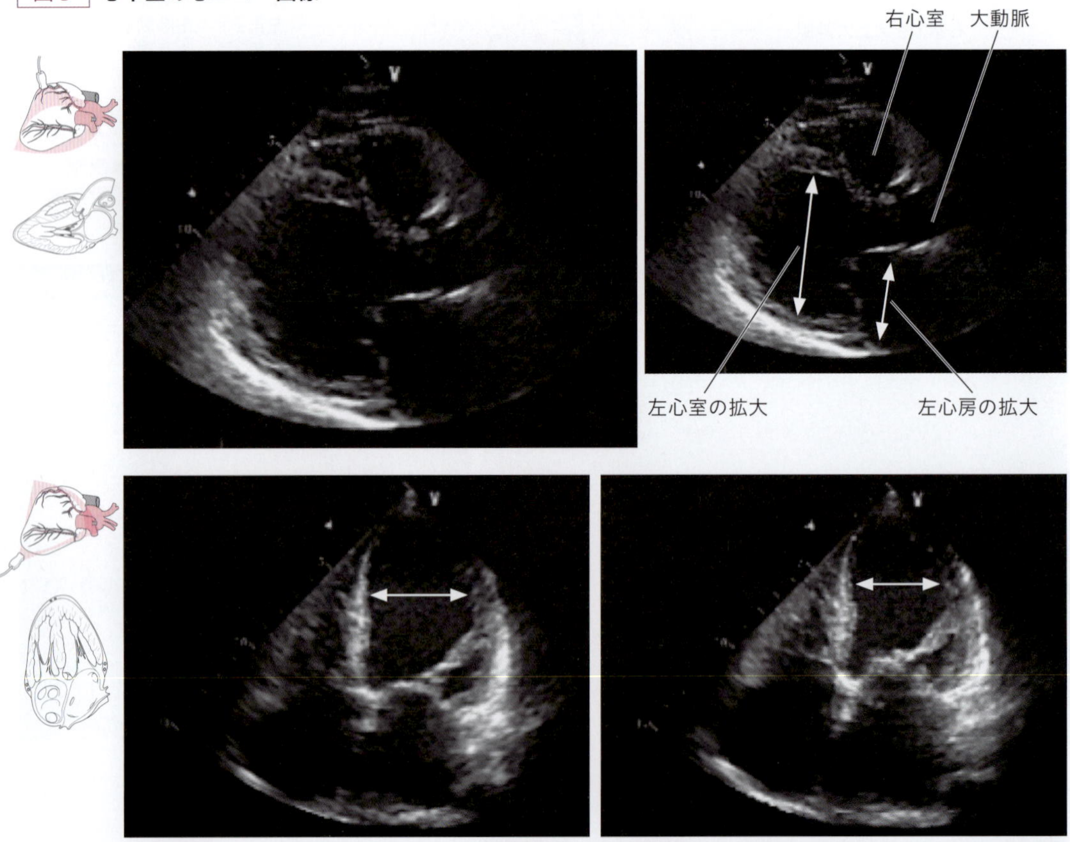

右心室　大動脈

左心室の拡大　　　　　左心房の拡大

a　拡張期　　　　　　　　　　　　b　収縮期　左心室の収縮機能が低下　EF：18.2％

図4 心不全のCT画像

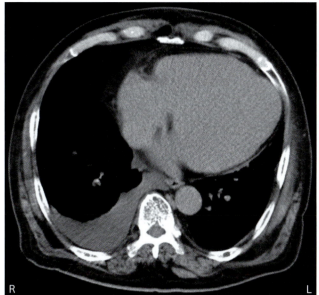
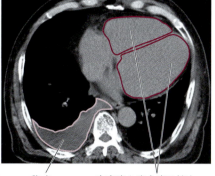
胸水　　左心室と右心室の拡大

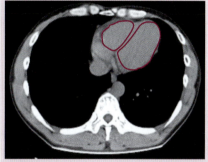
正常像

---

column 心エコー検査の英略語と正常値

心エコー検査の英略語と正常値を一覧にまとめる（表1）。なお，心臓の各部位についての英略語については解剖の章を参考にしてほしい。

表1 心エコー検査の英略語と正常値

日本語呼称	略語	正常値	日本語呼称	略語	正常値
左室拡張終期径	LVDd	41〜52 mm	（左室）駆出率	(LV)EF	55%以上
左室収縮終期径	LVDs	25〜34 mm	左室拡張末期容積量	LVEDV	57〜113 mL
心室中隔厚	IVST	7〜12 mm	左室収縮末期容積量	LVESV	18〜53 mL
左室後壁厚	LVPWT	7〜12 mm	1回拍出量	SV	60〜100 mL
大動脈径	AOD	20〜35 mm	左室早期流入血流速度※1	E	55〜96 cm/s
左房径	LAD	30〜41 mm	心房収縮期流入血流速度※2	A	38〜70 cm/s
右室拡張末期径	RVD	25〜35 mm	E波とA波の比率	E/A	1〜2
下大静脈径	IVC	15 mm以下	E波とE'（僧帽弁輪速度）の比率	E/E'	8未満

※1 左室早期流入血流速度：左室が拡張することで左室内に流入する血流
※2 心房収縮期流入血流速度：心房の収縮によって左室内に流入する血流
　　拡張不全型の心不全患者はEの数値が低下するため，E/Aは1よりも小さくなる。

LVDd：left ventricular end-diastolic diameter，LVDs：left ventricular end-systolic diameter，IVST：interventricular septum thickness，LVPWT：left ventricular posterior wall thickness，AOD：aortic diameter，LAD：left atrial dimension systolic，IVC：inferior vena cava，(LV)EF：(left ventricle) ejection fraction，LVEDV：left ventricular end-diastolic volume，LVESV：left ventricular end-systolic volume，SV：stroke volume，E：peak early diastolic left ventricular filling velocity，A：atrial filling velocity，E/A：peak early diastolic LV filling velocity/peak atrial filling velocity ratio

(Daimon M, et al : Normal Values of Echocardiographic Parameters in Relation to Age in a Healthy Japanese Population - The JAMP Study -. Circulation Journal, 72 : 1859-1866, 2008，Lang RM, et al : Recommendations for cardiac chamber quantification by echocardiography in adults: an update from the American Society of Echocardiography and the European Association of Cardiovascular Imaging. Eur Heart J Cardiovasc Imaging. 16(3): 233-270. 2015. より引用)

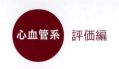

2 虚血性心疾患

心筋梗塞で検査の第一選択となる冠動脈造影画像を理解し，狭窄部位を把握しよう。
心筋血流シンチグラフィーの基本について，押さえておこう。

労作時あるいは安静時？

　虚血性心疾患は心筋へ酸素と栄養素を供給する冠動脈がなんらかの要因によって狭窄もしくは閉塞することで，心筋酸素需要量に対して酸素供給量が足りなくなり心筋が虚血状態になることを指す。虚血による胸痛の自覚で発覚することが多い。原因は動脈硬化が多く，特に血管内膜の粥状硬化による影響が大きい。

　虚血性心疾患は労作性狭心症，冠攣縮性狭心症，不安定狭心症，急性心筋梗塞に分けることができる。**労作性狭心症**は身体を動かすなど労作時に生じるが，**冠攣縮性狭心症**と**不安定狭心症**は安静時に生じることもあるため，リハを行ううえで，どのタイミングで発作が生じるかを把握しておく必要がある。

リハについては，p.190 参照

CAG画像で狭窄・閉塞部位を確認しよう

　虚血性心疾患に対しては心電図や血液データなどの評価が行われるが，急性冠症候群（ACS）[*1]が疑われる場合には経皮的冠動脈インターベンション（PCI）を速やかに施行することを念頭に冠動脈造影（CAG）が用いられる。特にわが国では心筋梗塞が疑われる場合，第一選択として行われる検査方法である。

　CAG時の肢位と見えやすい血管の関係についてはp.144を参考にするとよい。100％狭窄した場合には狭窄以遠が造影されない。また，狭窄部位があれば，血管径は狭く描出される。血管径が75％以上狭窄している場合は有意狭窄と判断される。またPCIによって再灌流した場合は狭窄部以遠までしっかりと造影される（図1〜4）。

[*1] 急性冠症候群
アテロームなどによってつくられたプラークが壊れ，その部分に血栓が生じ，冠動脈内が急速に狭窄または閉塞した病態のことを指す。不安定狭心症と急性心筋梗塞が急性冠症候群として扱われる。

ACS：acute coronary syndrome
PCI：percutaneous coronary intervention
CAG：coronary angiography
CAG 画像は，p.192 も参照

図1 左冠動脈狭窄のCAG画像（RAO＋CAU）

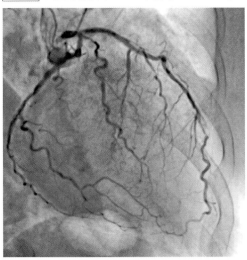
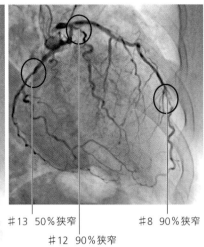

＃13 50％狭窄
＃12 90％狭窄
＃8 90％狭窄

図2 右冠動脈閉塞（＃1）のCAG画像（CRA）

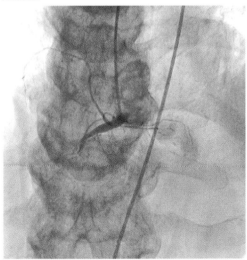
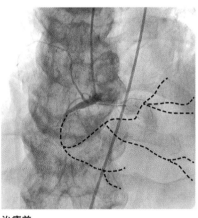

治療前
右冠動脈（＃1）の完全閉塞

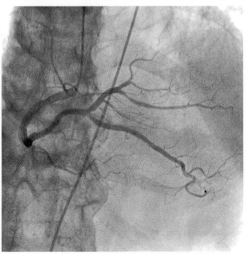

治療後
PCI後再開通を示す。

図3 左冠動脈閉塞(#6)のCAG画像(RAO＋CAU)

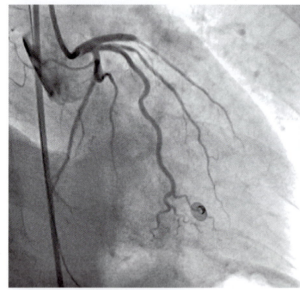

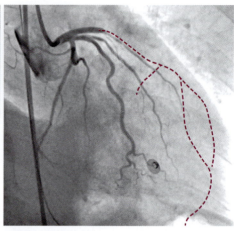

治療前　#6　100％

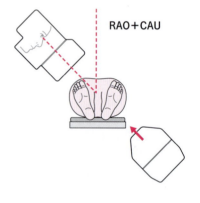

RAO＋CAU

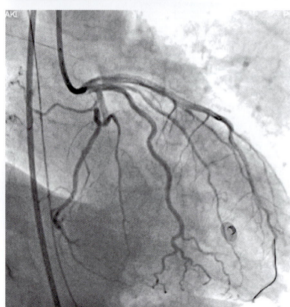

治療後

2 | 虚血性心疾患

図4 左冠動脈閉塞（#6）のCAG画像（CRA）

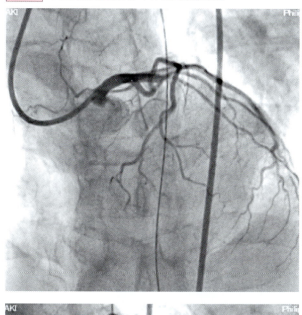

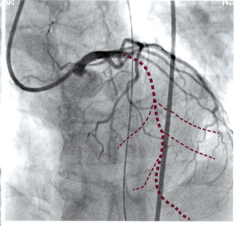

治療前　左前下行枝#6　100%

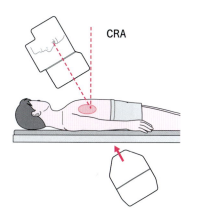

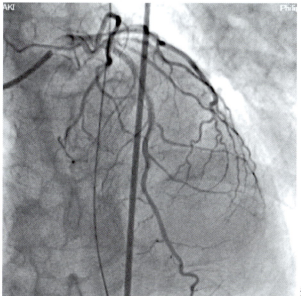

治療後

冠動脈CT画像

　冠動脈CT画像はマルチスライスCTを用いて立体的冠動脈を描出することで非侵襲的に冠動脈狭窄の評価や腹側血行路の評価も行える検査である。非侵襲的であることから早期の冠動脈病変の検出に力を発揮している。

心筋血流シンチグラフィー

　心筋血流シンチグラフィーは核医学検査の1つであり，低侵襲的な検査である。タリウムやテクネシウムといった放射性同位元素を含む製剤を体内へ投与し，血流が流れている場合，細胞へ取り込まれるため描出されるが，虚血部は細胞に取り込まれないため欠損像となる（図5）。また，製剤投与後，運動負荷を行い，虚血を誘発する運動負荷試験などもあり，労作性の狭心症などの鑑別に用いられる。撮影方法にはγ線を用いるplanar法やSPECT法，陽電子を検出するPET法などがある。

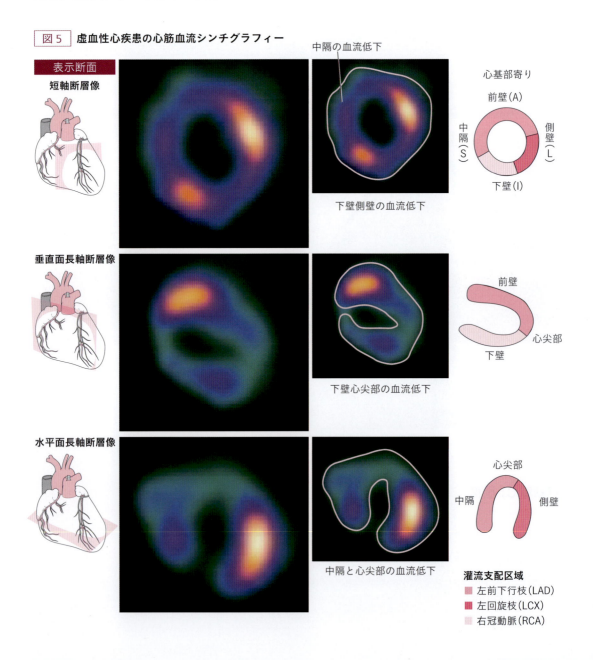

図5　虚血性心疾患の心筋血流シンチグラフィー

心筋梗塞後の心電図変化

　心電図(ECG)検査は迅速かつ非侵襲的で，心筋梗塞が疑われた場合ほぼ全患者に実施される。心筋梗塞後に心筋が壊死すると，ECG上ではST波形の上昇と増高したT波が観察される。その後，数時間以内に異常Q波が出現し，2～3日後にはT波の逆転が認められる。その後1～4週にて冠性T波の出現が見られる。また異常Q波は残存する(図6)。

ECG：electrocardiogram

図6　心筋梗塞発症後心電図の変化

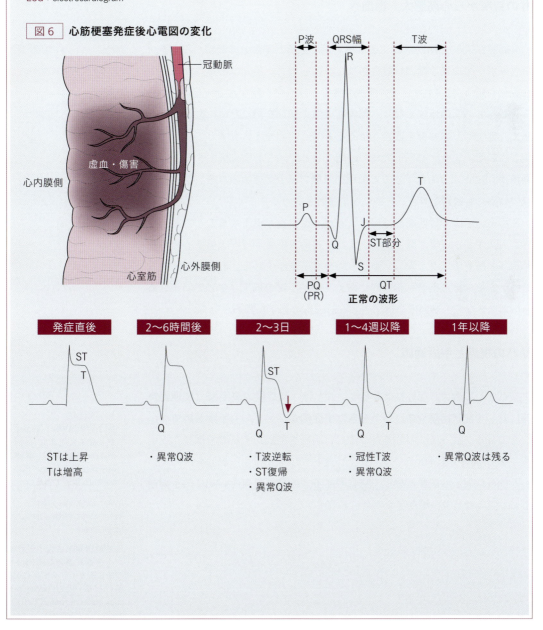

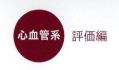

3-1 弁膜症：大動脈弁狭窄症（AS）

画像とともに，弁の石灰化などから虚血に至る病態を押さえておこう。
大動脈弁置換術の手術適応とリハビリテーション（リハ）の関連を理解しよう。

弁の狭窄から心筋肥大，虚血へ

　大動脈弁狭窄症（AS）とは大動脈弁の開口面積が不十分であり，左心室から大動脈への血液の駆出が障害された状態を指す。原因は加齢に伴う弁の石灰化や変性，2尖弁などの弁尖数の異常，リウマチ熱などである。

　大動脈弁の開口が狭くなり，循環血液量の低下を防ぐために左心室圧を高め，無理やり狭窄部を通過させることで，左心室と大動脈との間に圧較差が生じる。また，心筋への負担が増すことで，左心室は肥大する。弁口面積が1.5cm^{2}よりも低下すると循環血液量の減少が認められる。循環量の減少は脳にも影響を与え，失神などの原因となる。

　左心室の肥大では収縮能は保たれるが，拡張能が低下することで左心室内へ流入する血液量が減少する。また，左心室拡張期圧が上昇するため左心房圧と肺静脈圧が上昇し，肺うっ血や心不全が生じる。心筋が肥大するため，心筋の血液需要も相対的に増え，心拍出量の低下が生じているため心筋虚血となり，胸痛や心電図によるST波形の低下が認められる。

リハについては，p.193 参照

AS：aortic valve stenosis

リハの視点と手術適応

　リハとして着目しなければならないことは，無症候の高度AS[*1]で運動負荷に対して症状出現や血圧低下をきたす症例が，必ずしも手術適応でないことである。従って，リハを行う際には手術を前提にするのではなく，現能力をしっかりと評価しつつ，安全に運動や生活が行える範囲を決めていくといった視点も重要となる。ASに対する大動脈弁置換術（AVR）の手術適応については日本循環器学会のガイドラインを参照。

*1 高度AS
弁口面積（AVA）1.0cm^{2}以下，最高血流速度（peak V）4.0m/sec以上，収縮期平均圧較差（mean PG）40mmHg以上である。

AVA：aortic valve area
AVR：aortic valve replacement

日本循環器学会ガイドライン：弁膜疾患の非薬物治療に関するガイドライン（2012年改訂版）http://www.j-circ.or.jp/guideline/pdf/JCS2012_ookita_h.pdfを参照。

画像で見るASの特徴

①X線画像

X線画像上のASは，左心室収縮期圧の増大により左心室肥大が生じるものの拡張は大きくないため，軽度の左第4弓（左心室）の拡大が認められる。また，狭窄後拡張として上行大動脈が拡大し右第2弓が膨隆して見える場合がある。心不全の合併によって肺うっ血像が認められる（図1）。

図1 大動脈弁狭窄症のX線画像

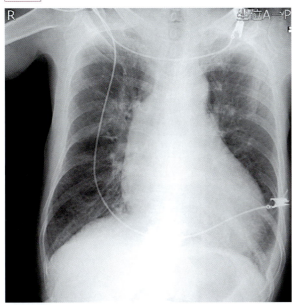
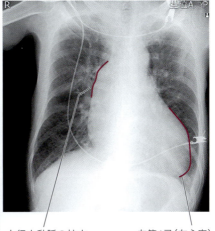

上行大動脈の拡大　　左第4弓（左心室）

左第4弓（左心室）の軽度拡大と上行大動脈の拡大が認められる。

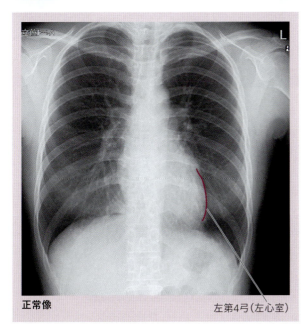

正常像　　　　　　　左第4弓（左心室）

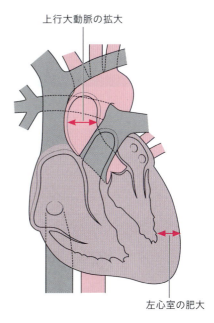

上行大動脈の拡大

左心室の肥大

②CT画像

　CT画像では、弁膜は石灰化し器質的変化をしている場合、白く描出される（図2）。CTのスライスを頭側から足側にスライスしていくときに上行大動脈をたどっていくと、左心室との接合部に大動脈弁を観察することが可能である。石灰化されていないと断定は難しい。また、弁置換術（機械弁）を施行している場合は、術部にハレーション*2が生じる（図3）。

*2 ハレーション
強い光が当たった部分の周囲が白くぼやけて映る現象。

図2　大動脈弁狭窄症のCT画像

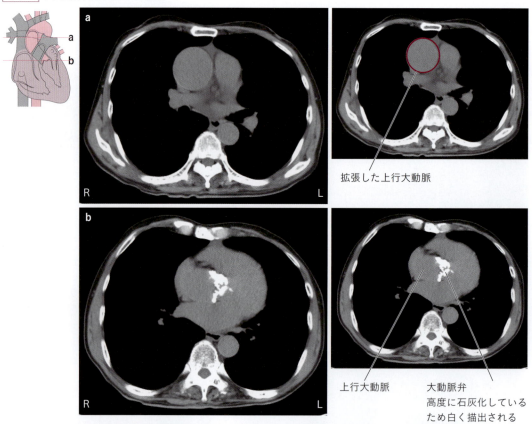

図3　大動脈弁置換術前後のCT画像

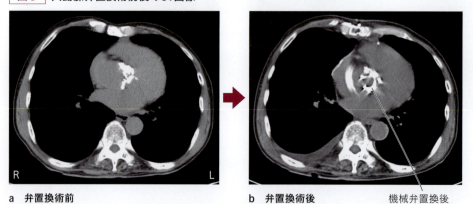

a 弁置換術前　　b 弁置換術後　　機械弁置換後

③心エコー画像

心エコーでは収縮期の大動脈弁の動きが不良で開口しない様子が認められる（図4）。

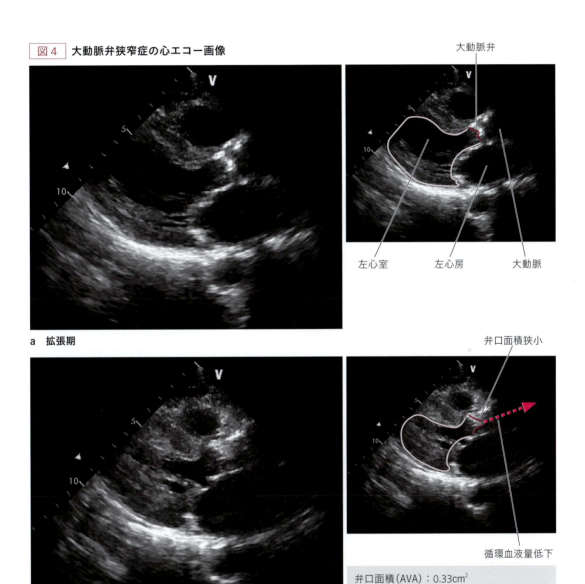

図4 大動脈弁狭窄症の心エコー画像

大動脈弁

左心室　左心房　大動脈

a　拡張期

弁口面積狭小

循環血液量低下

弁口面積(AVA)：0.33cm²
最高血流速度(peak V)：6.01m/sec
平均圧較差(mean PG：左心室-大動脈)：70.5mmHg

b　収縮期

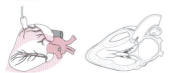

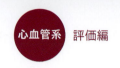

3-2 弁膜症：大動脈弁閉鎖不全症（AR）

大動脈弁閉鎖不全症では，血液の逆流が起こることを押さえておこう。
画像では左心室の拡大とカラードプラ法がポイントになる。

血液の逆流から肺うっ血が起こる病態

　大動脈弁閉鎖不全症（AR）とは大動脈弁が完全に閉鎖しないことで，血液が大動脈から左心室に逆流している状態を指す。原因は先天性の2尖弁や弁の石灰化，感染性心内膜炎など弁に器質的変化が生じるものや，心室中隔欠損症や大動脈弁輪拡張症などの弁周囲組織の異常による。
　拡張期に大動脈から左心室へ血液が逆流するため左心室拡張期容積が増大し，左心室容量負荷が大きくなり左心室は拡大する。左心室の拡大に合わせて機能低下が生じることと，左心室拡張期圧の上昇によって左心房圧が上がることで肺うっ血が生じる。また，拡張期の大動脈内血液の逆流によって，冠動脈への血流が低下するため，心筋虚血が生じる。

リハについては，p.193 参照

AR：aortic regurgitation

画像で左心室拡大を見極めよう

　X線画像上のARでは左心室容量負荷により左心室拡大が生じるため，左第4弓の拡大が著明に現れる（図1）。また，心不全を生じると，肺うっ血像が観察される。
　心エコー図ではカラードプラ法にて大動脈弁から左心室に向かって逆流するモザイクパターンが認められる。

モザイクパターンについては，p.169を参照

3-2｜弁膜症

図1　大動脈弁閉鎖不全症のX線画像

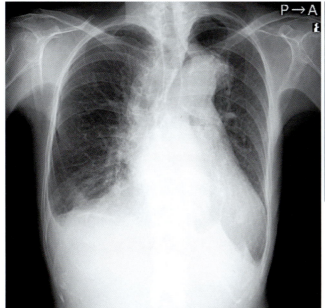

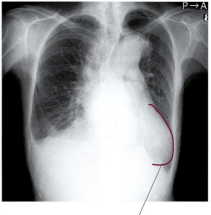

左第4弓（左心室）の拡大

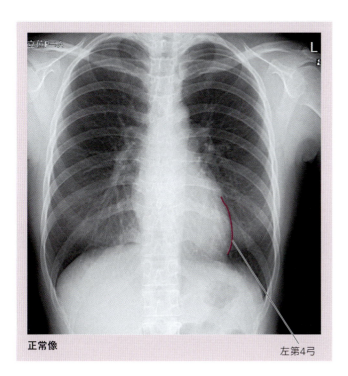

正常像　　　　　　　　　　　　　　　左第4弓

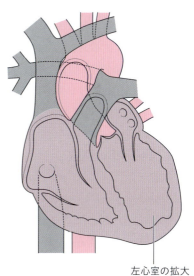

左心室の拡大

163

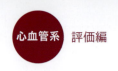
心血管系 評価編

3-3 弁膜症：僧帽弁狭窄症（MS）

X線，CT，心エコー画像とともに病態を理解しておこう。
弁の障害から心臓全体の障害に至っていることを押さえよう。

左心房圧の上昇から心房細動へ

　僧帽弁狭窄症（MS）とは，僧帽弁の開口面積が不十分となり，左心房から左心室に血液の駆出が障害された状態を指す。原因は小児期に罹患したリウマチ熱によるものが多い。

　僧帽弁の弁口面積はおよそ4～6cm²であり，2.0～1.5cm²よりも小さくなると圧較差が大きくなり症状が出現する（弁口面積1.0cm²未満，収縮期肺動脈圧50mmHg以上，平均圧較差10mmHg以上で高度）。僧帽弁の弁口面積の縮小に伴い左心房圧が上昇し，肺静脈圧の上昇によって肺うっ血が生じる。また，肺うっ血に伴って肺動脈圧が上昇し右心室の拡大が認められ，右心不全をきたす場合もある。また，左心房圧の増加によって左心房が拡大し，**心房細動**を引き起こす。心房細動は心拍出量の低下による心不全や，左心房内に血栓が生じやすくなり**脳塞栓**の原因になるなど，リハ時に注意すべきリスクの増加をまねく。

リハについては，p.193参照

MS：mitral stenosis

画像で見るMSの特徴

①X線画像

　X線画像上のMSは左心房圧の上昇により左心房が拡大するため，左第3弓（左心房）の膨隆が認められる（図1）。また，左心房の上方に位置する左気管支が押し上げられ，気管分岐部の角度が増大する。また，肺うっ血に伴い，うっ血像と右第2弓（右心房）の拡大が認められる。これらにより心胸郭比（CTR）が拡大する。症例は心不全をきたしており，左肺に多量の胸水を認める。

CTR：cardio thoracic ratio
CTRは，p.131参照

164

図1 僧帽弁狭窄症のX線画像（臥位撮影）

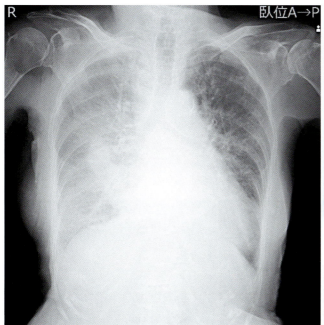

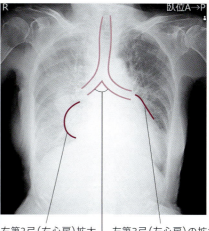

右第2弓（右心房）拡大　気管分岐部　左第3弓（左心房）の拡大

左房圧の増大により左心房の拡大が認められ，大動脈，右心室，右心房も拡張し，CTRの増大が認められる。
本症例は心不全をきたしており，著明な胸水（特に右）を認める。

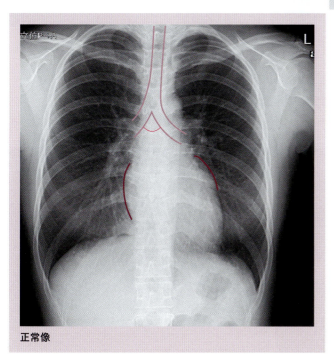

正常像

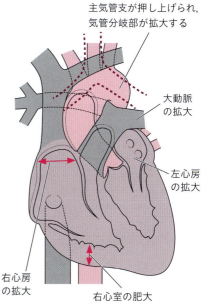

左心房の拡大によって左主気管支が押し上げられ，気管分岐部が拡大する

大動脈の拡大
左心房の拡大
右心房の拡大
右心室の肥大

②CT画像

　CT画像では僧帽弁が石灰化している場合，左心房と左心室の間で白くリング状に描出される（図2）。石灰化を伴わない場合は，僧帽弁を特定することは困難である。

③心エコー画像

　心エコーでは拡張期に僧帽弁の動きを見ることができるが，MSでは開口面積が小さく弁の動きも小さくなっている（図3）。

図2　僧帽弁狭窄症のCT画像

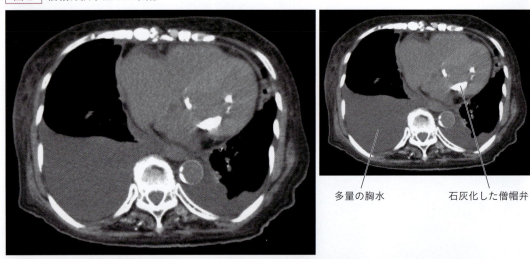

図3　僧帽弁狭窄症の心エコー画像

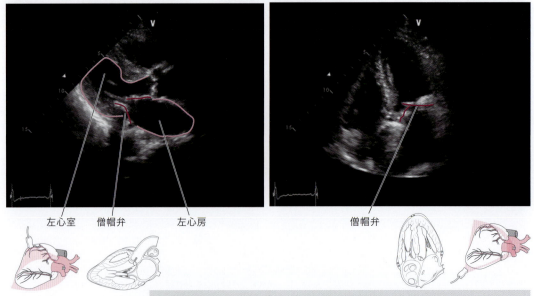

経食道心エコー

　左心房や僧帽弁は身体の深部にあるため，体表面からのエコーでは撮影しにくい。経食道心エコーは食道内にプローブを挿入し，心臓の後方（左房側）から撮影する（図4）。また，僧帽弁疾患時のみでなく，弁膜症に対する手術に先駆けて弁の評価として実施される。

図4　経食道心エコー法

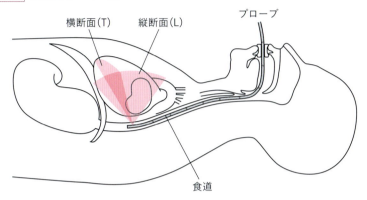

column

弁膜症に起因する代表的な合併症

　弁膜症では，変性した弁に起因する，あるいは弁の機能によって生じる弁前後の心腔内圧や血行動態の変化に起因するさまざまな合併症が生じる（表1）。弁膜症の特徴を踏まえ，リハ時にはリスクを考えて治療を行う必要がある。

表1　弁膜症に起因する合併症

合併症を生じやすい弁膜症	合併症
僧帽弁狭窄症(MS),	心房細動，左心不全
僧帽弁閉鎖不全(MR)	
僧帽弁狭窄症(MS)(左房内血栓)	血栓形成(塞栓症)
僧帽弁狭窄症(MS)以外	感染性心内膜炎
大動脈弁狭窄症(AS)	左心不全
大動脈弁閉鎖不全(AR)	
肺動脈弁狭窄症(PS)	右心不全
肺動脈弁閉鎖不全症(PR)	
三尖弁狭窄症(TS)	
三尖弁閉鎖不全症(TR)	

AR：aortic valve regurgitation
PS：pulmonary stenosis
PR：pulmonary regurgitation
TS：tricuspid stenosis
TR：tricuspid regurgitation

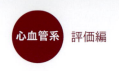

3-4 弁膜症：僧帽弁閉鎖不全症（MR）

MSとの違いを押さえておこう。
心筋梗塞後など二次性に発症することを理解しよう。

血液の逆流から右心房拡大までの病態

　僧帽弁閉鎖不全症（MR）とは，左心室収縮時に左心房への血液の流出を防ぐ役割をもつ僧帽弁の機能が低下した状態を指す。原因は心筋梗塞後や拡張型心筋症などの弁周囲の構造的異常を示す疾患や，感染性心内膜炎，僧帽弁逸脱症候群などの弁膜の器質的な病変を示す疾患，また乳頭筋や腱索の断裂といった弁を支持する組織病変などが挙げられる。

　僧帽弁の機能が低下することで，左心室から左心房へと血液が逆流するため，容量負荷が大きくなり左心房と左心室は拡大する。また肺うっ血や心房細動などが合併することで肺高血圧となり右心室の拡大や肥大が生じ，右心房も拡大する。

リハについては，p.193参照

MR：mitral regurgitation

画像で見るMRの特徴

①X線画像

　X線画像上のMRは左心房と左心室の容量負荷が増大するため，左第3弓（左心房）と左第4弓（左心室）の拡大が認められる（図1）。左心房の拡大によって上方に位置する左気管支が上方へ押し上げられ気管分岐部の角度は大きくなる。また，病態が進行し肺うっ血が生じると肺うっ血像が認められ，それに続き右心室や右心房の拡大が認められ，右第2弓の膨隆が生じる。

②心エコー画像

　心エコーでは収縮期に左心室から左心房に向かって血液が逆流するため，カラードプラ法を用いると左心房内にモザイクパターンを観察することができる（図2）。弁の機能が正常であれば，収縮期に左心房内でモザイクパターンは観察されない。

MRの機能評価は，p.194参照

3-4 | 弁膜症

図1　僧帽弁閉鎖不全症のX線画像

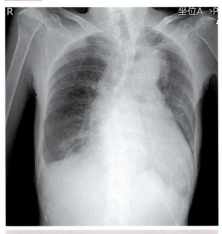

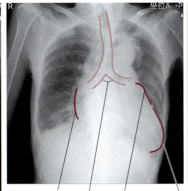

初期のMRの特徴は左第3弓（左心房）と左第4弓（左心室）の拡大，ならびに気管分岐部の拡大である。進行に伴い，右心室に拡大や肥大，右心房の拡大などが生じる。

右第2弓（右心房）拡大
気管分岐部
左第3弓（左心房）の拡大
左第4弓（左心室）

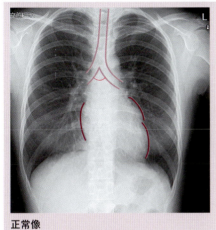

正常像

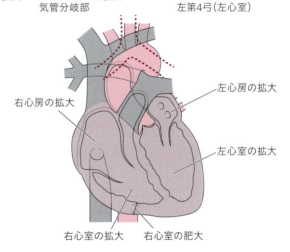

右心房の拡大
左心房の拡大
左心室の拡大
右心室の拡大　右心室の肥大

図2　僧帽弁閉鎖不全症の断層心エコー法とカラードプラ法

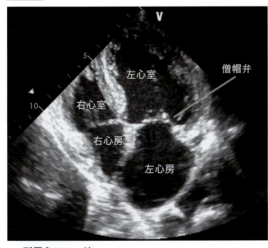

a　断層心エコー法

左心室
僧帽弁
右心室
右心房
左心房

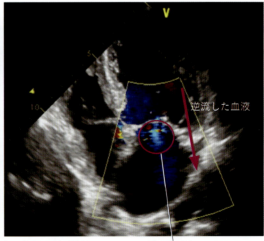

b　カラードプラ法　　モザイクパターン

逆流した血液

正常であれば左心室収縮時に左心房への流出は認められないが，カラードプラ法では逆流を示す，モザイクパターンが出現する。

169

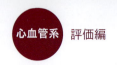 心血管系 評価編

4-1 大動脈解離：分類について整理しよう

急性疾患として，基本となる分類の仕方を覚えておこう。
強い背部痛をはじめとして，さまざまな症状が現れる。

真腔と偽腔

大動脈解離は大動脈内膜に亀裂が生じ，その亀裂によって流入する血液によって中膜が2層に剥離し，動脈に沿って2腔になった状態である（図1）。2腔には本来の動脈内腔である**真腔**，新たに生じた壁内腔を**偽腔**とよぶ。真腔と偽腔の間には通常亀裂があり，偽腔内に血流を認めるものを**偽腔開存型**とよぶ。また**偽腔開存型**には偽腔内の一部のみに血流を認める場合も含まれる。一方，偽腔内に血流を認めないものを**偽腔閉塞型**とよぶ（図2）。

リハについては，p.195 参照

2つの分類を知ろう

大動脈解離の分類として，
- DeBakey分類：内膜亀裂の位置と解離の範囲で分類
- Stanford分類：解離の範囲のみで分類

がある（表1）。DeBakeyのⅠ・Ⅱ型，StanfordのA型では重症化しやすくリスクも高い。大動脈の上行型（DeBakeyⅠ・Ⅱ型，Stanford A型）と下行型（DeBakeyⅢ型，Stanford B型）の発症する頻度は50%であり，同頻度である（表1）。

図1　大動脈解離の病態

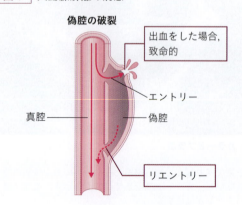
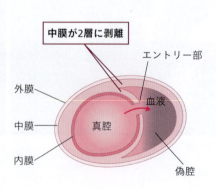

| 図2 | 偽腔開存型と偽腔閉鎖型 |

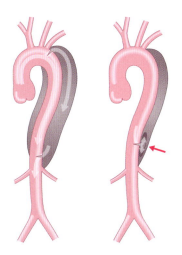
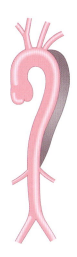

偽腔開存型
偽腔が閉塞しておらず,血流を認めるもの。偽腔の一部に血流を認める場合は開存型として分類される。

偽腔閉鎖型
偽腔が完全に血栓で閉塞しており,血流を認めないもの。

偽腔閉鎖型は比較的安全であるが,偽腔開存型は破裂などの危険性があるためリスクは高い。

| 表1 | 大動脈解離の分類 |

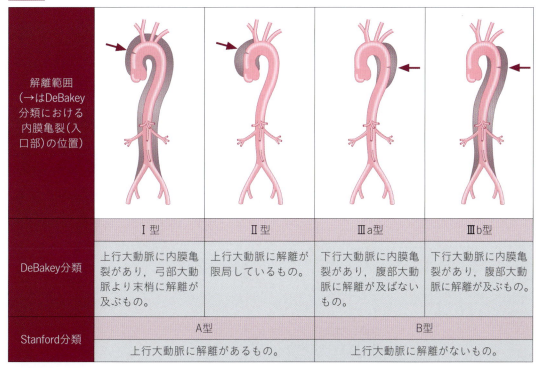

解離範囲(→はDeBakey分類における内膜亀裂(入口部)の位置)				
	Ⅰ型	Ⅱ型	Ⅲa型	Ⅲb型
DeBakey分類	上行大動脈に内膜亀裂があり,弓部大動脈より末梢に解離が及ぶもの。	上行大動脈に解離が限局しているもの。	下行大動脈に内膜亀裂があり,腹部大動脈に解離が及ばないもの。	下行大動脈に内膜亀裂があり,腹部大動脈に解離が及ぶもの。
Stanford分類	A型		B型	
	上行大動脈に解離があるもの。		上行大動脈に解離がないもの。	

DeBakey Ⅰ・Ⅱ型,Stanford A型は心タンポナーデに移行する可能性があるため,リスクが高い。

(医療情報科学研究所:病気がみえる vol.2 循環器 第3版.メディックメディア,p251, 2016.より一部改変引用)

原因は本態性の高血圧や動脈硬化，Marfan（マルファン）症候群，Behçet（ベーチェット）病などであり，発症直後は強い背部痛が生じる．その他の症状については発症した部位により異なる．発症して48時間以内を超急性期，48時間から2週間以内を急性期，2週間から2カ月以内を亜急性期，2カ月以上を慢性期と分類されており，特に超急性期での死亡率が高い．大動脈解離の症状などについては図3に記した．

図3　大動脈解離の症状と合併症

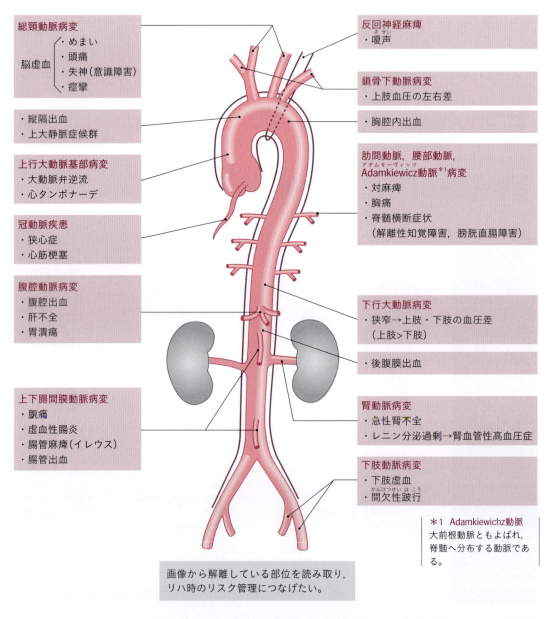

*1 Adamkiewicz動脈
大前根動脈ともよばれ，脊髄へ分布する動脈である．

画像から解離している部位を読み取り，リハ時のリスク管理につなげたい．

（増田 卓，松永篤彦，編：循環器理学療法の理論と技術，p.90，メジカルビュー社，2009．より引用）

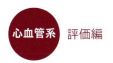

心血管系 評価編　　　　　　　　　　　　　　　　　　　　　　　　　　　　　　4-2｜大動脈解離

4-2　大動脈解離：特徴的な画像を押さえよう

急性の疾患なので，画像の特徴を把握しておこう。

真腔と偽腔の二重構造を画像で見る

　大動脈解離のCT所見は造影CTを用いることで，真腔と偽腔の二重構造をはっきりと見ることができる。図1aの単純CT画像では，真腔と偽腔の境目が不明瞭だが，造影剤を流すことで，真腔は白く描出され，偽腔は描出されない（図1b）。

リハについては，p.195 参照

図1　大動脈解離のCT画像（偽腔閉塞型）

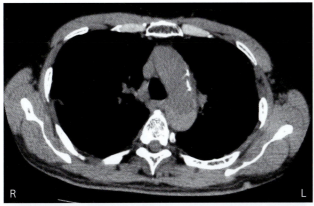

a　単純CT画像

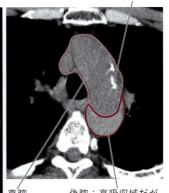

石灰化による高吸収域

真腔　　偽腔：高吸収域だが
　　　　わかりにくい

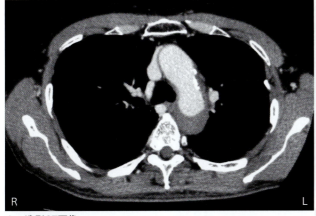

b　造影CT画像

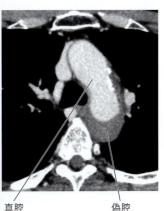

真腔　　偽腔

造影剤は真腔内に留まるため，
偽腔が明瞭になる。

偽腔開存型の場合は偽腔内に造影剤が流れ込むため，真腔と偽腔を隔てるフラップ[*1]（黒く描出）を参考に見極めるとよい（図2）。また，図3のように偽腔内が完全に血栓で閉塞していない場合は，血流があるところまで白く描出される。

図4，5はDeBakey I型，Stanford A型の重症例である。上行大動脈は偽腔により真腔が圧迫されている。また，鎖骨下動脈，腹部大動脈，総腸骨動脈と広範囲にわたり解離している。

*1 フラップ
真腔と偽腔を隔てる血管壁。

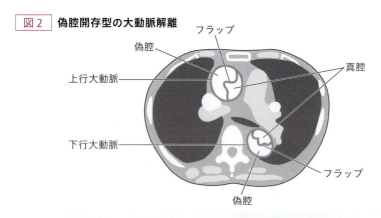

図2 偽腔開存型の大動脈解離

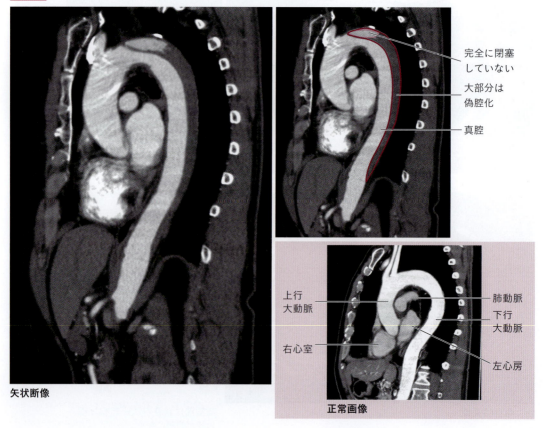

図3 大動脈解離の造影CT画像（DeBakey Ⅲa型，Stanford B型）

図4　胸部大動脈解離の造影CT画像（DeBakey Ⅰ型，Stanford A型）

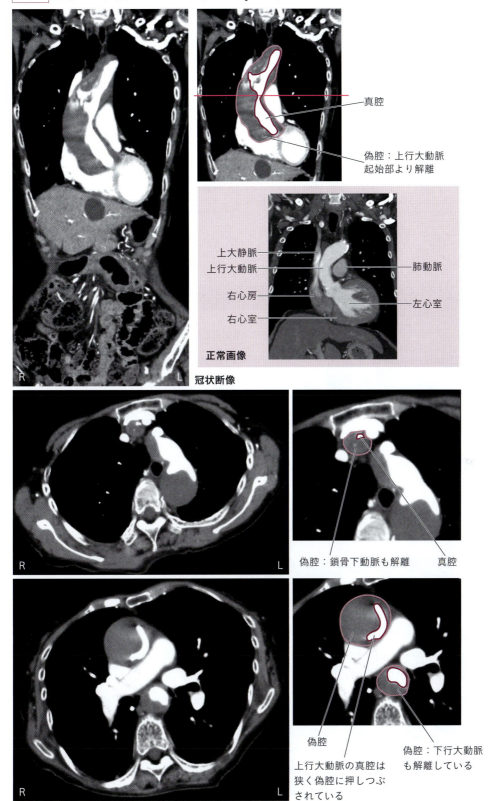

図5 腹部大動脈解離の造影CT画像（図4と同一症例）

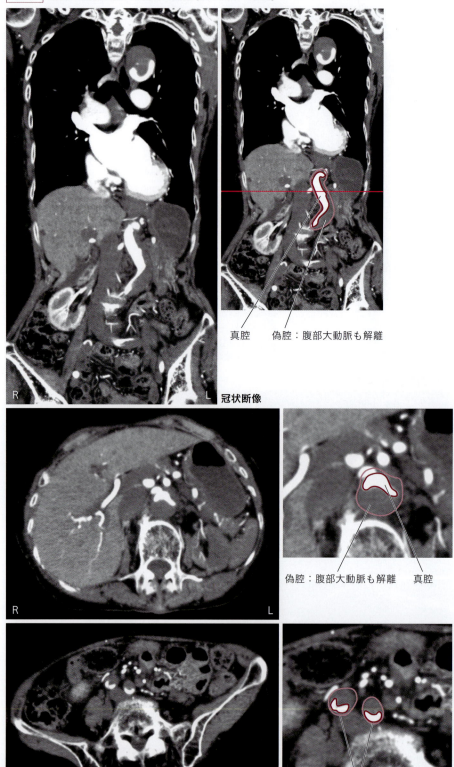

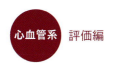

心血管系 評価編　　　　5-1｜大動脈瘤

5-1　大動脈瘤：分類と瘤径を押さえよう

破裂すれば死に至る疾患なので，分類と瘤径についてよく理解しておこう。

部位と形状

　大動脈瘤は壁の脆弱化により大動脈の一部の壁が全周，または局所的に拡張または突出した状態である。大動脈壁の一部が局所的に拡張して瘤を形成する場合，もしくは直径が胸部で45mm以上，腹部で30mm以上超えて拡大した場合を「瘤」と定義している。

　大動脈瘤は生じる部位によって呼称が変わり，胸部大動脈瘤（TAA），胸腹部大動脈瘤（TAAA），腹部大動脈瘤（AAA）と分類される（図1）。

　また，瘤の形として「嚢状」，「紡錘状」に，壁の形態として「真性」，「解離性」，「仮性」に分類される。原因は動脈硬化，外傷，感染，炎症，先天性（Marfan症候群など）によって生じる。

リハについては，p.197 参照

TAA：thoracic aortic aneurysm
TAAA：thoracoabdominal aortic aneurysm
AAA：abdominal aortic aneurysm

図1　大動脈瘤の部位分類

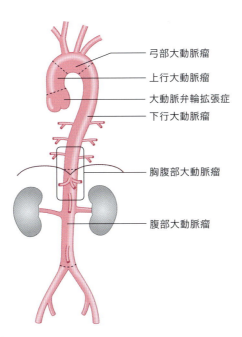

弓部大動脈瘤
上行大動脈瘤
大動脈弁輪拡張症
下行大動脈瘤
胸腹部大動脈瘤
腹部大動脈瘤

(Reilly JM: Surgery of the aorta and its braches. p.107-112, Saunders, Philadelphia, 2000. より引用)

最大瘤径より手術適応が決まる

大動脈瘤は破裂すると致死的になることから，外科的治療が選択される。その基準は胸部で瘤径60mm以上，腹部で瘤径50mm以上とされている。最大瘤径と破裂率の危険度については表1，2に記した。また，喫煙者や女性は示した瘤径と同じでも，破裂リスクが高くなる。ステントグラフト内挿術のような低侵襲の手術を行ったとしても，手術前の瘤径が大きいほど死亡率が高くなるため，しっかりと瘤径を評価してリスク管理につなげたい。

表1 **胸部大動脈瘤の破裂率と死亡率**

胸部大動脈径	破裂率（年間）	死亡率（年間）
3.5〜3.9 cm	0％	5.9％
4〜4.9 cm	0.3％	4.6％
5〜5.9 cm	1.7％	4.8％
6 cm以上	3.6％	10.8％

（Elefteriades JA : Natural history of thoracic aortic aneurysms: indications for surgery, and surgical versus nonsurgical risks. Ann Thorac Surg, 74(5): S1877-S1880, 2002. より改変引用）

表2 **腹部大動脈瘤の破裂率**

腹部大動脈径	破裂率（年間）
4 cm未満	0％
4〜5 cm	0.5〜5％
5〜6 cm	3〜15％
6〜7 cm	10〜20％
7〜8 cm	20〜40％
8 cm以上	30〜50％

（Brewster DC, et al : Guidelines for the treatment of abdominal aortic aneurysms: Report of a subcommittee of the Joint Council of the American Association for Vascular Surgery and Society for Vascular Surgery. J Vasc Surg, 37 (5): 1106-1117, 2003. より改変引用）

参考文献

1) Chau KH, et al: Natural History of Thoracic Aortic Aneurysms: Size Matters, Plus Moving Beyond Size. Prog Cardiovasc Dis, 56 (1): 74-80, 2013.
2) Skibba AA, et al: Reconsidering gender relative to risk of rupture in the contemporary management of abdominal aortic aneurysms. J Vasc Surg, 62(6): 1429-1436, 2015.
3) Huang Y, et al: Maximal aortic diameter affects outcome after endovascular repair of abdominal aortic aneurysms. J Vasc Surg, 65(5): 1313-1322, 2017.

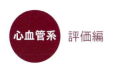

心血管系 評価編　　　　　　　　　　　　　　　　　　　　　　　　　　5-2｜大動脈瘤

5-2　大動脈瘤：瘤径と石灰化に着目しよう

致死的な疾患なので，最低限の画像の知識を押さえておこう。
画像では，瘤径と石灰化の有無がポイントになる。

壁在血栓の画像の特徴

大動脈瘤のX線画像所見では，瘤が存在する部位が隆起して見える。図1のX線画像では左第1，2弓部に白く隆起した陰影が認められる。また単純CT画像では上行大動脈の左側に囊状の瘤を認める。瘤内はやや黒っぽく描出されており，壁在血栓の可能性が考えられる。症例は瘤径62mmであり，手術適応である。

リハについては，p.197 参照

図1　胸部囊状大動脈瘤

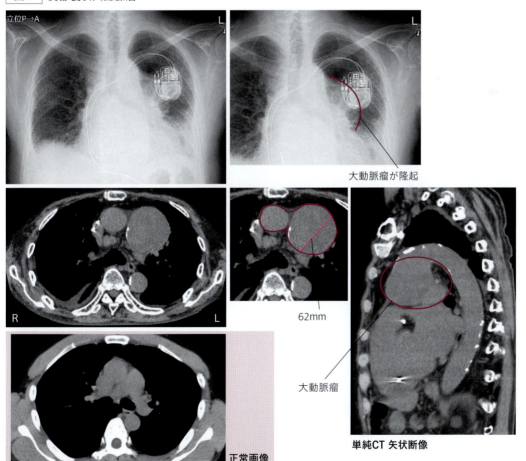

壁在血栓の存在を見る場合には造影CTが有効である(図2)。壁在血栓部は血液が流れていないため、造影CT画像でも黒く映る。また、3DCTでは瘤の形を視覚的に判断しやすい。

図2　腹部大動脈瘤

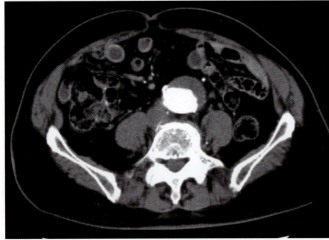

造影剤により血流は白く映る

壁在血栓部は造影剤が流れないため白くならない

造影CT 矢状断像

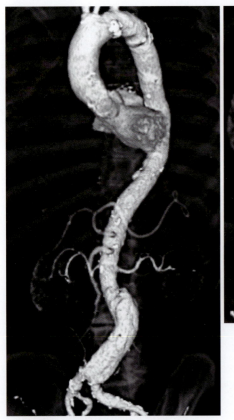

動脈瘤

3DCT画像

石灰化は破裂のリスク

大動脈瘤には袋状に動脈が拡張する囊状瘤のほかに樽型に膨らむ紡錘状瘤が存在する。図3の症例は大動脈弓が紡錘状に膨らみ、瘤径は上下径で65mmである。また、動脈壁が白く描出されていることから、石灰化が疑われ破裂のリスクが高い症例である。

図3 紡錘状大動脈瘤のCT画像

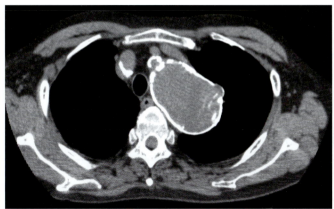
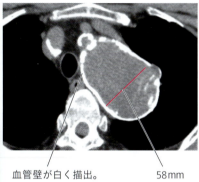

血管壁が白く描出。
高度な石灰化を示す。　58mm

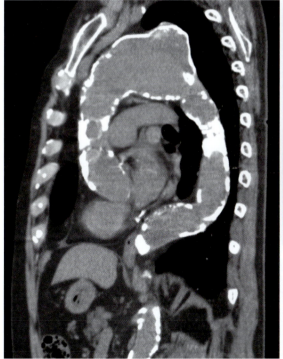
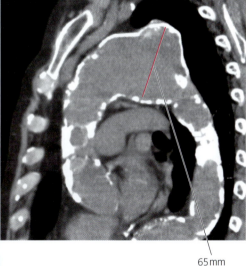

65mm

形状は紡錘状で血管壁は石灰化していることがわかる。

単純CT 矢状断像

column

ペースメーカ植込み

　刺激伝導系になんらかの障害が生じ，循環機能に支障をきたす不整脈（洞不全症候群・房室ブロック・頻拍性不整脈）に対してはペースメーカ植込みの適応となる。ペースメーカは本体から出ているリードを鎖骨下静脈から挿入し，右心房や右心室（心尖部）に固定（図4）してセンシング（刺激の状態を観察）とペーシング（刺激を与える）を行っている。リードは設定によって必要な本数が異なる。

　また，ペースメーカは鎖骨下（皮下）もしくは左大胸筋膜下に植え込まれることが多いため，術直後リハ時には肩関節外転は90°以内とし，2～3週間後より全可動域を動かすようにする。創部が安定してからも上肢を激しく使用することに関してはリードが挿入部から抜けないように注意が必要である。上記の問題点を解決するために，近年では本体を心壁に直接留置する小型のペースメーカも出てきている。画像からどこにペースメーカが植え込まれているかを必ず確認しておこう。

図4　ペースメーカ植込み後のX線画像とCT画像

X線画像 正面

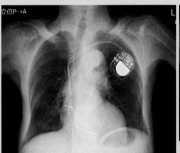
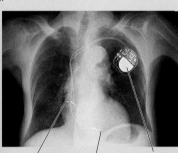
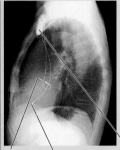

右心房　右心室（心尖部）　　左大胸筋膜下にペースメーカ本体

右房と右心（心尖部）にリードが留置される。

右心房　右心室（心尖部）　ペースメーカ本体

単純CT画像

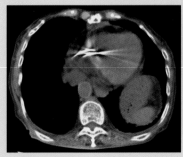
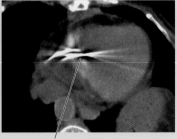

右心室の挿入位置

参考文献

1) 白石裕一，ほか：デバイス治療（ICD，CRT，CRTD）後の心臓リハビリテーション．心臓，44(3): 268-273, 2012.

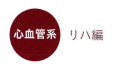

1-1 心不全
リハポイント：離床時には何を確認するべきか

廃用予防のために，急性期から介入していくように心がけよう。
離床とリハビリテーション（リハ）に際して，ポイントを押さえておこう。

心不全患者の高齢化に伴う問題が深刻化していて，安静が長期化すると身体・精神の廃用をきたし，ADL，QOLが低下する。そのため，急性期からの早期離床と早期リハが必要である。重度の肺うっ血や発熱による呼吸困難，IABPなどによる絶対安静でなければ，離床を行うべきである。ただし，下記の離床基準を満たさない場合は注意が必要である。

①患者の覚醒や協力が得られる（-2≦RASS≦1）
②NRS≦3，VAS≦3の疼痛
③呼吸数35回/minが一定時間持続
④SpO_2 90％以上が一定時間持続
⑤心拍数50bpm以上120以下が一定時間持続
⑥新たな重症不整脈がない
⑦新たな心筋虚血を示唆する心電図変化がない
⑧平均血圧（DBP+(SBP-DBP/3)）65mmHg以上が一定時間持続
⑨ドパミンやノルアドレナリンが24時間以内に増量なし

離床とリハの確認ポイント

離床を開始し，収縮期血圧の低下もしくは40mmHg以上の上昇や頻脈・徐脈，頻呼吸や起座呼吸，労作性の不整脈，その他胸痛や呼吸苦などの自覚症状がなければ座位練習，起立練習，歩行練習と順に進めてよい。急性期では負荷を上げるごとにバイタル測定をして，各時点での耐久性を評価し，医師，看護師と情報を共有し病棟内でのADLレベルを上げていく。うっ血症状が改善せず，酸素化不良によって離床が進まない場合は医師と相談して，低用量の酸素吸入を検討する。また，歩行を5〜10分連続して実施できるようになれば，徐々に負荷量を上げていき，最高酸素摂取量の40〜60％負荷，もしくはKarvonen（カルボーネン）の予測式*1による30〜50％負荷での運動を目標に実施していく。バイタル変動が許容する範囲で早期よりレジスタンス運動も実施することで筋力の維持向上を図ることができる。

画像については，p.146参照

IABP：intra aortic balloon pumping（大動脈バルーンパンピング）

RASS：Richmond Agitation-Sedation Scale
NRS：Numeric rating scale
VAS：Visual analogue scale

$1\gamma = 1\mu g/kg/min$

*1 Karvonenの予測式
目標心拍＝{(220－年齢)－安静時心拍数}×運動負荷＋安静時心拍数

引用文献
1) 日本集中治療医学会 早期リハビリテーション検討委員会：集中治療における早期リハビリテーション〜根拠に基づくエキスパートコンセンサス〜．日集中医誌，24(2): 255-303, 2017.

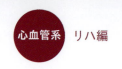

1-2 心不全
リハポイント：重症度を画像から見極めリハをしよう

X線画像からわかる心胸郭比をリハに活かそう。
「画像の情報＋さまざまな検査値」の考え方で，リハの質を上げていこう。

CTRだけではなくEFとSVも

　心不全は心拡大と肺うっ血を特徴としており，心拡大については心胸郭比（CTR）によって評価が可能である。しかし，注意しなければならないことはCTRの大きさと左心室の駆出率が必ずしも相関するとは限らないことである。図1に示す2つの画像では図1aのほうがCTRは大きいものの，左室機能を表す左室駆出率（EF）では図1bのほうが大きい。つまり，図1bの症例のほうが左室機能は高いことが考えられる。

　ただし，拡張不全型の心不全が存在するので，左心室の機能をEFのみでとらえることは危険である。拡張不全型心不全では左心室の拡張能が低下し，左心室に充満する血液量が少なくなるため，駆出率が保たれていたとしても実際に循環する血液は少ないことになる。従って，リハ時の負荷量を考える際には，心エコーからE/Aの低下（1以下）やE/E＊の上昇（8以上）など拡張不全の兆候がないか評価することや，1回心拍出量（SV）を読み取り，心拍数と掛け合わせた心拍出量を参考にするとよい（表1）。

CTR：cardio thoracic ratio

EF：ejection fraction

SV：stroke volume

CTRで時系列の変化を見る

　CTRについては各患者の比較をするよりも，同一患者の変化を評価する意味では非常に有用である（図2）。特にうっ血によってCTRは増減することが多いため，治療が順調にいっていればCTRは減少する。逆に状態が悪化していればCTRは増加する。その際，撮影肢位が立位か臥位かは確認しよう。P→AかA→PでCTRは異なる。リハを進めていくうえで，前回X線画像撮影時よりもCTRが増加しているようであれば，重症度に関係なく負荷量の見直しをする必要があるだろう。逆にCTRが低下しているようであれば，バイタル変動や心電図（ECG）など他の評価とも合わせて，負荷量を上げていく1つの判断材料となる。同じく肺うっ血像でも経時的変化を評価し改善傾向か悪化傾向かを判断して負荷量を調節する。また，身体浮腫，体重の増加などが生じた場合うっ血の増悪であることが考えられる。

CTRは，p.131 参照

P→A，A→P 撮影については，p.8 参照

ECG：electrocardiogram

| 図1 | 心胸郭比(CTR)と左室駆出率(EF) |

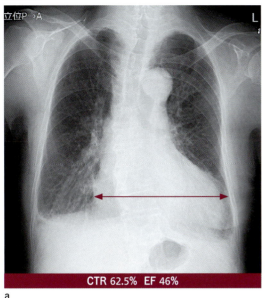
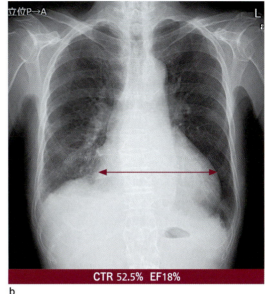

aの症例のほうがCTRは大きいが，左室駆出率(EF)ではbの症例よりもよい。

| 表1 | 循環量の正常値 |

	1回心拍出量	心拍数	心拍出量（1分間）
正常値	60〜100 mL	60〜80 bpm	5〜6 L

| 図2 | CTRによるリハの検討 |

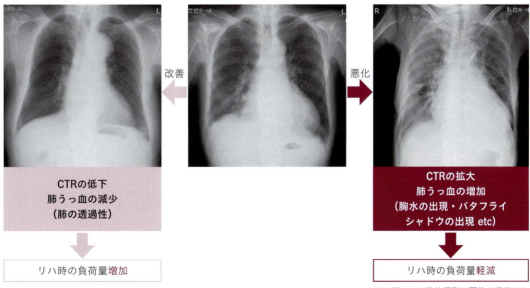

改善 ← → 悪化

CTRの低下
肺うっ血の減少
（肺の透過性）
↓
リハ時の負荷量増加

CTRの拡大
肺うっ血の増加
（胸水の出現・バタフライ
シャドウの出現 etc）
↓
リハ時の負荷量軽減

※1例として臥位撮影の画像を提示した。

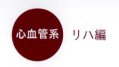 心血管系 リハ編

1-3 心不全
リハポイント：リハ中こんなときは注意しよう

心筋が虚血状態になる可能性について，念頭に入れておこう。
心電図上の変化，血圧の変化など，検査データは十分確認しよう。

心不全から起こる心筋虚血

　心不全患者に対しても積極的なリハを実施していくことが重要である。ただし，以下の症状が生じた場合は休息，もしくは中止する必要がある。

①STの低下
　心不全の最も大きな不利益は心筋への血液供給量が低下し，**心筋虚血**の状態になることである。心筋虚血の状態は心不全を悪化させるため，注意が必要である。リハ中に心筋虚血を評価するには心電図が適している。特に，STは虚血により低下するため，運動負荷量を上げる場合などは，心電図でSTの変化をモニターしながら行うとよい。STは1.0mm（0.1mv）以上の低下を陽性ととらえる（図1）。

図1　ST低下をチェック

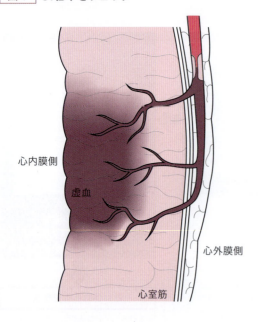
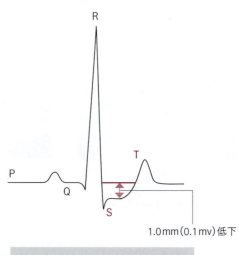

心内膜の虚血によってSTは低下する。

②収縮期血圧低下

　運動負荷を上げていくと，通常であれば収縮期血圧や心拍数が増加する。しかし，負荷量が患者の許容を超える場合，心筋酸素需要量に対し冠循環血液量が足りずに心収縮力が低下し，収縮期血圧が低下する。従って，**収縮期血圧の低下は心収縮能の限界を超えた状態のため，休息もしくは中止が必要になる**。ただし，心拍数の増加によって収縮期血圧が低下することや，運動を開始してから，一過性の血圧上昇をきたした後，低下し安定することがあるため，収縮期血圧が変動する要因を見極めることが重要である。また，収縮期血圧の変動を小さくするために，必ず低強度の運動でウォーミングアップをさせてからリハを行う。

③頻拍性の心房細動や心室頻拍の出現

　心房細動や心室頻拍のような心拍出量の低下や拡張期が短縮する因子の出現は冠動脈の血流を低下させる。その結果，心筋への酸素供給量が低下し心不全を悪化させる可能性が高いため，注意が必要である。

④自覚症状の悪化

　心不全時の運動負荷は呼吸苦や呼吸困難感を生じることが多い。バイタルや心電図を参考に状態を管理するが，**Borg13を超えるような自覚症状には注意が必要である**。また，前日と同一負荷時に自覚症状が悪化している場合や，休憩しても自覚症状が続く場合は心不全が悪化している可能性があるため，注意が必要である。

ST波形

　冠動脈は心臓表面に沿って走行し，心筋へ血液を供給するために内部へと血管が入り込んでいる。冠動脈循環量が減少し，心筋虚血が生じると，まず心内膜側の心筋の虚血が生じる。この状態になると，ST波形は低下する。

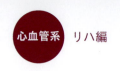

1-4 心不全
リハポイント：一日を通した活動を指導しよう

安全に配慮して，さまざまな視点からリハを心がけよう。

1回の介入だけに視点を置かない

　1回にかける負荷量が高いと心筋酸素需要量が上昇し，心不全が悪化する可能性がある。また，高齢者が対象になることが多いことからも，1回の介入のみに視点を置くのではなく，24時間のタイムスケジュールのなかで，活動する時間を増やしていくことを考えたほうが，患者への恩恵は大きいだろう（図1）。具体的には，まずトイレに行くことを目標にし，リハではトイレへの移動距離と排泄動作時のバイタル変化を評価する。問題なければ看護師に情報を提供し，病棟内トイレの使用から行っていく。**心不全患者は利尿薬を使用していることからトイレが頻回になる場合が多く，リハスタッフは患者のトイレ回数なども記録し，持久性を評価する必要がある。**また，歩行距離が延長してきたら，病棟内で自己管理による歩行練習を実施してもらう。距離や回数の決定については，リハ時に安全に行えた距離よりも少な目に設定し，安全性に配慮する。

活動と参加に向けて

　心不全患者は心臓に障害を受けたことで精神的な負担も大きい。正しい知識と評価を実施して安全に行える範囲で情報を提供し，自ら管理していくことを教育することで，退院後の活動や参加につながる。

図1　心不全患者のリハ評価と介入

①介入前評価

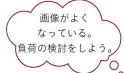
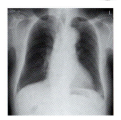
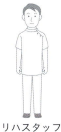
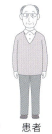

画像がよくなっている。負荷の検討をしよう。

リハスタッフ　患者

②介入後評価

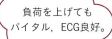
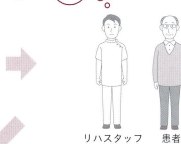

負荷を上げてもバイタル，ECG良好。

リハスタッフ　患者

③他職種への情報提供

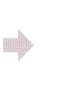

○○までの負荷で行っても大丈夫です。

それでは病棟でも○○まで行いますね。

リハスタッフ　看護師

④病棟での活動up（1日の活動量up）

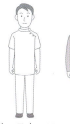
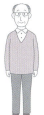

1日に○○を○回行いましょう。○○のような症状がでたら止めてください。

わかりました。

リハスタッフ　患者

ECG：electrocardiography（心電図）

病院内でのリハスタッフの役割

リハスタッフは患者の日常的な運動時や動作時の身体負荷量（バイタル変化）を評価できる唯一の職種である。患者のADL能力の向上を大義として求められるが，それだけではなく，**病棟内ADLの動作的安全性と身体負荷的安全性**について他職種へ情報を提供し，患者の速やかな自立支援を行う。そのためにも画像から病態を見極め，動作時の許容身体負荷量を正確に評価する力が必要である。

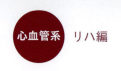
心血管系 リハ編

2 虚血性心疾患
リハポイント：虚血部位を頭に入れてリハを実施しよう

画像で得られる狭窄部位の情報を活用して，リハ介入していこう。

クリニカルパスの活用

　心筋梗塞後の急性期心臓リハでは，安静度やADLレベル，運動負荷などをガイドするクリニカルパスを用いる施設が増えている。多職種で共通の認識をもつ意味でも役に立っている。クリニカルパスの1例を記す（表1）。次のステージに拡大してよいかの判定はリハの項目を実施し，以下の基準[1, 2]を満たした場合とする。
　①胸痛，息切れ，動悸，めまい，疲労感などの自覚症状がない。
　②収縮期血圧（SBP）の上昇が20mmHg以内（発症後1週間以降は30mmHg以内）。

SBP：systolic blood pressure

表1　急性心筋梗塞心臓リハビリテーションクリニカルパスの1例

段階		リハ	安静度	排泄	移動方法	食事	その他	バイタル	モニター
0			絶対安静	バルン挿入	ベッドまたはストレッチャー	絶食	家族面会10分程	Dr指示	
1	1	ベッド45°15分	ベッド45°可	ベッド上排泄		心脂質対応食5分粥介助摂取	読書・新聞1時間以内	3検	モニター装着
	2	ベッド90°15分	ベッド90°可			心脂質対応食			
2		自力座位15分	自力座位可			全粥自力摂取			
3		起立5分	ベッドサイド可	尿器またはポータブルトイレ					
4		歩行30m	室内可	大便時トイレ使用可	車椅子	心脂質対応食自力摂取	家族面会自由	2検	
5	1	歩行60m							
	2	歩行100m	トイレ洗面可						
6	1	歩行200m	病棟内可	トイレ使用可				1検	モニターオフ
	2	歩行400m							
7	1	階段1階（入浴）	病院内フリー（階段不可）		歩行				
	2	階段2階							

③SBPの低下が20mmHg以内。
④心拍数が120bpm以内（心房細動は140bpm以内）。
⑤心電図によるST低下が1mm以内（上昇型では2mm以内），またはSTの上昇が2mm以内。
⑥Lown IVb以上の不整脈の出現，新たな心房細動の出現がない。

梗塞部位を把握しよう

リハ中の患者に対しては，自覚症状やバイタル変動を確認するほか，心電図を使用し，常にモニタリングをする必要がある。また，心筋梗塞の部位を画像から読み取り，リスクを予測する（図1，2）。特に，冠動脈基部での梗塞では，広範囲にわたり心筋に障害を与える場合があるため，患者の変化を注意深く観察することが必要である（表2）。また，未治療の狭窄部位では狭窄率が高いほど虚血につながりやすい。その他，狭窄部位によってさまざまな症状をきたすため，運動中はその部位を頭に入れて，モニタリングする必要がある。

図1　冠動脈と心筋梗塞の部位

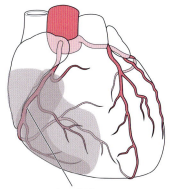

右冠動脈
右心室前壁
後壁の一部
下壁

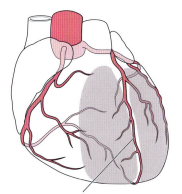

左前下行枝
左心室前壁
前壁中隔

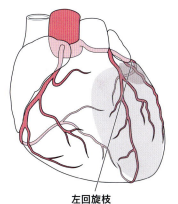

左回旋枝
左心室側壁
後壁の一部

図2　冠動脈造影画像による狭窄部位の確認

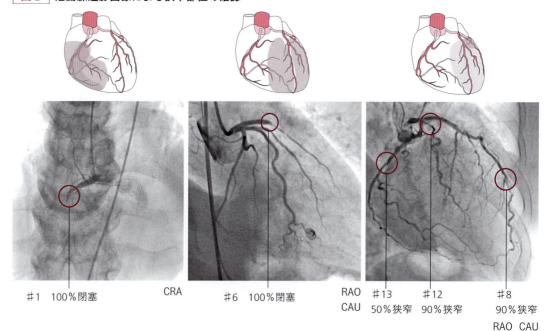

#1　100％閉塞　CRA

#6　100％閉塞　RAO CAU

#13 50％狭窄　#12 90％狭窄　#8 90％狭窄　RAO CAU

治療後の再狭窄が生じていないか患者の症状を注意深く観察する。

狭窄率が高い血管の支配領域に虚血が生じる可能性がある。

表2　梗塞部位と合併症

	右冠動脈	左冠動脈（左前下行枝が主）
24時間	房室ブロック・洞徐脈	心室頻拍，心室細動，心房細動
1週間（3～5日発症が多い）	乳頭筋断裂（MR）	心室中隔穿孔，心破裂
2週間以内	右心不全（浮腫，静脈怒張）	左心不全（肺うっ血）
2週間以降		心室瘤・血栓塞栓症

CAG・PCI後の安静度

PCIは各動脈からのアプローチとなるため，出血を防ぐための安静時間が設けられている。橈骨動脈より穿刺した場合はおよそ1時間，大腿動脈からのアプローチでは止血デバイスを使用しておよそ3～6時間の安静が必要である。安静状態の患者を誤って起こさないように，患者のタイムスケジュールはしっかりと理解しておきたい。

CAG画像は，p.153～155 も参照

CAG：coronary angiography
PCI：percutaneous coronary intervention

引用文献

1) 聖マリアンナ医科大学病院リハビリテーション部：理学療法リスク管理マニュアル，第3版，p.65, 三輪書店，2011.
2) 牧田 茂：CCU・ICUにおける超急性期心臓リハビリテーションの実際．臨床リハ，23(8): 745-750, 2014.

3 弁膜症
リハポイント：弁の状態を見極めてリスクを予測しよう

弁膜症のそれぞれのメカニズムを押さえて，どのような症状が起こるか想定しておこう。

大動脈弁狭窄症（AS）

ASでは左心室の求心性肥大によって心筋の酸素需要量が増え，かつ大動脈拡張期圧は増加しないため，冠動脈循環量は増えず，需要と供給のバランスが不安定であることを頭に入れておかなければならない。従って，リハ時では不安定な状況で運動負荷を上げていくことになるため，心筋の酸素需要量が増えるものの供給量が間に合わず，**虚血反応**（胸部の絞扼感や血圧の低下，ST低下など）が生じる可能性を常に意識しておく必要がある（図1）。

AS：aortic valve stenosis

図1　それぞれの弁膜症で起こる症状に注意しよう

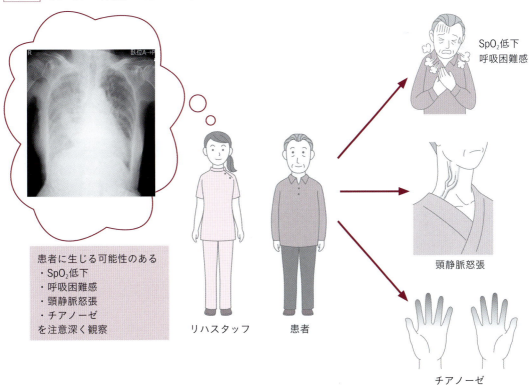

患者に生じる可能性のある
・SpO_2低下
・呼吸困難感
・頸静脈怒張
・チアノーゼ
を注意深く観察

リハスタッフ　患者

SpO_2低下
呼吸困難感

頸静脈怒張

チアノーゼ

大動脈弁閉鎖不全症（AR）

AR：aortic valve regurgitation

　ARでは拡張期に大動脈から血液が逆流し，冠動脈への血流が低下することで心筋虚血が生じる。また，左房圧が上がることで肺うっ血が生じる。リハ中はASと同様に虚血反応やうっ血症状の有無を常に評価し介入する必要がある。

僧帽弁狭窄症（MS）

MS：mitral stenosis

　僧帽弁狭窄症では左房圧の上昇から肺うっ血に至るため，リハ中では血圧や脈のほかにSpO$_2$の低下がないか，呼吸困難感などの自覚症状の悪化はないか，また右心不全に起因する頸静脈怒張の増悪，チアノーゼの出現などに注意が必要である（図1）。

僧帽弁閉鎖不全症（MR）

MR：mitral regurgitation

　MRでは血液が左心室から大動脈へ押し出されるだけでなく，左心房へと逆流することも念頭に置く必要がある（図2）。つまり左心室の機能評価として左室駆出率（EF）を指標にすることが多いが，MRの場合はEFで示された駆出分すべてが体循環に流れていないということを理解しなければならない。EFでは正常な数値でも，全身への循環血液量が不足している可能性がある。従って，リハ中は血圧，脈，SpO$_2$などバイタル評価と，呼吸数の増加，息切れなど患者自身に現れるサインをこまめに評価し，身体内部で起きている変化を見逃さないことが重要である。

EF：ejection fraction

EFの正常値は，p.151参照

図2　MRの逆流評価（心エコーカラードプラ法）

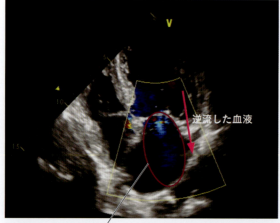

	軽症	中等度	重症
逆流量（cm³/beat）	<30	30〜59	60以上
逆流率（%）	<30	30〜49	50以上
逆流弁口面積（cm²）	<0.20	0.2〜0.39	0.40以上

重症例では50％以上が逆流する。

左心室から左心房に逆流した血液は大動脈に流れていかないため，体循環量は減少する。

（表はAmerican College of Cardiology/American Heart Association Task Force on Practice Guidelines; Society of Cardiovascular Anesthesiologists; Society for Cardiovascular Angiography and Interventions; Society of Thoracic Surgeons, et al: ACC/AHA 2006 guidelines for the management of patients with valvular heart disease. Circulation, 114: e84-231. 2006. より改変引用）

4 大動脈解離
リハポイント：型に注意してリハをしよう

大動脈解離の分類をしっかり押さえて，リハに活かしていこう。

Stanford A型（偽腔閉塞）とStanford B型のリハ

　大動脈解離は血管壁の脆弱化により大動脈破裂の危険性があるため，厳格な血圧管理が重要となる。まず介入する際には，**収縮期血圧130mmHg未満**が判断の材料となる。Stanford A偽腔閉塞型，もしくはStanford B型（図1）は，

① 大動脈の最大径が50mm未満
② 臓器虚血がないこと
③ 播種性血管内凝固症候群（DIC）[*1]（FDP[*2]40以上）の合併がない

場合は，標準型のリハプログラムに則ってギャッジアップ，座位，起立，歩行と進めていく。詳細は日本循環器学会ガイドラインを参照されたい。ステージの進行の可否は負荷後収縮期血圧が**150mmHg未満**で判定する。

[*1] 播種性血管内凝固症候群（DIC）
過剰な血液凝固反応活性化が生じ，生体内の抗血栓性の制御能が十分でなくなり，全身の細小血管内で微小血栓が多発して臓器不全，出血傾向の見られる予後不良の症候。

[*2] FDP
フィブリン・フィブリノゲン分解産物。

日本循環器学会ガイドライン：大動脈瘤・大動脈解離診療ガイドライン(2011年改訂版)
www.j-circ.or.jp/guideline/pdf/JCS2011_takamoto_d.pdf
を参照。

DIC：disseminated intravascular coagulation
FDP：fibrin/fibrinogen degradation products

図1 大動脈解離の分類に合わせたリハ

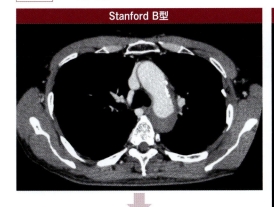

Stanford B型
↓
標準リハプログラム
ステージの進行の判定は負荷後収縮期血圧150mmHg未満

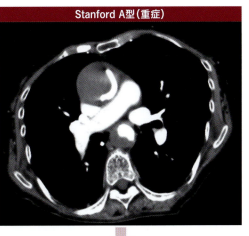

Stanford A型（重症）
↓
個別で厳格な血圧管理を行いながらのリハ

Stanford A型（重症例）のリハ

　Stanford A型の広範囲の解離や大動脈最大径50 mm以上，偽腔閉塞型だが真腔が1/4以下などの重症例においても実臨床では必要に応じてリハを実施することがある。その場合は**厳格な血圧コントロール**をする必要があり，リハ中は自動血圧計などを用いて常に血圧の変動に注意を向けておく。自動血圧計がない場合は数分ごとに血圧の評価を実施する。また，真腔が狭い場合は虚血が生じる場合があるため，意識状態や経皮的酸素飽和度，チアノーゼなど循環動態を評価しながら慎重に行い，徐々に負荷量を上げていく。入院中は退院後の患者の生活を想定した動作をこまめに評価し，安全に行える範囲について指導する必要がある。

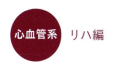

心血管系 リハ編　　　　　　　　　　　　　　　　　　　　　　　　5｜大動脈瘤

5　大動脈瘤
リハポイント：血圧を上げないための動作指導をしよう

血圧をしっかり管理して，血圧が上がらない動作を指導していこう。

血圧の上昇には要注意

　大動脈瘤も大動脈解離と同様に収縮期血圧の厳格な管理のなか，リハを実施していく必要がある。また，動作によっては血圧が上昇しやすいものがあるため，早期から患者に指導していく必要がある（図1〜4）。また，在宅復帰後も血圧が上がりやすい状況については，患者や家族に指導する必要がある（表1）。

図1〜4の動作は，肝嚢胞（p.232），胃がん（p.272）など腹部圧迫を避ける動作としても有用である。

図1　血圧を上げないための動作①

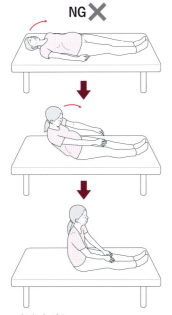

a　起き上がり

背臥位から直接起き上がる場合（柵を使用する場合も）腹圧がかかり血圧の上昇が考えられる。
起き上がる場合は一度左右どちらかに寝返りそれから手を使って起き上がるとよい。

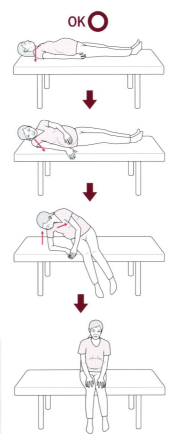

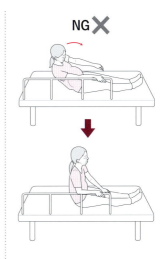

図2 血圧を上げないための動作②

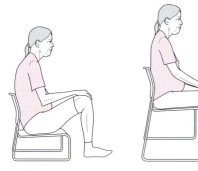

a 座位

椅子の座面が低いと股・膝関節が曲がり，腹部を圧迫する姿勢となるため，股・膝関節が90°よりも大きく曲がらないように設定する。

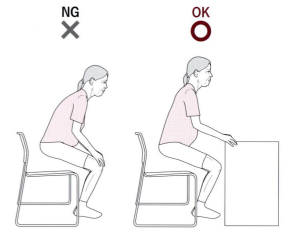

b 立ち上がり

膝に手を着くよりも前方の台などを利用するほうがいきみが少なく，楽に立つことができる。

図3 血圧を上げないための動作③

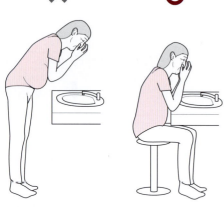

a 洗面

立位では前かがみの度合いが強くなるため，椅子などを用意して，なるべく前かがみを避ける。

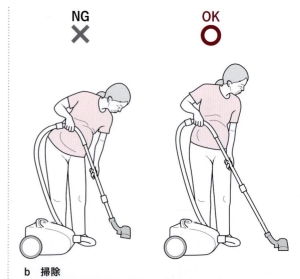

b 掃除

床掃除などは柄の長いものを選ぶことで，前かがみを回避でき，血圧の上昇を抑えることができる。

図4　血圧を上げないための動作④

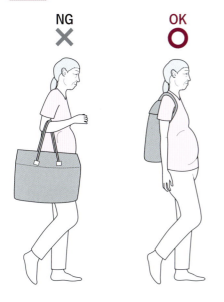

a　外出

手提げのバッグよりもリュックのほうが血圧の上昇は抑えられる。

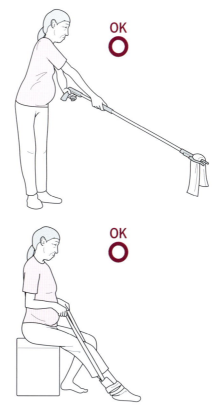

b　リーチャー，ソックスエイドの使用

床の物拾いや，靴下の着脱時には，自助具（上：リーチャー，下：ソックスエイド）などを使用するとよい。

表1　血圧が上昇するシチュエーション

状況	注意点
起床時	早朝は急激に血圧が上がるため，目覚めてからゆっくりと起床する。
排泄	いきみは血圧を上昇させるため，深呼吸をしながらリラックスして行う。
	冬場では温度差が生じるため，暖房器具でトイレ内を暖めるとよい。
	排泄をスムーズにするためにも日々の歩行運動を推奨する。
入浴	急激な温度変化は血圧を上昇させるため脱衣所などを暖めておく（冬）。
	高温の湯は血圧を上げるため，浴槽の湯は40℃以下にしておく。
	長湯にて血圧が上昇するため，浴槽に浸かる時間は5～10分程度とする。
階段昇降	負荷が大きいため，ゆっくりと昇降する。2足1段でもよい。
咳	咳によって血圧が上昇するため，医師と相談し咳止め薬などの処方を検討する。
ストレス	ストレスを感じると血圧が上昇するため，ストレスとなる因子があれば，近づかないようにする。

心臓がん

　心臓はがんの転移率が低く，発症例が少ないが，本症例は近位皮下腫瘍から心転移をきたした（図5）。慢性心不全から胸水の貯留を認め，除水治療などを実施したが改善せず，精査実施にて判明した。

図5　心臓がん

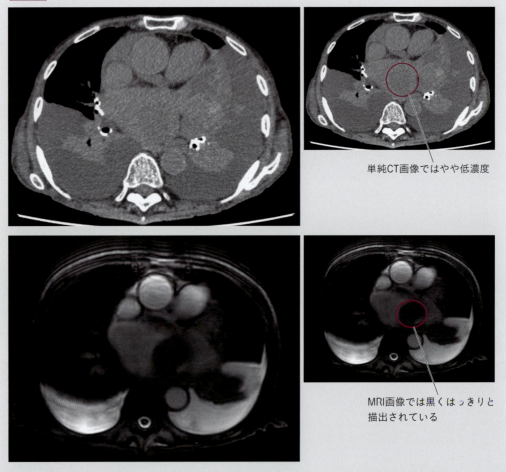

単純CT画像ではやや低濃度

MRI画像では黒くはっきりと描出されている

腹 部 画 像

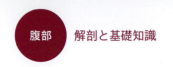

腹部　解剖と基礎知識

1-1　画像解剖①：正常の腹部X線画像

立位と臥位の画像の違いを知ろう。

腹部のX線画像は主に腸管のガスの貯留などを見るために用いられる。

立位での撮影は臥位に比べ臓器が下部に移動し，腸管遊離ガスが比較的集まって描出される（図1）。

臥位での撮影は身体が安定し，腹部全体の観察に有用である（図2）。また，臓器が頭側へ移動し，腸管ガスも全体的に描出される。

図1　腹部X線画像：立位

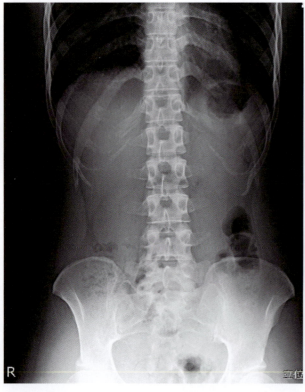
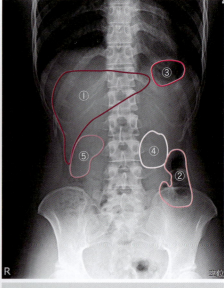

①肝臓，②腸管ガス，③胃泡，④左腎臓，⑤右腎臓
図2に比べ，肝臓の位置が足側に移動していることがわかる。

図2　腹部X線画像：臥位

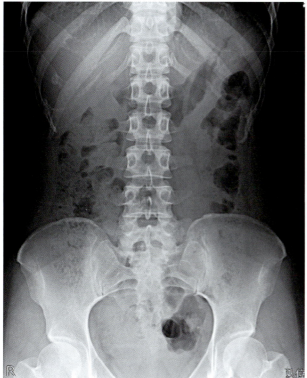
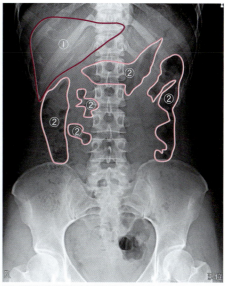

①肝臓，②腸管ガス
図1に比べ，肝臓の位置が頭側に移動している。

腹部 解剖と基礎知識

1-2 画像解剖②：正常の腹部CT画像

頭側から見えてくる臓器の順番と位置関係で同定しよう。

上から順に臓器を同定する

　腹部のCT画像を理解するとき，最初につまずくのは各臓器の同定だろう。内臓の位置関係については複雑で難しいと思いがちであるが，おおよその見当をつけて見ていけば，さほど難しくはない。

　通常腹部CT画像は身体の頭側から足側へ輪切りのように撮影されていく（水平断像）。各臓器を同定していくには，頭側から見えてくる臓器の順番と位置関係を想定することで見極めやすい（図1）。

　CT画像は本来の左右の位置関係が逆転していることに注意する。図2に頭側から順に画像を提示する。

図1 **頭側から見えてくる臓器の順番と位置**

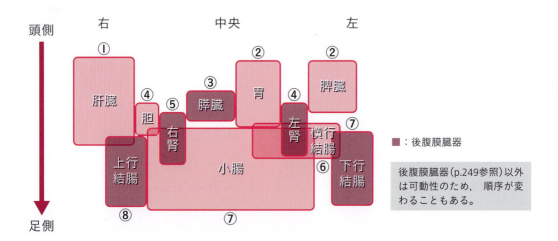

1-2 画像解剖②：正常の腹部CT画像

図2　頭側から足側へ見えてくる順番と位置

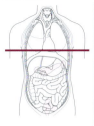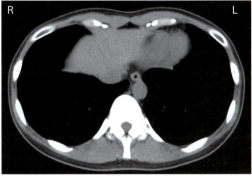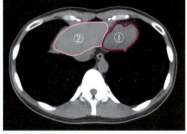

①心臓，②肝臓

a　左側(L)に心尖部(①)，右側(R)に肝臓(②)

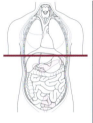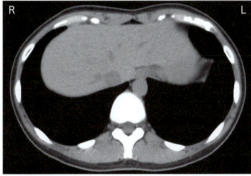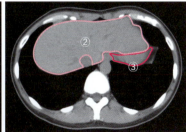

②肝臓，③胃

b　右側から中央に肝臓(②)

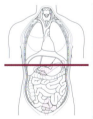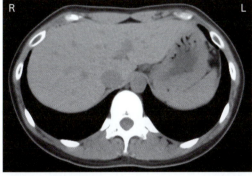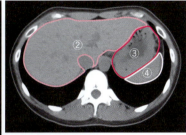

②肝臓，③胃，④脾臓

c　肝臓(②)の左側に胃(③)，脾臓(④)

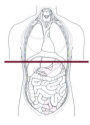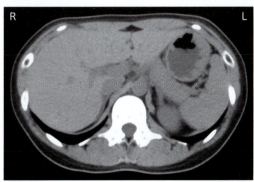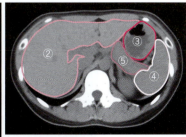

②肝臓，③胃，④脾臓，⑤膵臓

d　胃(③)の背側に膵臓(⑤)

205

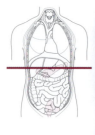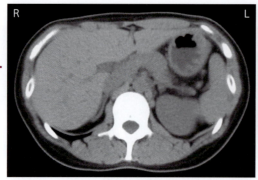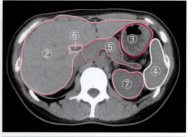

②肝臓,③胃,④脾臓,
⑤膵臓,⑥胆嚢,⑦左腎臓

e　肝臓と膵臓の間に胆嚢(⑥),左側(L)背側に左腎臓(⑦)

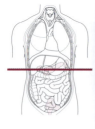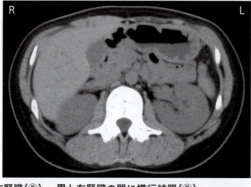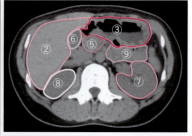

②肝臓,③胃,⑤膵臓,⑥胆嚢,
⑦左腎臓,⑧右腎臓,⑨横行結腸

f　右側(R)背側に右腎臓(⑧),胃と左腎臓の間に横行結腸(⑨)

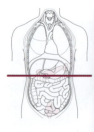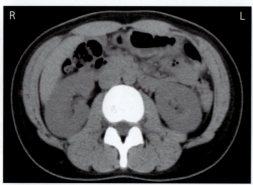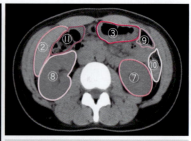

②肝臓,③胃,⑦左腎臓,⑧右腎臓,
⑨横行結腸,⑩下行結腸,⑪右結腸曲

g　胃(③)の左側(L)に横行結腸(⑨),下行結腸(⑩),胃(③)の右側(R)に右結腸曲(⑪)

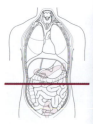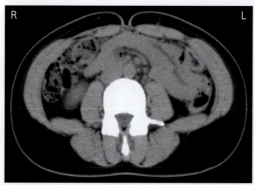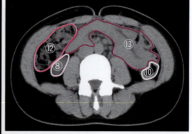

⑧右腎臓,⑩下行結腸,⑫上行結腸,
⑬小腸

h　右側(R)に上行結腸(⑫),腹部中央に小腸(⑬)

2 CT値

CT画像の濃度差と数値について知ろう。

　CT（コンピュータ断層撮影）は，X線を身体の周囲を回転させながら照射し，透過したX線量を解析することで画像として映し出す検査法である。CT値とはX線の透過度を数値化したものであり，水を0，空気を−1000（黒）を基準に各臓器を白黒のコントラストで表現している。また，X線が透過しにくい骨は＋1,000（白）と表現される。

　各臓器のCT値は図1に示したとおりである。各臓器が黒っぽく映し出されたときには水分や脂肪が多く含まれていることを意味するため，着目するヒントとなる。

図1　CT値

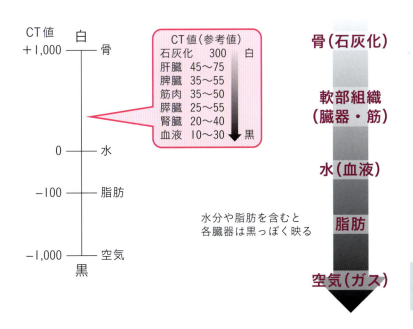

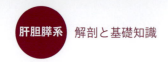

肝胆膵系 解剖と基礎知識

1-1 肝臓，胆嚢（胆道），膵臓の解剖

肝胆膵それぞれの解剖学的な特徴を押さえよう。
解剖の特徴は，画像解剖を知るための基礎となる。

肝臓の解剖

　肝臓はおよそ1,400gであり，腹部の中で最も大きな臓器である。横隔膜直下に位置し，右上腹部に存在する。

　肝臓の分類は複数あり，肝鎌状間膜で右葉と左葉に分ける解剖学的葉区分（図1a）や，Cantlie線[*1]で右葉と左葉に分ける機能的葉区分がある（図1b）。

　また，肝臓を外側区域，内側区域，前区域，後区域，尾状葉に区分する「原発性肝癌取扱い規約」による分類とS1～S8に区分されるCouinaud分類がある（図2）。

*1 Cantlie線
下大静脈と胆嚢窩を結んだ線

図1 **肝臓の解剖学的葉区分と機能的葉区分**

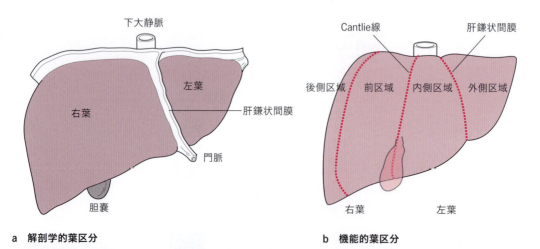

a 解剖学的葉区分　　b 機能的葉区分

解剖学的葉区分は肝鎌状間膜で右葉と左葉に分け，機能的葉区分はCantlie線で右葉と左葉に分ける。

図2 Couinaud分類

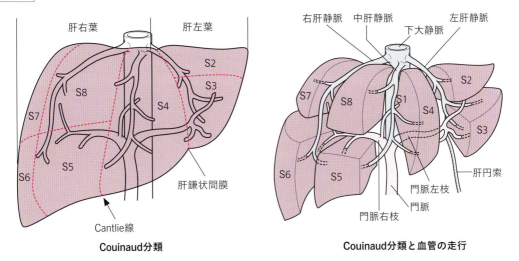

Couinaud分類

Couinaud分類と血管の走行

胆道の解剖

　胆道とは，肝臓で生成された胆汁が十二指腸に至るまでの全経路を指す。従って，胆道とは「胆管」「胆嚢」「十二指腸乳頭部」を合わせた総称である。

①胆嚢

　胆嚢は肝臓の下部に位置し，肝臓で生成された胆汁を貯蓄し濃縮している。内容量はおよそ70mLで袋状の形である。

②胆管

　胆管は管内胆管，左右肝管，総肝管となり，胆嚢管と合流して総胆管となる。総胆管は膵頭部で主膵管と合流して，Vater乳頭に開口し十二指腸とつながる。Vater乳頭にはOddi括約筋が存在し，膵液や胆汁の放出量を調整している（図3）。

図3 胆管の解剖

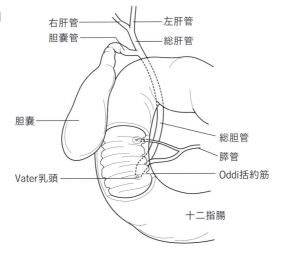

膵臓の解剖

膵臓は胃の後面に位置し,長さ15cm,幅3〜5cm,厚さ2cm,重さは約60gである。また,膵臓は膵頭部,膵体部,膵尾部の3部に分けられ,膵尾部は脾臓に接している(図4)。

内分泌に関与するLangerhans島(ランゲルハンス)は膵体尾部に多く存在する。また,外分泌に関与する腺房は全体に分布しており,全体の90％を占めている。

図4 膵臓の解剖

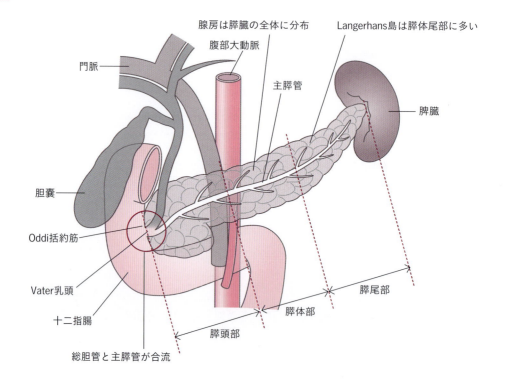

1-2 肝臓，胆嚢（胆道），膵臓の生理作用

肝胆膵の病態を理解するには画像だけでは不十分。
生理作用を押さえて，画像の変化とあわせて病態の把握につなげていこう。

肝臓

肝臓は体内の恒常性維持にとって非常に重要な働きを担っており，その働きは大きく分けて，
①代謝
②解毒
③免疫
④胆汁生成
がある。また，代謝には糖代謝，蛋白質代謝，脂質代謝，ビタミン代謝，ビリルビン代謝，ホルモン代謝がある（表1）。

肝臓の栄養血管は固有肝動脈（肝全血流の30%）であるが，機能的血管の

表1　肝臓の代謝機能

	物質名	代謝後	
糖代謝	グルコース	グリコーゲン	グリコーゲンは肝細胞内に貯蓄され血糖低下時に分解され血糖を上昇させる（糖新生）
蛋白質代謝	アミノ酸	アルブミン コリンエステラーゼ フィブリノーゲン プロトロンビン	アルブミンなどの代謝物質は静脈に放出される
脂質代謝	脂肪酸	中性脂肪 コレステロール リン脂質 リポ蛋白	中性脂肪などの代謝物質は貯蓄，または静脈に放出される
ビタミン代謝	不活性化ビタミンD	25-水酸化ビタミンD （活性化ビタミンD）	ビタミンDは水酸化されることで活性化する
ビリルビン代謝	間接ビリルビン	直接ビリルビン	間接ビリルビンを水溶性に変化させる
ホルモン代謝	ステロイドホルモン	不活性化	ステロイドホルモンは不活性化の後，胆汁中に排泄される

門脈からも栄養素や酸素を受け取ることができる。そのため，固有肝動脈の血流が途絶えても代謝が可能である。

　解毒には薬物などの毒物を水溶性に変換し体外へ排泄することや，アミノ酸利用時に産生されるアンモニアを無害の尿素に変換することが含まれる。アンモニアは肝性脳症の原因の1つであり，中枢神経系に影響を与える。

　免疫にはマクロファージの一種であるKupffer細胞が関与しており，貪食や抗原提示細胞機能により生体防御を担っている。

胆嚢（胆道）

　胆嚢は肝臓で生成される胆汁を濃縮，貯留，放出する。胆汁は胆汁酸と直接ビリルビンから生成される。胆汁酸は肝実質で生成されコレステロールから産生される。直接ビリルビンは，脾臓によって老廃赤血球から生成された間接ビリルビンが肝臓に運ばれた後，水溶性に変換されたもので，胆汁色素の主成分となる。胆汁（酸）の主な働きは脂肪を細かく（乳化）することでリパーゼの働きを助け，脂肪の消化吸収の一部を担うことである。

膵臓

　膵臓の機能には，主に内分泌機能としてのホルモン分泌と，外分泌機能としての消化液分泌がある。膵臓から放出されるホルモンにはα細胞から分泌されるグルカゴン，β細胞から分泌されるインスリン，δ細胞から分泌されるソマトスタチンがあり，血糖のコントロールや脂質の合成分解において重要な役割を担っている（表2）。

　膵臓から放出される消化液には蛋白質分解酵素であるトリプシン，脂肪分解酵素であるリパーゼ，糖質分解酵素であるα-アミラーゼなどがある。また，胃酸を中和させるために重炭酸イオン（HCO_3^-）の分泌も行っている（表3）。

表2　膵臓の分泌ホルモンと作用

	分泌ホルモン	作用
α細胞	グルカゴン	グリコーゲンの分解や糖新生によって血糖値を上昇させる。脂肪分解にも関与
β細胞	インスリン	細胞内への糖の取り込みを促進させ，血糖値を低下させる。蛋白合成や脂質合成の働きもある
δ細胞	ソマトスタチン	グルカゴンやインスリンの分泌を抑制する

表3 膵臓の消化酵素と電解質

消化酵素・電解質	作用
トリプシン キモトリプシン	蛋白質の分解
リパーゼ ホスホリパーゼ	脂肪の分解
α-アミラーゼ	糖質（炭水化物）の分解
重炭酸イオン（HCO_3^-）	胃酸の含酸性の内容物を中和する

リハに向けての視点

肝胆膵の生理作用に基づいたリハビリテーション（リハ）のポイントを挙げる（表4）。

表4 肝胆膵の機能低下とリハポイント

障害臓器	機能低下	生じる症状	リハ実施時に配慮すること
肝臓	肝臓への糖取り込み・放出能低下	低血糖	食事を摂取したか，リハ介入の時間帯，リハ中低血糖症状の確認，運動負荷量
	蛋白合成能低下	筋蛋白異化	運動負荷量
	アンモニア増加	意識消失	意識状態，バイタル変動，振戦
	血液凝固能低下	出血傾向	外傷や転倒，点滴部位の保護
	アルブミン低下	血管内脱水	起立性低血圧
胆嚢	胆汁分泌低下	下痢	リハ時の排泄への配慮
膵臓	インスリン分泌低下	高血糖	インスリン使用による低血糖
	消化酵素分泌低下	下痢	リハ時の排泄への配慮

肝胆膵系 解剖と基礎知識

2 肝臓，胆嚢（胆道），膵臓の画像解剖

正常の画像解剖を押さえて，画像の変化を読み取れるように準備しよう。

肝臓は肝静脈がランドマーク

　肝臓のCT画像では肝静脈をランドマークにすると区域を見分けやすい。また前区葉と後区葉は門脈をランドマークにすると見分けやすい（図1）。

　実際のCT画像では静脈が肝実質よりも低吸収域（黒っぽく描出）であるため，まず静脈を見つけるとよい。右から左肝静脈，中肝静脈，右肝静脈であり，それぞれ区域の間に位置する（図2）。

　区域の覚え方は，
・門脈より上ではS1から左回りの順番でS1 → S2 → S4 → S8 → S7
・門脈より下ではS1 → S3 → S4 → S5 → S6
と覚えるとよい（図3）。

図1 **肝静脈と門脈が区域のランドマークとなる**

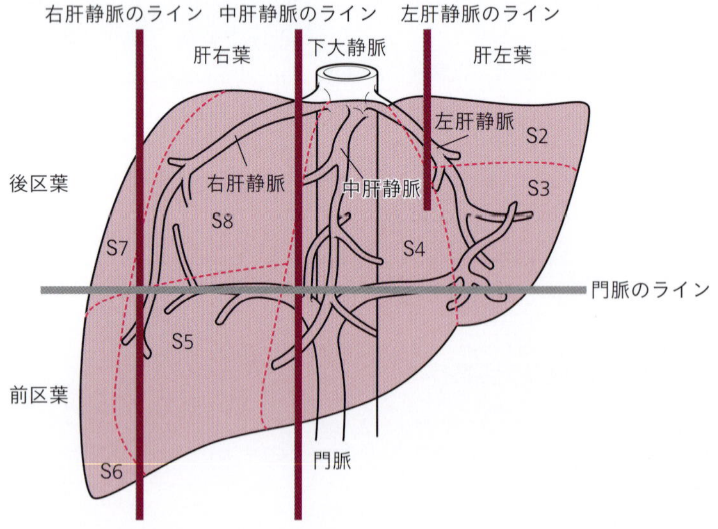

214

2 | 肝臓，胆嚢（胆道），膵臓の画像解剖

図2 肝臓の正常CT画像と肝区域

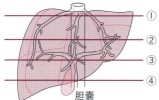

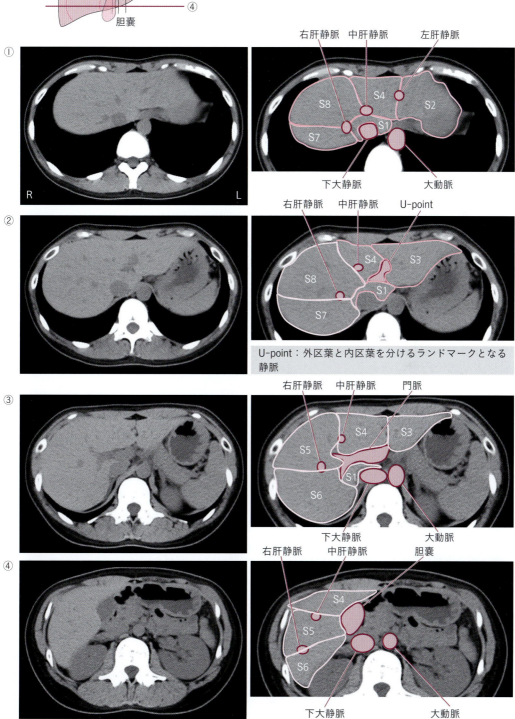

U-point：外区葉と内区葉を分けるランドマークとなる静脈

図3 画像から読み解く肝区域

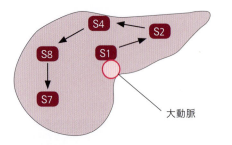

a 門脈より頭側
S1から左回りの順番
S1 → S2 → S4 → S8 → S7

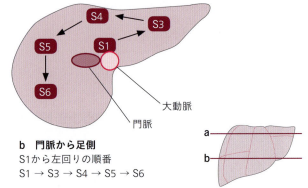

b 門脈から足側
S1から左回りの順番
S1 → S3 → S4 → S5 → S6

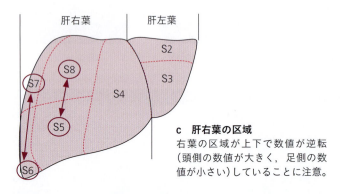

c 肝右葉の区域
右葉の区域が上下で数値が逆転（頭側の数値が大きく，足側の数値が小さい）していることに注意。

胆嚢はより黒く円形に映る

胆嚢は門脈よりも足側に位置しており，単純CT画像では黒くはっきりと描出され，円形を示すため，比較的見つけやすい（図2④）。

胆嚢は水平断面で直径5cmまでが正常であり，5cm以上が胆嚢肥大と診断される。

膵臓は胃と脾臓を目印に

膵臓は胃の背側に位置して膵頭部が足側で膵尾部が頭側になる斜めの形で存在している。そのため，CT像では最初に膵尾部が見えてくる。膵尾部は脾臓に接していることから，胃と脾臓をランドマークにすると見つけやすい。膵尾部，膵体部，膵頭部の順で見ることができる（図4）。

2 | 肝臓，胆嚢（胆道），膵臓の画像解剖

> 図4　膵臓の正常CT画像

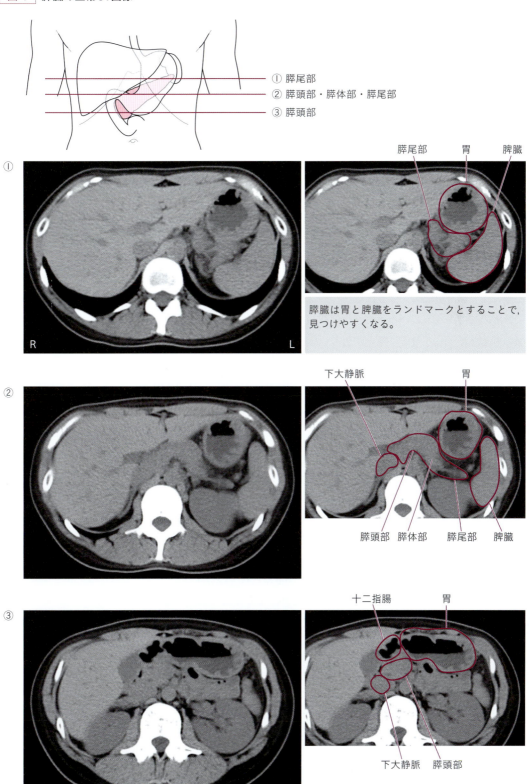

膵臓は胃と脾臓をランドマークとすることで，見つけやすくなる。

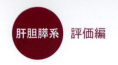
肝胆膵系 評価編

1 肝硬変

肝硬変には代償期と非代償期があることを知ろう。

肝硬変の代償期と非代償期

肝硬変とは，慢性の肝障害が進行した結果，肝細胞が死滅・減少し線維組織によって置換され，結果的に肝臓が硬く変化し，肝機能が減衰した状態を指す[1]。肝組織は再生能力に優れているが，一定以上の線維化が進行することで，**不可逆的**となる。

肝臓の能力が残っている状態を**代償期**（症状が出現していない期間），肝臓の能力が減少し，黄疸，腹水が出ている状態を**非代償期**（症状の出現）という。

肝硬変になると，肝臓の能力は低下し，門脈圧は高くなり，肝がんのリスクが増加することや，直接的な肝不全で死に至る可能性が増す。また，肝硬変によって門脈圧亢進症[*1]が生じるため，**脾臓が肥大し**，血中のアルブミン低下と一緒になって腹水が溜まりやすくなり，肝臓を通過しない血管が生じる（側副路）。

リハについては，p.230 参照

*1 門脈圧亢進症
門脈血流が肝臓に流れにくくなり門脈圧が上昇する。

画像で見る肝硬変の進行

①代償期

線維化が進行しているものの，肝臓の能力が維持されている状態。

図1に示す症例では，肝右葉は萎縮しているが，肝左葉は代償的に腫大し硬くなるため，表面の凹凸が目立つ特徴的な画像が描出される。

②非代償期

線維化が進行し肝臓の機能が低下した状態。

図2に示す症例では，肝臓全体が萎縮して表面の凹凸が認められる。肝機能の低下によってアルブミンの合成量が低下し腹水も目立つようになる。

引用文献
1) 上月正博，編著：よくわかる内部障害の運動療法．医歯薬出版，p.206, 2016．

1 | 肝硬変

図1　肝硬変代償期のCT画像

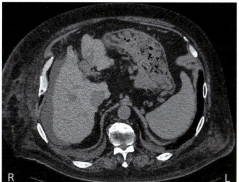

a　単純CT画像

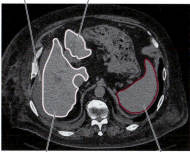

右葉の萎縮，左葉の凹凸表面と代償性肥大，脾腫など特徴的な所見が見られる。

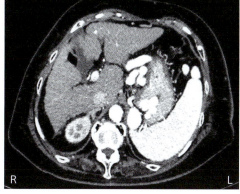

b　造影CT画像

図2　肝硬変非代償期のCT画像

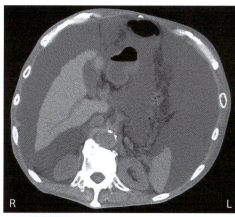

a　単純CT画像

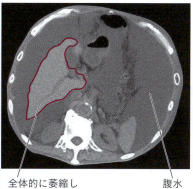

萎縮して表面の凹凸も全体で目立つ。

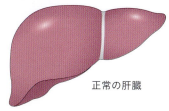

b　正常と非代償期の肝臓

肝胆膵系　評価編

2 肝嚢胞

肝嚢胞が肥大していたら，リハビリテーション(リハ)には注意しよう。
CT画像から液体の存在を読み取ろう。

肝嚢胞は無症候だけど

　肝嚢胞とは，肝臓の中に液体の入った袋ができる疾患を指す。先天性と後天性の嚢胞があり，後天性のものには炎症性や外傷性，腫瘍性，そして寄生虫によるものがある。先天性では生まれつき肝臓内に嚢胞が存在していて，限局している孤立性と複数箇所に生じる多発性が存在する。

　肝嚢胞は比較的多くの人が抱えている疾患であり，リハスタッフも出会うことが多いといえよう。**肝嚢胞は無症候であることが多いため**，過度な心配は不要だが，肝嚢胞の肥大化により胃の圧迫や腹部の不快な症状が出ている場合には，注意してリハをする必要がある。

リハについては，p.232 参照

画像から液体の存在を見極める

　肝嚢胞は液体が貯留していることから，CT画像上，低吸収域となり(図1)，正常組織よりも黒く描出される。一般的に静脈も低吸収だが，嚢胞は静脈よりも大きく描出されるため見分けることは可能である。

図1　**肝嚢胞のCT画像①**

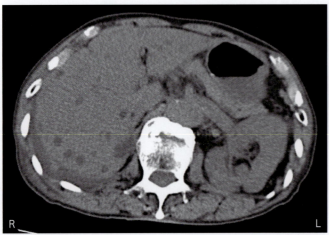

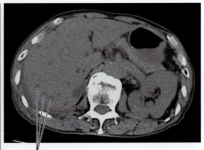

肝嚢胞

嚢胞は肝実質よりも低吸収域(黒く)として描出される。

220

図2 肝嚢胞のCT画像②

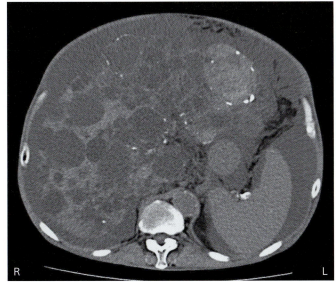
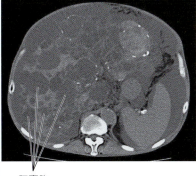

肝嚢胞
重症化すると各臓器を圧迫する。

column

肝嚢胞と肝膿瘍の鑑別

肝嚢胞は前述したように低吸収域で黒く描出されるが，肝膿瘍も同様に黒く描出される。しかし，肝膿瘍は造影CT時に膿瘍の周りが造影され，リング状に濃染*1される（白く描出）といった特徴がある。また，肝膿瘍は発熱や白血球の上昇などの感染所見が観察されるため，画像で見極めリハ時のリスク管理につなげたい（図3）。

＊1 リング状の濃染
がんや腫瘍に対して造影CTを行ったときに，低吸収域で黒く描出される周囲をリングのように囲む形で高吸収域で白く描出される特徴的な濃染。

図3 肝膿瘍の造影CT画像

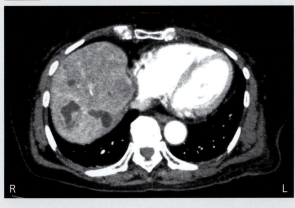
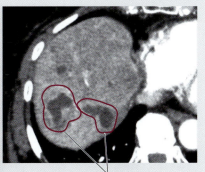

膿瘍の周りが造影されリング状に濃染される。

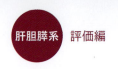

3 肝細胞がん（HCC）

肝硬変との合併による症状があることを知っておこう。
肝細胞がんは造影剤が流入する様子からわかる。

肝がんには原発性と転移性が存在し，その大多数は転移性によるものである。また，原発性肝がんには肝細胞がんと胆管細胞がんがあるが，肝細胞がんのほうが圧倒的に多い。肝がんの70〜90％に肝硬変などの慢性肝疾患の合併が認められている。肝がんによる症状は少なく，随伴する肝硬変による症状が主となる[1]。

リハについては，p.234 参照

HCC：hepatocellular carcinoma

肝細胞がんには造影CT

肝細胞がんは単純CT画像では見つけにくいが，造影CT画像から読み解くことができる。**肝細胞がんは動脈血優位**のため，造影剤を投入された初期の早期相では濃染し，白く描出される。しかし，時間経過に伴い，造影剤が門脈血流とともに肝全体に広がる後期相では肝細胞がんが黒く描出される。これは，肝細胞がんに門脈血流が流れていないために造影剤が流入せず，wash out[*1]が生じることで低吸収域として黒く描出されるためである（図1）。

*1 wash out
がん本体から造影剤が排出されること。

column

造影CT

造影CTはダイナミックCT[*2]を行うことで精度が向上する。造影剤を静脈より急速注入し目的臓器に合ったタイミングで撮影する。

*2 ダイナミックCT
造影剤注入後，時間の経過を追って撮影していく方法。

造影CTは，p.297 も参照

表1　肘静脈より造影剤注入時

時間	相	対象臓器
		腹部大動脈
5秒後	腎動脈相	腎動脈
10秒後	肝早期動脈相	肝臓
15秒後	膵早期動脈相，腎動脈相	膵臓，腎動脈相
20秒後	肝動脈優位相	肝臓
25秒後	膵動脈優位相	膵臓
	腎皮質髄質相（皮髄相）	腎臓
50秒後	門脈相	肝臓
55秒後	腎実質相	腎臓
3分後	肝平衡相，腎排泄相	肝臓，尿路系
5〜10分後	晩期相	胆管系

3 | 肝細胞がん（HCC）

図1　肝細胞がんの造影CT

早期相
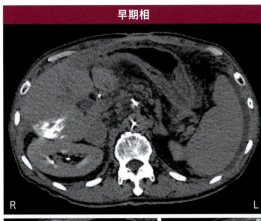

後期相
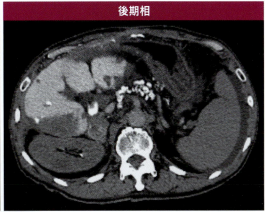

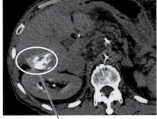
白く描出

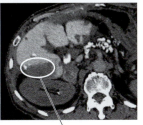
黒く描出

早期相では動脈血により肝細胞がんは白く描出され，後期相では門脈血流により肝実質は白く映るが，肝細胞がんは門脈血流が少ないため黒く映る。

早期相
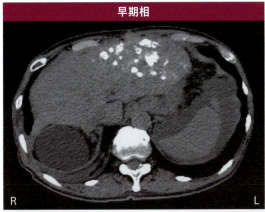

後期相
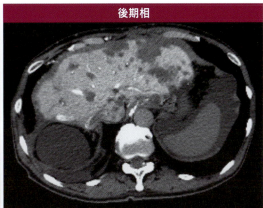

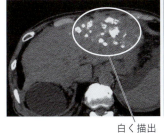
白く描出

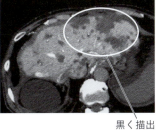
黒く描出

早期相では動脈血により肝細胞がんは白く描出され，後期相では門脈血流により肝実質は白く映るが，肝細胞がんは門脈血流が少ないため黒く映る。

引用文献
1）Forner A, et al: Hepatocellular carcinoma. Lancet, 379: 1245-1255, 2012.

参考文献
1）土屋一洋 監：診療放射線技師　画像診断マスター・ノート．メジカルビュー社，p.263, 2005.

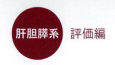

4 脂肪肝

脂肪肝になる背景を押さえておこう。
アルコール性，非アルコール性に分けて覚えておこう。

脂肪肝になる背景

　脂肪肝はアルコール性と非アルコール性（NAFLD）に大別される。アルコール性脂肪肝は多量のアルコールを長期間にわたり摂取したことで肝臓に脂肪が沈着し肝障害を呈する疾患である。一方，NAFLDは過剰な飲酒歴がなく，脂肪の多い食事や運動量の低下など生活習慣を元に肝臓に脂肪が沈着し肝障害を呈する疾患である[1]。どちらの脂肪肝も進行すると，肝炎や肝硬変につながるため，早期の治療が重要となる。わが国ではNAFLDの患者数が増加している。

リハについては，p.239 参照

NAFLD：non-alcoholic fatty liver disease（非アルコール性脂肪性肝疾患）

肝臓全体の濃度から見極めよう

　正常の肝臓は門脈や脾臓よりも白く描出されるが，脂肪が沈着した肝実質では逆に門脈や脾臓よりも黒く描出される（図1）。腫瘍なども黒く映るため，脂肪が全体ではなく限定的に沈着した場合は見極めが難しくなる場合がある。

脂肪の濃度は，p.207「CT値」参照

図1 脂肪肝のCT画像

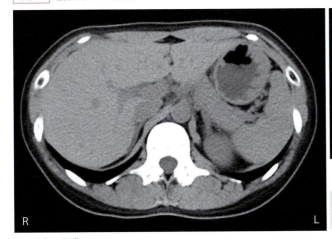
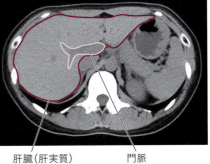

肝臓（肝実質）　門脈

肝実質は門脈や静脈よりも高吸収（白）に描出される。

a　正常の肝臓

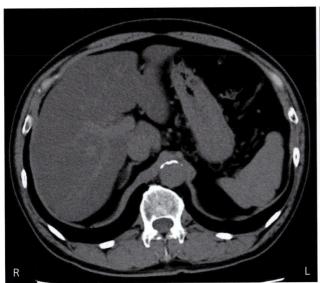
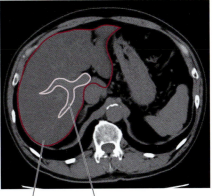

肝臓（肝実質）　門脈

脂肪が沈着し，肝実質が低吸収（黒）に描出。門脈は肝実質よりも高吸収（白）に描出される。

b　脂肪肝

引用文献

1) 日本消化器病学会　編：NAFLD/NASH 診療ガイドライン 2014, 南江堂, 2017.

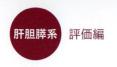

肝胆膵系 評価編

5 胆石（総胆管結石）

胆石は発生部位により分類される。そのタイプを知っておこう。
基本的に無症候だが，痛みが発生することがある。

基本的に無症候だが，痛みの発生もある

胆石は胆道に形成された結石であり，発生した部位により胆嚢結石，総胆管結石，肝内結石に分けられる。発生頻度は胆嚢結石が70%と最も多く，続いて総胆管結石，肝内結石の順で多い[1]。胆嚢結石は基本的に無症候であるが，脂肪分の多い食事を摂取すると胆嚢の収縮によって胆石が胆嚢管に嵌頓し，胆嚢内圧の上昇に伴う疼痛が生じる。これを胆石発作という。また，総胆管結石は胆管炎を引き起こす可能性が高いことから，内視鏡的もしくは外科的総胆管結石除去術が施行される。

リハについては，p.241参照

石灰化により白く描出

胆石は石灰化を伴っており，白く描出される。胆嚢は黒く描出されるため胆石は見つけやすい。また総胆管結石や肝内結石は管の中にある結石が白く描出される（図1）。

図1 総胆管結石のCT画像

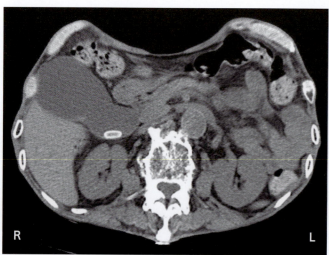
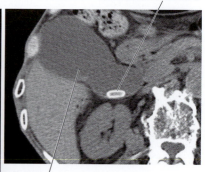

胆石は白く描出される

胆嚢が拡張している

腹部痛と関連臓器（部位）

患者のなかで腹部痛を訴える人は多いが，疼痛部位と関連する臓器はリスク管理として知っておく必要がある．腹部痛と関連する臓器に関して図2に示した．

図2 腹部痛と関連臓器

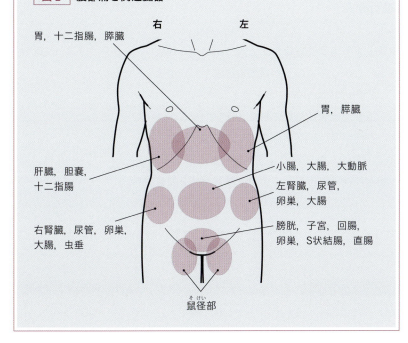

引用文献
1) 田妻 進：胆石症の診断と治療−エビデンスに基づいて−. 胆道, 29(4): 715-722, 2015.

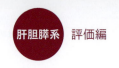
肝胆膵系 評価編

6 膵がん

膵がんは症状が現れにくい。
予後が悪いがんであることを押さえておこう。

症状が現れてきたときは進行がん

　膵がんは膵臓外分泌腺から発生する浸潤性膵管がんと内分泌腺から発生する膵内分泌腫瘍に大別される。しかし90％以上が浸潤性膵管がんであるため，一般的に膵がんというと浸潤性膵管がんのことを指す[1]。

　膵がんは症状が現れにくく，症状が出現し発見されたときにはがんが進行している場合が多く，非常に予後が悪い。症状は黄疸や膵臓のβ細胞の破壊によるインスリン分泌の低下に伴う糖尿病の発症・悪化などがある。また，進行がんが膵臓周囲の臓器や神経を圧迫して腹痛や腰背部痛を引き起こすこともある。

リハについては，p.246 参照

膵がんのCT画像

　膵がんは他のがんと同様，造影CTを用いることが推奨されている。造影剤の注入後早期では膵実質が先に濃染され，白く描出されるが，膵がんは濃染されず黒く映る（画像非提示）。後期相になると，膵がん部分が濃染される。また，単純CTでは膵臓の形状であれば見ることができる（図1）。

p.222 Column 造影CT参照

引用文献
1) 宮越浩一：がん患者のリハビリテーション リスク管理とゴール設定，メジカルビュー社，2013.

図1 膵がんの単純CT画像

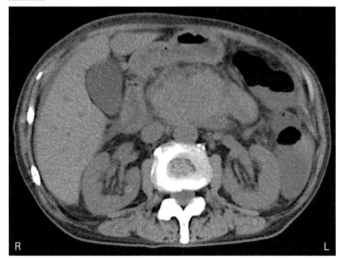

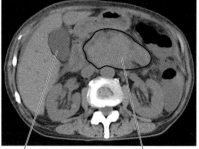

胆嚢　　　腫瘍が浸潤した膵臓

腫瘍の浸潤により膵臓の形が変形している。

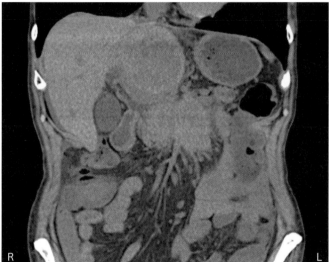

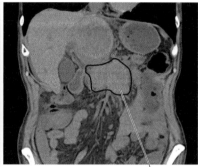

腫瘍が浸潤した膵臓

冠状断像

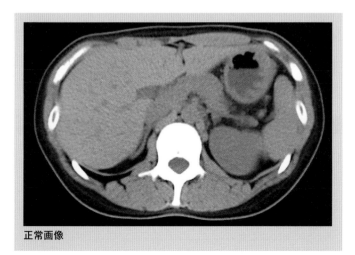

正常画像

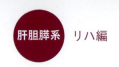肝胆膵系　リハ編

1　肝硬変
リハポイント：代償期と非代償期のリハに注意しよう

代償期，非代償期があることを知り，Child-Pugh分類から時期を把握して，リハビリテーション（リハ）を行おう。

リスク管理

　非代償期にはアンモニアの蓄積により**意識障害**が生じる可能性があるため，離床は注意して行おう。Child-Pugh分類（表1）のC期では予後不良のため，患者のQOLに着目したリハを念頭に入れる。浮腫によって容易に傷が生じるうえに，血小板数の低下によって出血傾向となるため，患者のポジショニングや関節可動域訓練などにも注意しよう。

出血傾向は，p.279 参照

時期に応じたリハを

①代償期
　図1aの代償期，Child-Pugh分類A期であれば，**中等度負荷**（VO_2MAX 60％あるいはKarvonenの予測心拍数70％）程度の運動が推奨される。

VO_2MAX：最大酸素摂取量

Karvonenの予測心拍数は，p.183 参照

②非代償期
　図1bの非代償時期では門脈圧の上昇による**破裂出血**のリスクが高くなるため，負荷量については医師と綿密な相談のうえ実施する。原則的に日常生活レベル（3 METS）程度の運動は実施すべきである。
　蛋白合成能の低下によって蛋白異化の亢進が予測される。従って，**高負荷**のレジスタンス運動は筋破壊を助長する可能性があるため避けたほうがよい。

表1　Child-Pugh分類

	1点	2点	3点
血清ビリルビン（Alb）	2.0 mg/dL未満	2.0〜3.0 mg/dl	3.0 mg/dL以上
血清アルブミン（bil）	3.5 g/dL以上	2.8〜3.5 g/dL	2.8 g/dL未満
プロトロンビン時間％（PT）	70％以上	40〜70％	40％未満
肝性脳症	なし	軽度	時々昏睡
腹水※1	なし	軽度（コントロール容易）	中等度以上（コントロール容易）

A期：5〜6点，B期：7〜9点，C期：10〜15点。※1腹水はおおむね1 L以上を軽度，3 L以上を中等度以上とする。

図1 肝硬変のCT画像

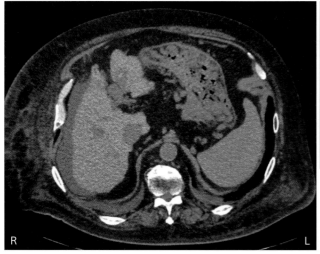

a 代償期

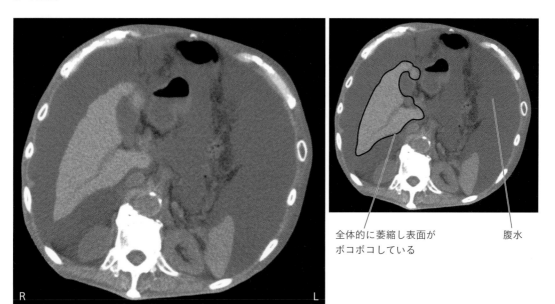

b 非代償期

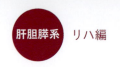
肝胆膵系　リハ編

2　肝嚢胞
リハポイント：画像に驚かず積極的なリハをしよう

画像上の見た目はインパクトが強いが，症状の有無，血液検査データを確認して，リハを検討していこう。

血液データと症状を合わせて検討する

　腹部画像を見て低吸収域が多発していると，初見時には驚くかもしれない。しかし，血液検査による肝障害（ALT，AST），胆汁のうっ滞（ALP，LAP，γ-GTP），肝予備能(Alb，ChE)などを確認して肝臓自体に問題がないこと，また嚢胞による症状が出ていなければ，運動の制限を設ける必要はない。

腹部圧迫を避け，栄養状態を考慮

　図1のように肝臓が肥大化し腹部症状が出現した場合は，胃を圧迫しているため食後すぐの運動や，体幹を前傾させるような運動は控える。また，腹部の圧迫を避けるようなADL動作の指導を行う。腹部圧迫を避ける動作として，洗面時にかがまない，前傾しないための自助具を使用するなど，さまざまな工夫が考えられる。
　腹部不快感により食事摂取が少ない場合には，栄養状態を考慮したリハが必要となる。必ず食事量をチェックしよう。

ALT：alanine aminotransferase
AST：aspartate aminotransferase
ALP：alkaline phosphatase
LAP：leucine aminopeptidase
γ-GTP：gamma-glutamyl transpeptidase
Alb：albumin
ChE：cholinesterase

腹部圧迫を避ける動作は，p.197〜199図1〜4参照

栄養評価は，p.246 表1参照

図1　肝嚢胞のCT画像

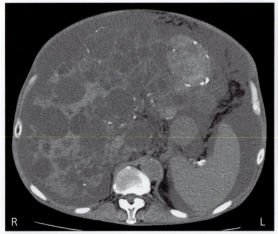
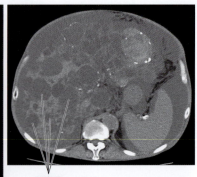

肝嚢胞

肝臓の肥大が著明で，腹部の圧迫症状をきたしている。

肝機能

　肝臓に関わる検査数値には障害の程度を表すASTやALT，機能（予備能）を表すAlbやChEなどがある。ASTやALTが軽度の異常値でも肝機能を表す指標が正常であれば，蛋白質を合成する機能は落ちていないことが推察できる。また，肝機能の指標のなかでも，ChEの半減期はAlbの約半分（11日）のため，Albが正常値であってもChEが低値の場合，蛋白質合成能が低下している可能性がある。従って，ChEが低い場合の運動負荷については，体重や筋力量測定，四肢周径など他の評価と合わせて進めていくとよい（表1）。

表1　肝臓に関わる検査数値

反映しているもの	物質名	基準値
肝の障害 （損傷の程度）	AST ALT	13〜33 IU/L 男性：8〜42 IU/L 女性：6〜27 IU/L
胆汁のうっ滞	ALP γ-GTP	115〜360 IU/L 5〜60 IU/L
肝機能（予備能）	Alb ChE PLT	3.5〜5.0 g/dL 200〜450 IU/L 18.0〜34.0万/uL

PLT：platelet（血小板数）
※検査数値（基準値）は測定機器によって異なる。

肝胆膵系 リハ編

3 肝細胞がん（HCC）
リハポイント：肝機能低下による合併症に注意

肝細胞がんでは腹水を合併して，ADLやQOLが低下するので，
患者の状態を細かくチェックしよう。外科的治療後は肝機能の確認やドレーン管理，
感染予防など，いくつかポイントがあるのでしっかり押さえておこう。

全身状態の評価は細やかに

　基本的には肝硬変と同様に，肝機能を血液検査やChild-Pugh分類を参考
に評価し，運動負荷を選択していく必要がある。しかし，がんによる病態
変化や抗がん剤治療などによって状態が変化しやすいため，リハ前の全身
状態の評価は細やかに行う必要がある。また，がん特有の倦怠感や悪液質
などを生じるケースが多いため，リハ意欲や食事摂取量なども評価してい
く必要がある。

　肝細胞がん患者は腹膜播種や血清アルブミンの低下などにより腹水を合
併することが多く，ADLやQOLの低下をきたしやすい。腹水が増加すると，
腹部が肺を圧迫するため，換気機能が低下し心臓への負担が増加する。そ
のため，運動負荷時にはバイタル変動や呼吸状態，息切れを細やかに評価
し，必要に合わせて心電図でモニタリングする。また，ベッドを水平にす
ると息苦しさが増す。患者のベッドをギャッジアップすると息苦しさが軽
減されることが多い（図1）。

運動処方の実際

　外科的治療が行われた症例に対しては，全身状態を評価したうえで早期
離床を実施していく。酸素マスクや点滴，ドレーン類など多く留置されて
いることが多いが，ライン管理をして，寝返り，起き上がり，起立練習，
歩行練習を行う。また，肝機能の低下，手術による出血などで，貧血を生
じやすいため，離床時には起立性低血圧をきたさないよう，患者の意識状
態やバイタル変動に注意する。ドレーン類を離床側にまとめておくと，離
床がしやすくなる（図2）。

　負荷量は術後早期であっても血液検査データ，バイタル，自覚症状，心
電図モニターなどで問題がなければ，疼痛に配慮しながら負荷量を増加し
てもよい。ただし，手術に伴う炎症が生じているとき（CRP 5mg/dL以上）

HCC：hepatocellular carcinoma

Child-Pugh分類は，p.230参照

CRP：C reactive protein

3 | 肝細胞がん

図1　ベッドギャッジアップによる息苦しさの軽減

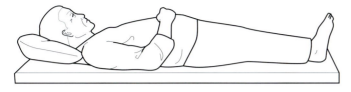

腹水例では完全に臥位にすると腹部臓器が肺を圧迫するため息苦しさが増悪する。

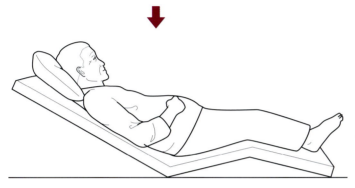

ギャッジアップすると息苦しさが軽減することが多い。

図2　ドレーンのまとめ方

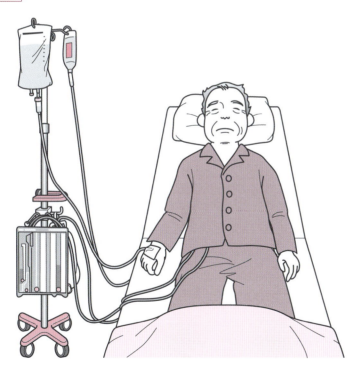

点滴のライン，腹腔ドレーン，尿道留置カテーテルなどを離床側にひとまとめにしておくと便利。

腹部画像　肝胆膵系

には蛋白異化が生じる可能性があるため[1]，高負荷のレジスタンス運動は避け，歩行や軽度のレジスタンス運動など，2〜3METSの運動を行うとよい。

肝切除と機能予後について

　肝細胞がんに対する肝切除の範囲には図3のようなタイプがある。どの範囲まで切除するかは，腫瘍の大きさや数，肝臓の予備能力などを勘案し医師が決定する（図4はS8切除例）。しかし，切除範囲が大きくなれば，肝臓自体の能力が低下することは容易に予測されるため，肝機能低下症状が出現していないか注意しながらリハを進める必要がある。

図3　肝切除の範囲

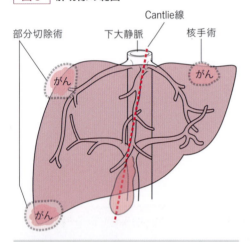

核手術：腫瘍のみ切除。
部分切除：腫瘍の周辺より1cm離して切除。

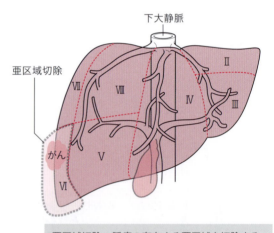

亜区域切除：腫瘍の存在する亜区域を切除する。

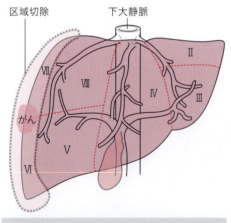

区域切除：腫瘍の存在する区域を切除する。

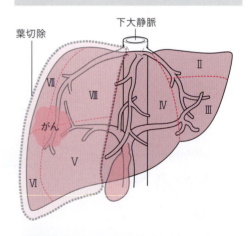

葉切除：腫瘍の存在する右葉・または左葉を切除する。
拡大葉切除：右葉・左葉よりも大きく切除する。

（日本消化器外科学会ホームページより改変引用）

| 図4 | 肝細胞がんの造影CT早期相

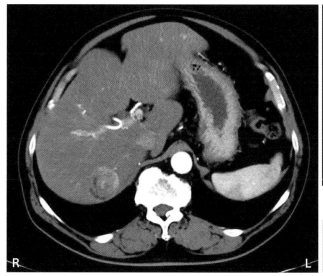
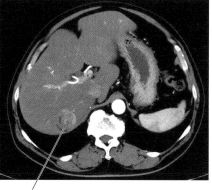

S8に腫瘍

手術前では，腫瘍は造影により高吸収（白）で描出される。

a　手術前

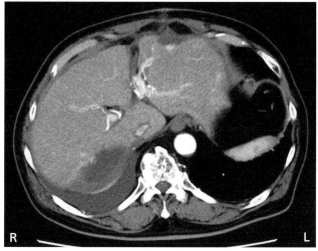
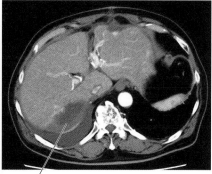

S8切除後

手術後では，腫瘍は切除され，低吸収（黒）で描出される。

b　手術後

肝切除のドレーン抜去時期

　肝切除時には出血や胆汁漏に対してドレーンが留置される。ドレーン抜去には出血が疑われる血性排液や胆汁漏が疑われる黄色（緑色）排液がないことを確認し，肝切除3日後の腹腔ドレーンの排液のビリルビン値が3mg/dL未満であることが目安とされている。排液に異常が観察されなければ，術後3日で抜去されることが多い。

　現在では，肝切除後の腹腔ドレーン留置における感染が問題視されるようになっており，否定的な意見も増えている。ただし，情報ドレナージ[*1]

*1 情報ドレナージ
手術後の出血や滲出液，縫合不全を早期に発見するためのドレナージ。

が挿入されている場合，リハスタッフも介入前後に確認する必要がある。特に胆汁漏を疑わせる**黄色（緑色）排液**，感染性腹水を疑わせる**混濁排液**が認められる場合，重篤な組織損傷をまねく可能性があるため，看護師や医師に報告する必要がある（図5）。

悪液質とは

悪液質とは倦怠感などから食欲低下を生じ，また炎症性サイトカインによりエネルギー代謝が亢進して体重減少が生じている状態のことを指す。
・過去6カ月以上にわたって，5％を超える体重減少がある。
・BMIが20未満で，2％を超える体重減少がある。
・補正四肢筋量が別の消耗性症候群であるサルコペニア（骨格筋筋量減少症）と同等で2％を超える体重減少がある。

BMI：body mass index
$$BMI = \frac{体重(kg)}{\{身長(m)\}^2}$$

図5　肝切除後の排液色

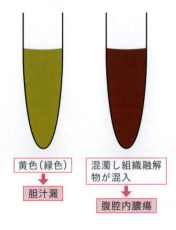

黄色（緑色） → 胆汁漏
混濁し組織融解物が混入 → 腹腔内膿瘍

排液色が黄色（緑色），混濁している場合は，組織損傷を生じる可能性があるため医師に確認し，リハは注意して行う必要がある。

column

感染予防は徹底しよう

　原発性の肝細胞がんはC型肝炎やB型肝炎を契機にして生じることが多い。治療介入をするには**セラピスト自身が感染しないように注意が必要である**。特に手術後の患者は体液が露出している場合が多いため，手洗いの徹底や，手袋・ガウンの装着などスタンダードプリコーション（標準感染予防策）に準じて介入しよう。

引用文献
1) 若林秀隆：サルコペニアとリハビリテーション．Loco CURE, 3(1): 25-29, 2017.

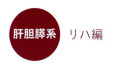

4 非アルコール性脂肪性肝疾患（NAFLD）
リハポイント：運動の負荷強度を工夫しよう

レジスタンス運動と有酸素運動を取り入れて，効率のよいエネルギー消費を行おう。
有酸素運動はそれぞれの症例に合わせた負荷強度にしよう。

非アルコール性脂肪性肝疾患（NAFLD）は過剰な飲酒歴がなく脂肪肝を認める疾患である。肝炎や肝硬変へと移行する可能性があるため，介入意義は大きい。NAFLDの多くは肥満や糖尿病，脂質異常症を背景にもっており，脂肪肝の改善としてのリハ処方はなくとも，腹部CT画像を見て脂肪肝が疑われるのであれば，減量を目的としたプログラムが必要である。

NAFLD：non-alcoholic fatty liver disease

負荷に注意して運動処方しよう

減量と聞くと有酸素運動に着目したくなるが，レジスタンス運動も重要である。レジスタンス運動によって，筋量を増加させてエネルギー消費量を増やすことはイメージしやすい。しかし，レジスタンス運動によってアドレナリンや成長ホルモンが分泌されて，脂肪分解作用が促進することや，細胞内の糖質が低下するとAMPKとよばれる細胞内の代謝をコントロールしている物質が活性化し，血中脂肪酸を骨格筋やミトコンドリアへ輸送する量が増え，脂質代謝が亢進する。従って，運動は，

　　レジスタンス運動　⇒　有酸素運動

の順番で行うと，脂質の消費には効率的である。

AMPK：adenosine monophosphate（AMP）-activated protein kinase

また，有酸素運動は脂質代謝の割合が最大となる最大酸素摂取量の50〜60％で行うのが理想的である（図1）。しかし，実臨床では運動負荷試験が行えないことが多いため，**負荷強度を70％に設定したKarvonenの予測心拍数**を参考に行うとよい。ただし，運動習慣のない者が行う場合は負荷量が高いため，最初は**負荷強度を30％程度から開始**し，徐々に負荷量を上げていくようにしたほうが運動の継続がしやすい。

Karvonenの予測心拍数は，p.183参照

肥満を呈しているようであれば，歩行だけではなく，自転車エルゴメータや水中運動なども効果的である。

減量に伴い肝臓の脂肪が減少し，腹部CT画像の肝臓の濃度が変化してきたら，患者に見せてフィードバックし，成功体験を感じてもらうとよいだろう（図2）。

図1 有酸素運動を行う際の指標（最大酸素摂取量と脂質代謝）

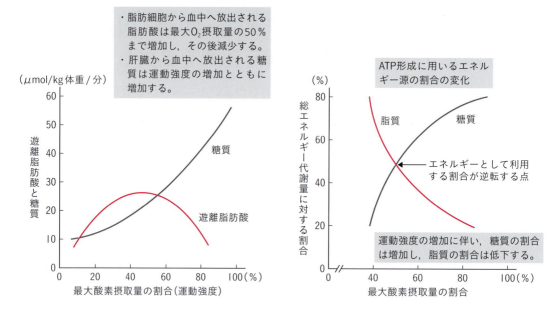

(Brooks GA: Importance of The 'Crossover' Concept in Exercise Metabolism. Clin Exp Pharmacol Physiol, 24(11): 889-895, 1997. より改変引用)

図2 肝臓のCT画像濃度の変化

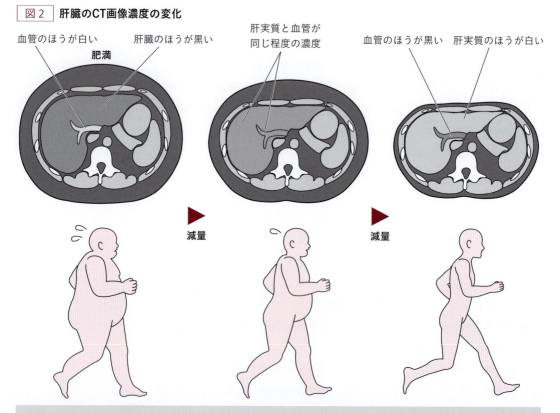

痩せると腹部CT上，肝臓の濃度が白くなる。ダイエットにより肝臓の濃度が変わることを患者に伝えていこう。

5 胆石
リハポイント：ERCP, MRCP検査とtube管理に注意

検査, 治療法はさまざまあるので, 安静度とともに把握しておこう。

　胆石症は内視鏡的検査や治療, 胆嚢炎合併時のドレーン留置などさまざまな処置が施されるが, 臨床で検査名, 処置名は英略語で記され, リハスタッフを悩ませる要因となっている。

検査・処置後の安静度を把握しよう

　検査や処置によっては処置後安静時間などもあるため, リスク管理の一環として知識を整理しておく必要がある。特に, 内視鏡を使用した検査・治療は処置後1〜2時間後の採血の結果によって**安静度**が決定されるため, それまではベッド上安静とし, 処置前と安静度が変化するかもしれないということを頭に入れておきたい。また, 体表からのドレーンなどは創部安定のため, 安静時間が延長する場合があるため, 必ず介入前には**安静度を確認**するようにする。安静度の変更については施設によって異なるため, 自施設の基準を知っておこう。

胆石症の検査

①内視鏡的逆行性胆管膵管造影検査（ERCP）

　ERCPは胆管と膵管を同時に観察することができる検査であり, 内視鏡を用いて, 十二指腸まで挿入し, Vater乳頭（ファーター）からカニューレを用いて胆管と膵管に造影剤を流し, X線撮影を行う（図1）。欠損像が見られた場合には内視鏡的乳頭切除術（EST）や内視鏡的乳頭バルーン拡張（EPBD）などの内視鏡的治療が行われることが多い。ERCP後は造影剤の排泄を促すために2時間はベッド上安静とする。

EST：endoscopic sphincterotomy

EPBD：endoscopic papillary balloon dilatation

②核磁気共鳴胆管膵管撮影（MRCP）

　MRI装置を用いて, 胆嚢・胆管・膵管を同時に描出する検査である。MRCPは非侵襲的に造影剤を使わずに撮影できるといった利点がある。MRCPはMRIのみの使用のため, 基本的に検査後の安静度の制限はない（図2）。

MRCP：magnetic resonance cholangiopancreatography

図1 内視鏡的逆行性胆管膵管造影検査(ERCP)

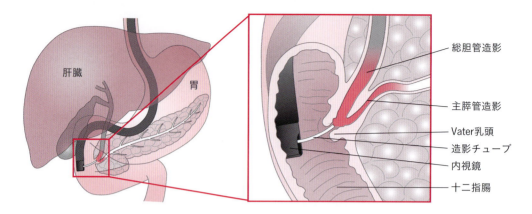

図2 核磁気共鳴胆管膵管撮影(MRCP)

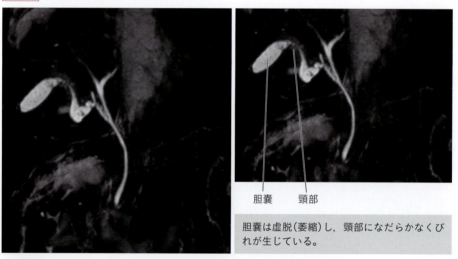

胆嚢は虚脱(萎縮)し，頸部になだらかなくびれが生じている。

a MRCP

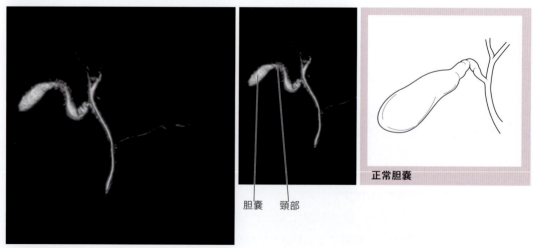

b 3D MRCP

胆石症の治療

①内視鏡的乳頭切除術(EST)

　総胆管から十二指腸に流れ出るVater乳頭部(出口)を電気メスで徐々に切り開き，胆石を取り除く方法(図3)。術後出血が継続される場合もあるため，血圧の変動に注意が必要である。

　安静度は術後から翌日まで，ベッド上安静とする。術後2時間後の採血結果で歩行が許可される場合があるが，当日の積極的なリハは控える。

②内視鏡的乳頭バルーン拡張(EPBD)

　乳頭部にバルーンカテーテルを挿入し，バルーン拡張し出口を広げていき胆石を取り除く方法である(図4)。

　安静度はERCPに準じる。

図3　内視鏡的乳頭切除術(EST)

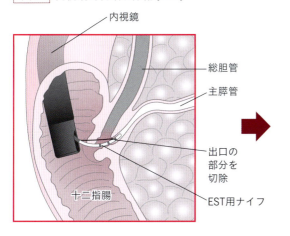
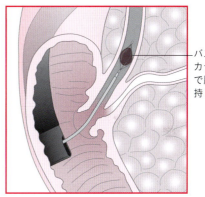

図4　内視鏡的乳頭バルーン拡張術(EPBD)

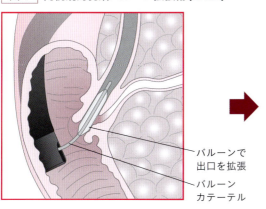
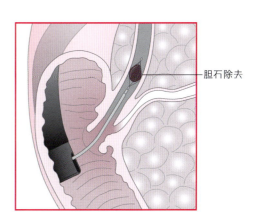

③内視鏡的経鼻胆道ドレナージ(ENBD)

　内視鏡を使用してVater乳頭より胆道にドレーンを留置する方法で，経鼻からドレーンを挿入し，体外に胆汁を排泄する。ドレーンが咽頭を通過するため，誤嚥のリスクとなる(図5)。

　留置直後の安静度はERCPに準じる。合併症がなければ，ドレーンが留置されていても翌日より歩行可能である。

ENBD：endoscopic nasobiliary drainage

④内視鏡的胆管ドレナージ(EBD)

　内視鏡を使用して胆道にドレーンを留置するところはENBDと一緒であるが，EBDは胆汁を十二指腸内に誘導する方法である。生理的な胆汁排泄を促すことができる(図6)。

　留置直後の安静度はERCPに準じる。

EBD：endoscopic biliary drainage

⑤経皮経肝胆管ドレナージ(PTBD)

　PTCDともよばれている。身体の体表から針を挿入して胆管にドレーンを留置する方法。内視鏡的ドレナージの進歩によって減少傾向である(図7)。

　安静度は術後から翌日までベッド上安静となる。術後2〜3時間は絶対安静となる場合があるため，誤って患者を起こさないようにしよう。

PTBD：percutaneous transhepatic biliary drainage

⑥経皮経肝胆嚢ドレナージ(PTGBD)

　身体の体表から針を挿入して胆嚢にドレーンを留置する方法。誤嚥のリスクは少ないが，感染や肝臓からの出血などのリスクがある(図8)。

　安静度はPTBDに準じる。

PTGBD：percutaneous transhepatic gallbladder drainage

図5　内視鏡的経鼻胆道ドレナージ(ENBD)

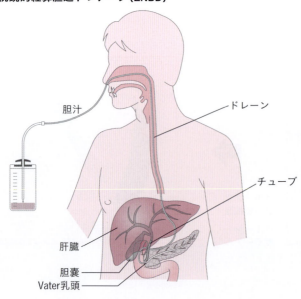

| 図6 | 内視鏡的胆管ドレナージ（EBD）

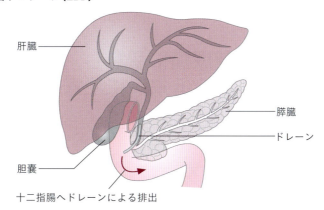

| 図7 | 経皮経肝胆管ドレナージ（PTBD）

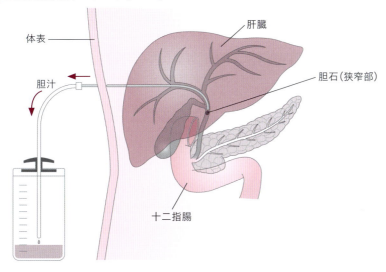

| 図8 | 経皮経肝胆嚢ドレナージ（PTGBD）

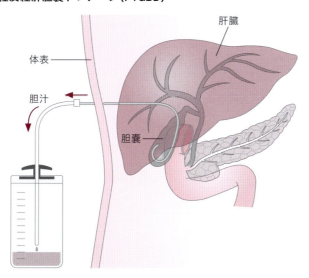

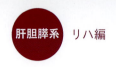
肝胆膵系 リハ編

6 膵がん
リハポイント：糖尿病に留意し，消化機能低下による低栄養に注意しよう

膵臓の機能低下により身体に何が起こっているかをしっかり確認しよう。
血糖値や消化機能，栄養状態はリハの前に押さえておく必要がある。

血糖値の状態に注意してリハを

　膵がんによって膵臓の機能低下をきたした場合，インスリンの分泌不足による高血糖に注意する。血糖測定をしているなら，毎日血糖値を確認したい。運動自体は非インスリン依存性に血糖降下作用があるため，推奨される。逆にインスリン依存となった場合，運動や生活での低血糖に注意し，食事前のリハ介入は避けるべきである。

消化機能の低下を念頭に

　アミラーゼやリパーゼなどの消化酵素の分泌不全による消化機能の低下によって，栄養吸収障害が予測されるため，栄養状態の評価を行い，運動の負荷量を考慮する（表1）。また，消化不良に伴い下痢が生じている場合，リハ開始前には腹部痛や便意の聴取などを行い，リハ中に排便の失敗などを生じないような配慮が必要である。

表1　栄養状態の評価

		体重の変化	身体測定値	生化学検査値		補足
長期的（静的）な栄養状態評価		・%体重変化 ・%健常時体重 ・%理想体重 ・BMI	・肥厚：上腕三頭筋皮下脂肪厚（TSF） ・筋囲：上腕筋囲（AMC） 　上腕筋面積（AMA）	・血清総蛋白（TP） ・アルブミン（Alb） ・コレステロール（T-CHO） 　末梢血総リンパ球数		身体計測，半減期の長い検査
		RTP	蛋白代謝動態	アミノ酸代謝動態	間接熱量測定値	補足
短期的（動的）な栄養状態評価		・トランスフェリン（TI） ・レチノール結合蛋白（RBP） ・トランスサイレチン（プレアルブミン）（TTR）	・窒素平衡など	・フィッシャー比など	・安静時エネルギー消費量（REE） ・呼吸商など	半減期が短い検査値，代謝動態の評価，消費熱量の計測

各指標は評価する目的により長期的もしくは短期的な栄養状態の指標となる。
（日本静脈経腸栄養学会：静脈経腸栄養ガイドライン 第3版：静脈・経腸栄養を適正に実施するためのガイドライン．照林社，2013．より引用）

術後症例のリハポイント

手術を行った場合，リハ時にはドレーン排液を確認するとよい。術直後は淡血性であれば正常である。しかし，排液にワインレッド色（膵液漏），緑黄色（胆汁漏），混濁し組織融解物の混入（腹腔内膿瘍）などが見られたら，リハによって組織損傷を引き起こす可能性があるため，医師や看護師に連絡する（図1）。

図1 膵頭十二指腸切除後の排液色

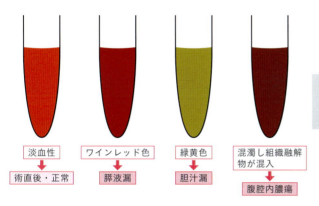

正常であれば術直後には淡血性から，術後1〜2日に淡黄色，そして透明な漿液性滲出液へと変化する。

---

column

血糖値に関する検査

インスリン分泌は膵臓の主な働きの1つであり，膵臓の予備能を見るうえでも重要である。また，膵臓への負担度として，インスリン抵抗性についての検査も知っておく必要がある（表2）。

表2 血糖値に関する検査

反映しているもの	検査項目	基準値
インスリンの分泌障害	血中Cペプチド（CPR）	1.0〜1.2 ng/mL
	尿中Cペプチド（CPR）	24〜97μg/日
	インスリン分泌指数（IRI）	0.4以上
インスリン抵抗性	HOMA-R	1.6以下
平均血糖値	Hb1Ac	4.6〜6.2%
	グリコアルブミン（GA）	11〜16%
	1,5-AG	14.0μg/mL以上

参考文献
1) 日本糖尿病学会：糖尿病治療ガイド 2016-2017. 文光堂, 2016.

消化管系 解剖と基礎知識

1-1 胃，小腸，大腸の解剖

画像を見る際に，可動する臓器と固定された臓器を覚えておくと，
ランドマークを決めやすい。

胃

　胃は食道と十二指腸の間に位置し，筋肉質で袋状の臓器であり胃底部，
胃体部，幽門部（ゆうもん）に分けることができる。胃の上方の湾曲を小弯，下方の湾
曲を大弯とよぶ。

　胃の筋層は3層に分かれており，外側は縦筋，中間は輪筋，内側は斜筋
とそれぞれ走行が異なる。これによって，胃の複雑な蠕動運動を可能にし
ている（図1）。

小腸

　小腸は腹部下方に位置し，約6〜7mの長さである。小腸は十二指腸から
始まり，空腸，回腸と続き，逆流の防止として回盲弁（Bauhin弁）（ボーヒン）を介して
大腸へ開口する。空腸は小腸全体のおよそ2/5を占め，主に左上腹部に位置
する。回腸は小腸全体のおよそ3/5を占め，主に右下腹部に位置する（図2）。

図1 胃	図2 小腸と大腸

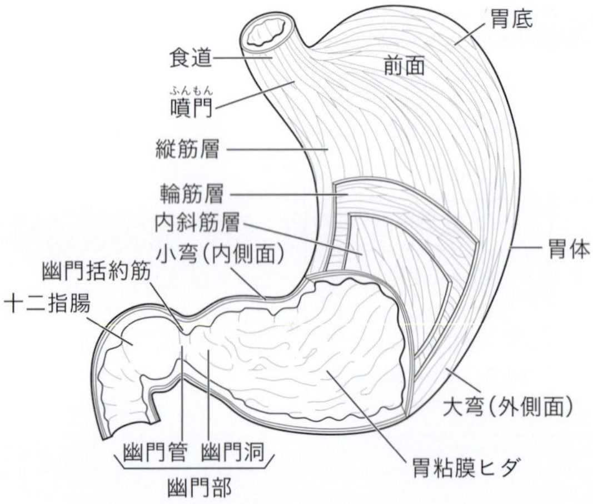

図1　胃

図2　小腸と大腸

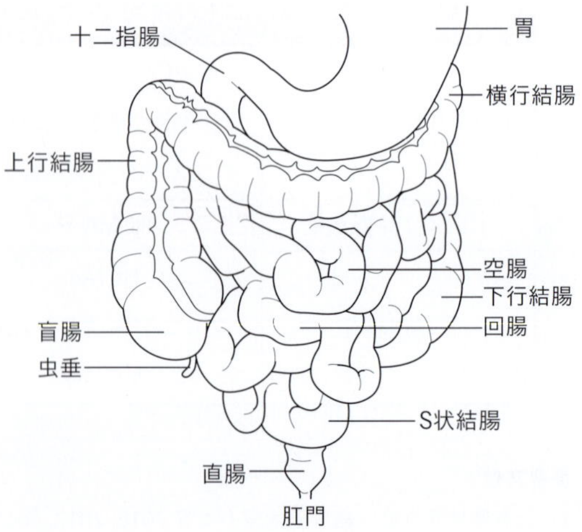

大腸

大腸は長さ1.5〜1.7mの腸管臓器であり，盲腸，結腸（上行結腸，横行結腸，下行結腸，S状結腸），直腸から成っている（図3）。

腹腔臓器，後腹膜臓器

腹部には腹膜とよばれる膜が存在し，腹膜によって囲まれた空間を腹膜腔とよぶ。また腹膜腔の背部には**後腹膜腔**という結合組織で満たされた領域が存在する。腹膜腔に存在する臓器を**腹腔臓器**とよび，空腸，回腸，横行結腸，S状結腸が該当する。また腹膜内が漿液で満たされていることや，腹腔臓器は腸間膜という自由度の高い膜で吊るされた形をとっていることから，可動性が大きい。一方，後腹膜腔内に存在する臓器を**後腹膜臓器**とよび，十二指腸，上行結腸，下行結腸，直腸，膵臓，腎臓が該当する。後腹膜臓器は固定されており自由度はない（図3）。

CT画像で見る場合は**可動性の少ない後腹膜臓器をランドマークとする**ことで，臓器の位置関係などを解釈しやすくなる。

図3 腹腔臓器と後腹膜臓器

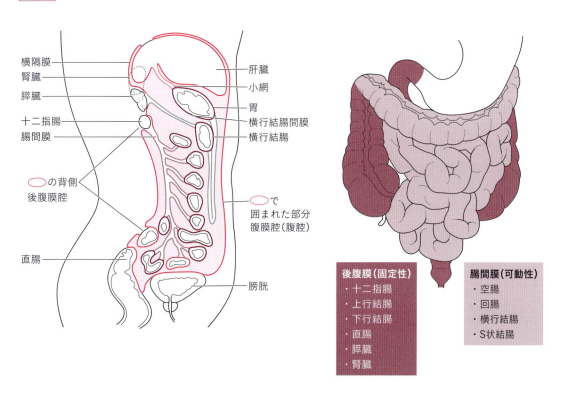

消化管系　解剖と基礎知識

1-2 胃，小腸，大腸の生理作用

各消化管の基本的な生理作用を押さえておこう。
画像を見ていく際には，画像の向こうにある生体で何が起こっているか，知っておく必要がある。

　胃は入ってきた食べ物を一時的に蓄え，物理的または化学的に消化する。胃酸は蛋白質分解酵素であるペプシンを多く含んでおり，pHは1～2程度と強い酸性を示す。胃酸の分泌には，味覚や臭覚による脳相と，食物の刺激で分泌されるガストリンの作用による胃相によって促進される。また，十二指腸に食物が達し，胃酸が不要となるとセクレチンが分泌され，胃酸は抑制される。これを腸相とよぶ。
　小腸は三大栄養素である糖質，蛋白質，脂質を吸収する。また，大部分の水分や電解質，ビタミンの吸収も行っている。
　大腸は小腸で吸収しきれなかった水分と電解質の吸収を行う。
　食べ物は胃内に3～6時間ほど留まり，主に蛋白質を消化し，十二指腸，空腸，回腸にて糖質，蛋白質，脂質の消化・吸収をおよそ1～2時間で行う。

---

column

消化管廃用

　消化管は平滑筋からなり，消化吸収のために日夜動いている。この消化管の活動によって熱が発生し体温調節に役立っている。しかし，食事摂取ができず消化管を使用しない時間が延長（2～3週間程度）すると，腸管萎縮や粘膜の変化，絨毛の短縮などの消化管廃用をきたす。消化管廃用によって**熱産生が減り，体温の維持が難しくなる**。またそれだけではなく，**食べ物の消化吸収効率や免疫機能も低下する**ため生命維持が困難となる。点滴による栄養管理の患者に対しては，医師と相談し，早期に経口摂取や経管栄養などなるべく腸管を使用した栄養管理に切り替えていきたい（図1）。

参考文献
1) 細田信道，ほか：ラット小腸構造並びにDAO活性に及ぼす経腸・経静脈栄養の影響に関する検討. 外科と代謝・栄養. 22(1)：26-32, 1988.
2) 美津島　隆：廃用症候群の病態とリハビリテーション. 国立大学リハビリテーション療法士学術大会誌, 35: 4-7, 2014.

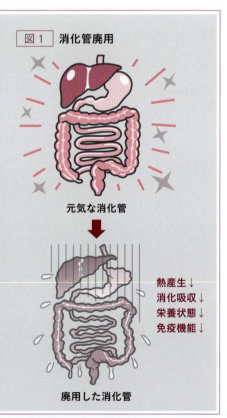

図1　消化管廃用

元気な消化管

廃用した消化管

熱産生↓
消化吸収↓
栄養状態↓
免疫機能↓

2 胃と腸管の画像解剖

X線画像では腸管ガスや胃泡の位置に注意しよう。
CT画像では食道をランドマークにして，たどっていけば胃を同定できる。
後腹膜臓器など固定された臓器の位置を把握し，
ランドマークとしよう。逆に可動性の大きい臓器も押さえておこう。

X線でガスの位置を見よう

　消化器官に対するX線の評価は腸管ガスを写し出すのに有効であり，ガスは黒く描出される。X線評価はイレウスなどガス貯留を示す疾患の鑑別に用いられる。また，石灰化や結石などは白く描出される。立位では胃泡（胃内のガス）が見られ，胃を同定しやすいが，臥位では胃泡が消失するため同定しにくいなど姿勢による変化もある。そのため，X線画像を見る際は，どの肢位で撮影されたのかを確認しておこう（図1，2）。

図1　体位による胃泡の位置

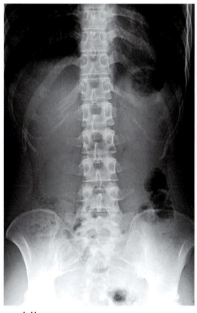
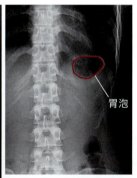
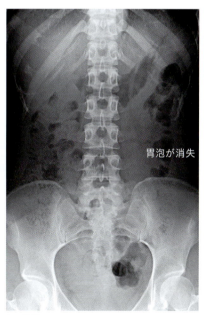

立位では胃泡が見られ，胃を同定しやすいが，臥位では胃泡が消失するため同定しにくい。

a　立位　　　　　　　　　　　　　b　臥位

図2 X線による腸管ガスの同定(臥位)

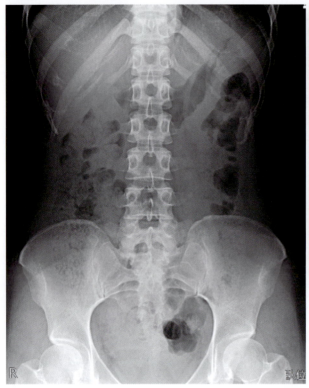
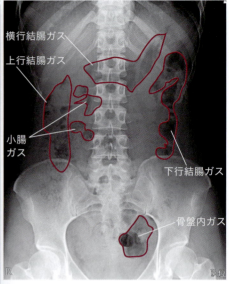

CTでは胃の形状に注意しよう

　胃は横隔膜の足側にあり，右の肝臓と左の脾臓の間に存在する．胃は内容物の量などによって大きく変形するため，見つけにくい場合がある．そのときは**食道をランドマークとして**，頭側から足側へ見ていくと，胃と接合するため見つけやすい(図3)．また，胃は頭側から中央部にかけて構造上，縦の筒状であり，足側は横の筒状となる(図3)．
　横行結腸も横の筒状として見られるため，間違えないようにしたい．

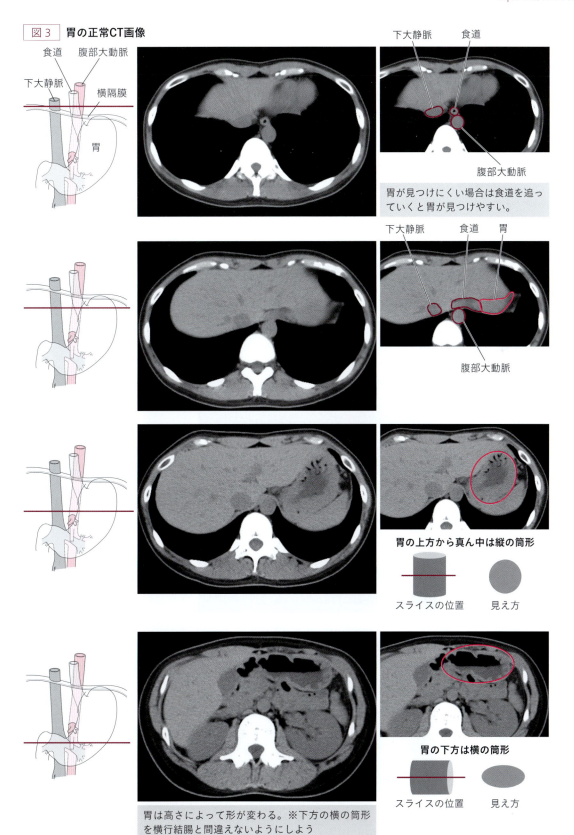

図3 胃の正常CT画像

胃と十二指腸

十二指腸は胃の幽門部からつながるが，胃が弯曲した構造のため，縦筒状に描出されている箇所から肝臓方向に少し離れたところで十二指腸を観察することができる。次に胃と幽門部でつながり，その後胃が横筒状に観察されるとまた肝臓方向に少し離れたところで観察できる（図4）。

また，十二指腸は総胆管が接続するため周囲に胆嚢や膵臓が存在する。特に，後腹膜臓器である十二指腸と膵臓は固定されているため，互いの位置関係をセットで確認するとよい。

図4　胃と十二指腸の正常CT画像

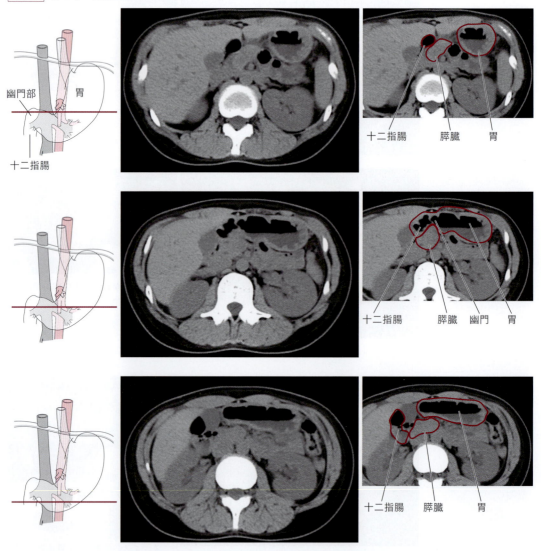

小腸と大腸は同時に見える

胃の下部からは横行結腸が観察できる。横行結腸の脾臓側には下行結腸が，肝臓側には上行結腸が観察されるが，肝臓がないため下行結腸のほうが上方に位置している。そして腹部中心に見えているのが小腸である。**横行結腸，小腸は可動性が大きいため，胃と同じ高さから観察される場合もある**(図5)。

図5 腸管の正常CT画像

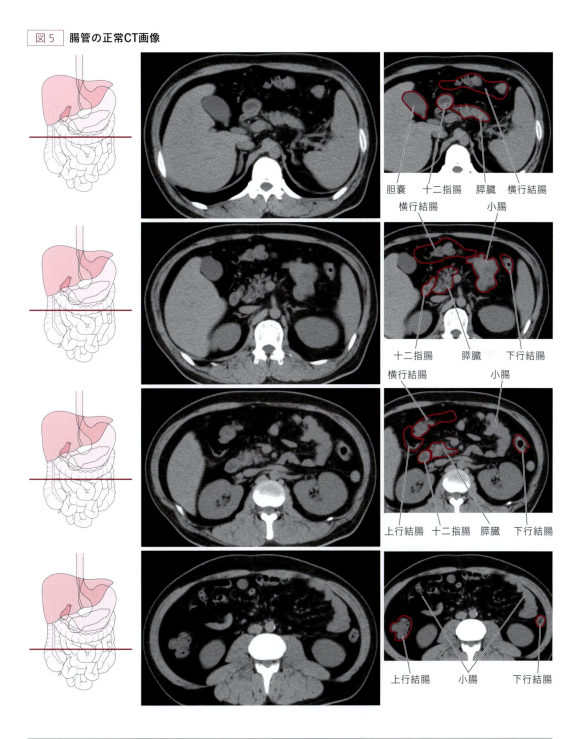

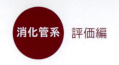
消化管系 評価編

1 胃がん

まず手術適応の有無について押さえ，胃がんに伴うさまざまな症状を知っておこう。
胃がんによって起こる通過障害を把握しておこう。

手術適応の有無はどうか

胃がんは胃粘膜の上皮細胞から発生する悪性腫瘍であり，そのほとんど（90％）が腺がんである。胃がんは早期がんと進行がんに分けられ，早期がんとは浸潤が粘膜下層にとどまるものを指す。また，進行がんは固有筋層以上に浸潤したものをいう。胃がんは遠隔転移があった場合，手術の適応はなく，化学療法や放射線治療などを行う。また，転移がない場合は手術の適応となる。外科的手術が多いが，壁深達度が低い場合には内視鏡的手術が施行される。詳しくは「胃癌治療ガイドライン第4版」を参照されたい。

リハについては，p.272, 274参照

画像から胃がんによる症状が読み取れる

①通過障害

胃がんは内視鏡や消化管造影によって粘膜下腫瘍が疑われた場合，病期診断のために腹部CTが実施される。腹部CT画像からは，腫瘍の大きさ，浸潤，転移などが読み取れる。

図1に胃がんの症例画像を示す。画像では幽門部に浸潤し壁肥厚が見られ狭窄している。また，幽門部の狭窄によって胃内容物の通過障害が生じ，胃が膨満している。

②輸入脚症候群

胃がんの手術では発生した部位によって再建法が異なり，それぞれ利点・欠点がある（表1）。また，再建後には輸入脚症候群[*1]とよばれる合併症が生じることもあり，患者の状態を注意深く観察する必要がある。図2の症例はRoux-en Y法（ルーワイ）（R-Y法）によって再建した部位に壁肥厚による狭窄が生じ，輸入脚症候群が生じている。

[*1] 輸入脚症候群
胃空腸吻合をした後，十二指腸側（輸入脚）に胆汁や膵液が溜まり，腹痛や嘔吐を呈する病態である。

1 | 胃がん

図1 胃がんのCT画像（幽門部狭窄）

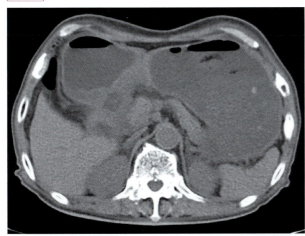
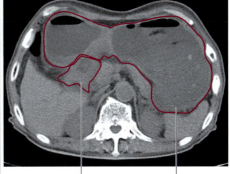

幽門部の狭窄　　胃は膨満している

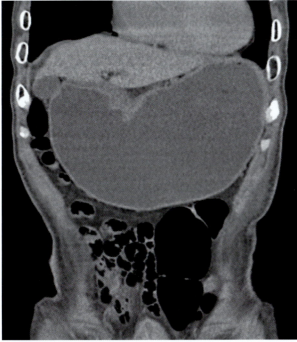

冠状断像

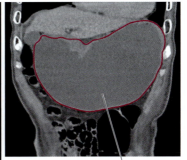

幽門部の狭窄によって内容物が貯留し膨隆している

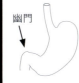

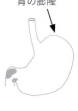

内容物の貯留
胃の膨隆

幽門

狭窄

---

column

ERAS®
（イーラス）

　ERAS®とはenhanced recovery after surgeryの頭文字で「術後の回復を強化する」という意味であり，術前，術中，術後の管理をエビデンスに基づいた方法で行い，術後早期回復を目指すプログラムのことで，胃切除，膵頭十二指腸手術，膀胱切除，結腸直腸手術が公開されている[1]。

　リハスタッフは術前から患者に呼吸機能向上練習や，術後すぐに離床することを説明し，術後早期のADL機能向上に向けて介入する。

参考文献

1) ERAS® Society Guidelines（http://erassociety.org.loopiadns.com/guidelines/list-of-guidelines/）

腹部画像　消化管系

| 表1 | 胃がんの再建法 |

	占居部位と切除部分	主な再建法	利点・欠点など
噴門側胃切除術	・がんの部位が噴門に近い。	・食道残胃吻合法(残胃と食道を吻合) 食道 残胃	・噴門がなくなるため，逆流性食道炎をきたしやすい。 ・胃の貯留能や胃酸分泌能を温存できる。
幽門側胃切除術	・がんの部位が噴門と離れている。	・Billroth Ⅰ法(残胃と十二指腸を吻合)	・単純で生理的な経路であり，合併症が少ない。
		・Billroth Ⅱ法(残胃と空腸を吻合) 十二指腸断端は閉じる	・残胃が小さく，十二指腸に届かない場合に適する。 ・胆汁や膵液が胃に逆流しやすい。 ・輸入脚症候群をきたしやすい。 解決策として輸入脚と輸出脚を縫合する(Braun縫合)。 Braun縫合
胃全摘術	・広範にがんが広がっている。 ・胃中部に存在し，噴門までの距離が十分でない。	・Roux-en-Y法(R-Y法，十二指腸断端を閉鎖し，食道と空腸を吻合) 食道 十二指腸 40cm以上離す 空腸	・十分な距離をとれば逆流性食道炎は起こりにくい。

258

1 | 胃がん

図2 胃がん術後のCT画像（胃全摘R-Y再建術後，輸入脚症候群）

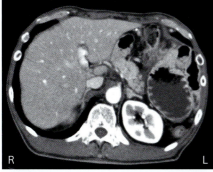
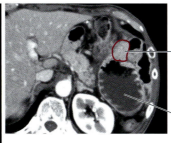

R-Y法によって再建した部位の壁肥厚による狭窄を認める

輸入脚に水分とガスが貯留し拡張している

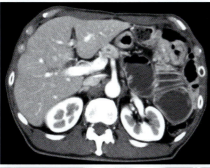
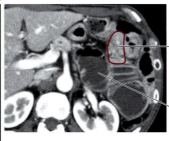

狭窄部位

輸入脚に水分とガスが貯留し拡張している

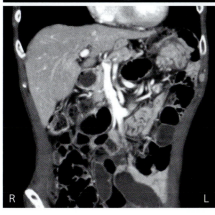
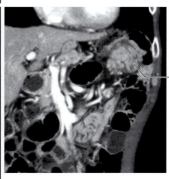

R-Y法によって再建した部位の壁肥厚による狭窄を認める

冠状断像

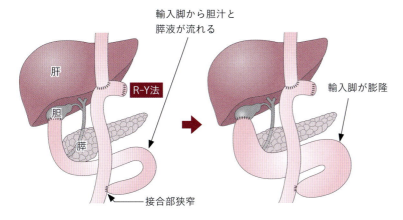

輸入脚から胆汁と膵液が流れる

輸入脚が膨隆

接合部狭窄

腹部画像 消化管系

消化管系 評価編

2 大腸（結腸）がん

画像では腫瘍の大きさや転移を評価しよう。
また，さまざまな症状について，押さえよう。

分類とさまざまな症状

大腸がんは結腸（上行，横行，下行，S状）や直腸（図1）の粘膜に生じる悪性腫瘍である。腺がんが最も多く，がんの浸潤が粘膜下層までの早期がんと固有筋層以下まで浸潤する進行がんに分けられる。主症状は腹痛や便秘，腹部膨満感などであるが，腫瘍部から出血があると下血や血便が認められる。直腸やS状結腸に好発し，門脈を介した肝臓への転移が最も多い。

リハについては，p.278 参照

内腔の狭窄に注意しよう

大腸がんの検査では内視鏡による視覚的な評価のほかに，CTを用いて腫瘍の大きさや転移などを評価する。図2に示す症例では直腸に浸潤し壁肥厚が認められ通過障害まではきたしていないものの，内腔の狭窄が認められる。また臓器の形は造影剤を用いたほうが見やすく，注腸造影像では内腔が狭くなったapple core signが見られる（図3）。

図1 大腸の解剖

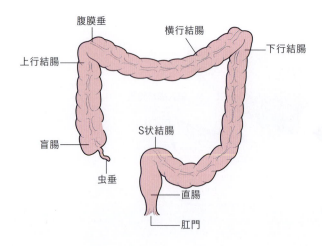

図2 大腸がんの造影CT画像

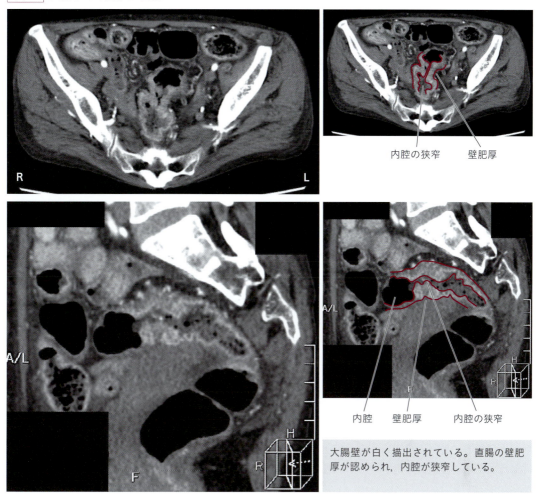

内腔の狭窄　壁肥厚

矢状断像

内腔　壁肥厚　内腔の狭窄

大腸壁が白く描出されている。直腸の壁肥厚が認められ，内腔が狭窄している。

図3 注腸造影像のシェーマ

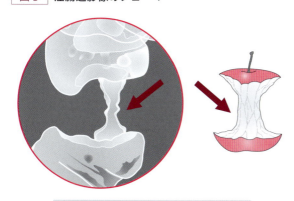

apple core sign
内腔が狭窄しリンゴの芯のように見える。

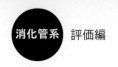

3 イレウス(腸閉塞)

イレウスには術後の癒着やがんによるものなど、さまざまなタイプがあるので、まずそれを押さえよう。緊急性の高いタイプには注意しよう。

イレウスの分類

イレウス(腸閉塞)は何らかの原因によって腸に通過障害をきたし、内容物が肛門側へ移動できなくなった状態を指す。イレウスは機械的イレウスと機能的イレウスに大別される。また機械的イレウスは腸管への血流障害を伴わない**単純性(閉塞性)イレウス**と、腸管への血流障害を生じる**複雑性(絞扼性)イレウス**に分けられる。また、機能的イレウスは腸管運動が行われないために生じる**麻痺性イレウス**と、腸管の一部が痙攣することによって生じる**痙攣性イレウス**に分けられる。

イレウスの治療は通過障害の原因となっているものの排除が基本である。単純性イレウスでは術後の癒着によって生じる**癒着性イレウス**や、がんなどが原因で生じる**がん性イレウス**が多く、治療にはイレウス管の挿入やステントの留置、外科的治療によるイレウスの解除などがある。また複雑性イレウスの場合は血流障害を伴っているため、緊急手術が行われることが多い。

リハについては、p.280参照

画像では口側のガスと腸管の拡張

X線画像上では、イレウスを発症している場合、閉塞部位から口側にかけてniveau(ニボー)が認められる。ニボー(鏡面像)は腸管内のガスと液体との境で水平に映し出される。また、図1に示す症例では癒着性イレウスによって腸管ガスが著明に増加し腸管が拡張している。イレウス解除術を施行し、10日後にはガス量が減少し腸管の拡張も減少している。

また、単純CT画像では閉塞している部位が明確にわかり、狭窄部位よりも口側では著明に腸管が拡張している。またCT画像ではガスが黒く描出され、貯留している液体はガスよりも白く描出される(図2)。

3 | イレウス（腸閉塞）

| 図1 | 癒着性イレウスのX線画像 |

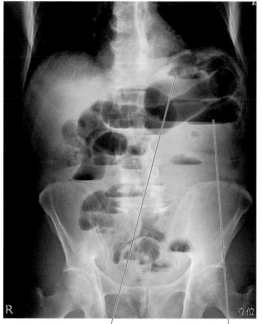

a 解除術前　　腸管ガスの貯留によって腸が膨れ上がっている　　ニボー

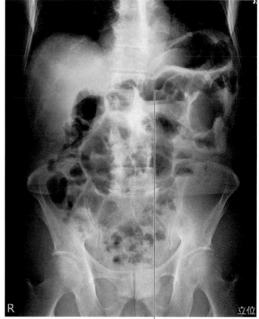

b 解除術10日後　　腸管ガスの貯留が減少し腸にたわみが戻ってきている

| 図2 | 癒着性イレウスのCT画像 |

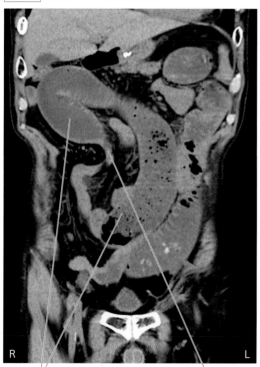

狭窄部位より口側が膨張する　　狭窄部位

冠状断像

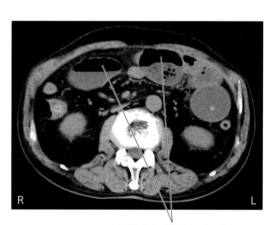

腸管ガスが貯留している

腹部画像 消化管系

263

消化管系 評価編

4 鼠径ヘルニア

体表から観察ができるので，画像と合わせて評価しよう。
血流障害を起こしていないか確認しよう。

鼠径ヘルニアは体表から観察できる

ヘルニアとは臓器が本来あるべき場所から脱出している状態を指し，体表から観察することができない内ヘルニアと体表から観察可能な外ヘルニアが存在する。発生頻度は外ヘルニアのほうが高く，そのなかでも鼠径ヘルニアは腹部ヘルニアの80％以上を占め最も頻度が高い。ヘルニア自体は可動性があり，外部からの圧迫によって元の位置に還納されるものであればよいが，嵌頓し圧迫を加えても還納されないものは血流障害を伴うことがあるため注意が必要である[1]。

リハについては，p.284 参照

画像で脱出部位を見極める

ヘルニアは脱出している部位がどこなのかを見ていく必要がある。図1，2の症例は鼠径部から腸管が脱出した鼠径ヘルニアである。X線画像上では脱出している部分が白く描出されている（図1）。また，CT画像でははみ出し口や脱出した部位の形などを明確に評価することができる（図2）。

図1 鼠径ヘルニアのX線画像

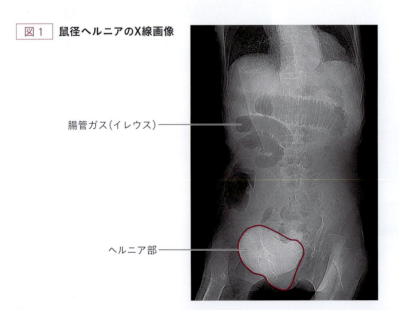

腸管ガス（イレウス）

ヘルニア部

図2 鼠径ヘルニアのCT画像

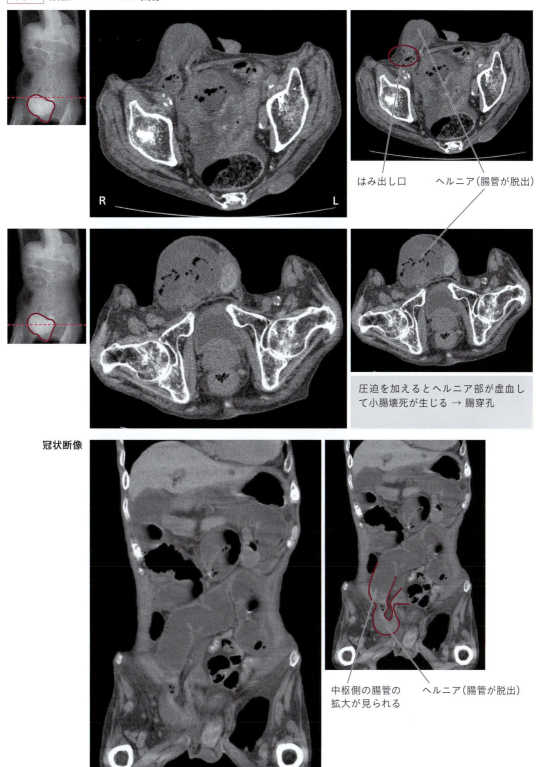

はみ出し口　　ヘルニア（腸管が脱出）

圧迫を加えるとヘルニア部が虚血して小腸壊死が生じる → 腸穿孔

冠状断像

中枢側の腸管の拡大が見られる　　ヘルニア（腸管が脱出）

参考文献
1) 日本ヘルニア学会ガイドライン委員会, 編：鼠径部ヘルニア診療ガイドライン, 金原出版, 2015.

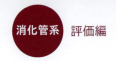
消化管系 評価編

5 腸穿孔

さまざまな腸疾患から起こり，自覚症状に乏しいので注意が必要である。
発見が遅れると，重篤な状態になることを押さえておこう。

腹膜炎や敗血性ショックの原因となる

　腸穿孔は腸の虚血や炎症，悪性腫瘍，壊死，潰瘍，外傷などによって腸に孔が空き，内容物が腹膜内へ流れ出る状態を指す。腸内には多量の細菌が含まれており，腹腔内に漏れ出ることで**重篤な腹膜炎**を引き起こす。腸穿孔は大腸に生じることが多く，大腸がんや憩室炎，特発性大腸穿孔，炎症性腸疾患，内視鏡挿入時などが原因となる。大腸穿孔は高齢者に生じることが多く，自覚症状や腹部所見が乏しく発見が遅れると**敗血性ショック**となり，多臓器不全を引き起こすため注意が必要である。外科的治療が基本であり，穿孔部を切除し，人工肛門を造設する場合が多い。

腸の外の腹腔内遊離ガスがポイント

　腸穿孔は腸壁に孔が空く疾患であり，X線画像に比べCTを用いることで穿孔部位の特定や穿孔部位からの腹腔内遊離ガスを見つけやすい。図1の症例はS状結腸の壁に浮腫状の肥厚を認め，その一部の腸管壁の連続性が断たれている。そこから便塊を疑うガスを含む内容物が壁外に漏れ出している状態が観察できる。

5 | 腸穿孔

図1 腸穿孔のCT画像

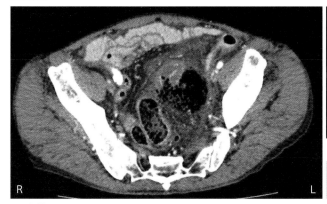

腸管壁の連続性は断たれており、便塊を疑うガスを含む内容物が壁外に漏れ出している。

a　単純CT

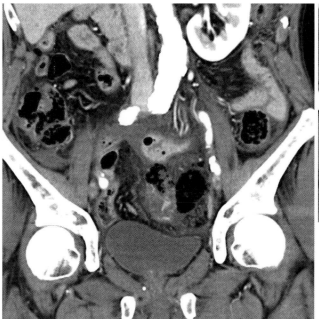

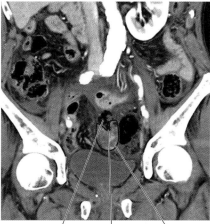

b　造影CT冠状断像

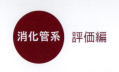

6 腹部脂肪(メタボリックシンドローム)

CT画像によって，内臓脂肪が計測できるようになった。
患者の指導などに活用して，予防につなげていこう。

内臓脂肪がポイント

　メタボリックシンドロームは「インスリン抵抗性・動脈硬化惹起性リポ蛋白異常・血圧高値を個人に合併する心血管病易発症状態」と定義されており[1]，現在わが国で増加し続けている。心血管病である脳卒中や心筋梗塞，末梢動脈疾患(PAD)などの疾患は動脈硬化を基盤とすることが多い。動脈硬化は糖尿病や高血圧，高脂血症などの基礎疾患により加速されるだけでなく，内臓脂肪の蓄積が原因の1つとなる。診断基準では内臓脂肪を反映するウエスト周囲長を必須項目とし，その他基礎疾患の3項目のうち2項目で診断される(表1)。

リハについては，p.288 参照

PAD: peripheral arterial disease

画像によるメタボリックシンドロームの評価

　診断基準の項目になっているウエスト周囲長は男女ともに内臓脂肪面積が100 cm^{2}を基準として設けられている。より詳細な脂肪面積を調べるためにCT画像が用いられている。これにより，内臓脂肪面積だけでなく，皮下脂肪面積も明確になる(図1)。

　内臓脂肪の測定にはMRIや二重エネルギーX線吸収法などがあるが，CTによる測定のほうが簡便で正確に脂肪を分離できるため測定精度も高い。CTの最大の利点はCT値であり，ボクセルという単位体積を算出できることから，容易に内臓脂肪体積を評価することができる。また，一般的にCT値は−200〜80HUに設定し，抽出された内臓脂肪の面積を計測する[2]。

表1 メタボリックシンドロームの診断基準

必須項目	ウエスト周囲長	男性　85 cm以上 女性　90 cm以上
選択項目 (3項目中2項目以上)	高トリグリセライド血症 かつ/または 低HDLコレステロール血症	150 mg/dL以上 40 mg/dL未満
	収縮期血圧 かつ/または 拡張期血圧	≧130 mmHg ≧85 mmHg
	空腹時血糖	≧110 mg/dL

図1 腹部脂肪のCT画像

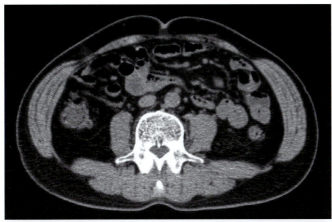

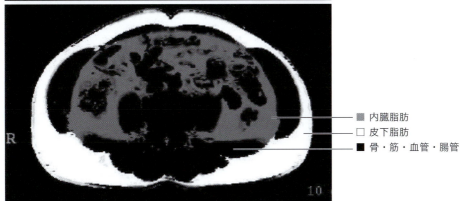

■ 内臓脂肪
□ 皮下脂肪
■ 骨・筋・血管・腸管

内臓脂肪と皮下脂肪を分けて面積を算出することができる。
男性症例。全腹部脂肪 232.3 cm^2，皮下脂肪 127.7 cm^2，内臓脂肪 104.5 cm^2。ウエスト周囲長は83.6 cmと基準を下回ったが，CTによって内臓脂肪面積が100 cm^{2}以上であることが判明した。

引用文献
1) メタボリック診断基準検討委員会：メタボリックシンドロームの定義と診断基準. 日内会誌, 94: 794-809, 2005.
2) 辻岡勝美：X線CTによる内臓脂肪計測. 日本臨牀, 72(増刊4): 408-412, 2014.

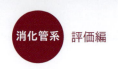

7 胃瘻

リハビリテーション（リハ）では胃瘻のある患者を受けもつことがあるので，胃瘻の種類や画像上の特徴などを把握しておこう。

胃瘻の種類

経口摂取が困難な患者に対して，栄養管理または栄養状態の改善に用いられる経管栄養の方法である。よく臨床ではペグ（PEG）と略され，胃瘻そのものを指しているが，本来は経皮内視鏡的胃瘻造設術のことである。

胃瘻にはいくつか種類があるため，その特徴を知っておきたい（表1）。

PEG：percutaneous endoscopic gastrostomy

体内の胃瘻は画像でわかる

胃瘻は腹壁から胃内へとカテーテルが挿入されている。カテーテルは白くはっきりと描出されるため挿入部位については見つけやすい。また，胃瘻患者は痩せているケースが多く，CT画像上の痩せの特徴は水平断像で肋骨間の腹壁が凹んでいる，矢状断像で脊柱と腹壁の距離が近いなどが挙げられる（図1）。

表1 胃瘻の種類

		外部ストッパー	
		ボタン型 チューブによる固定が不要	チューブ型 注入用のチューブ等と接続が容易
内部ストッパー	バルーン型	胃壁への圧迫が軽度のため潰瘍になりにくい。漏れるリスクがある	
	バンパー型	漏れや破損の可能性は低いが，バンパーによる圧迫によって潰瘍のリスクがある	

7 | 胃瘻

| 図1 | 胃瘻のCT画像

カテーテル　胃

カテーテル

肋骨の腹壁が凹んでいる
→ 痩せている人に多く見られる特徴

カテーテル　脊柱と腹壁までの距離が近い
→ 痩せている人に多く見られる特徴

矢状断像

271

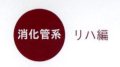消化管系 リハ編

1-1 胃がん 保存治療（手術なし）
リハポイント：がんによる通過障害部位を見極めよう

リハスタッフが胃がん患者を対象とする場合は，転移が認められ保存的治療，緩和医療の対象となった場合か，転移がなく手術を実施する前後が多いであろう。まずは保存的治療となった場合のリハビリテーション（リハ）を考える。

緩和医療時の注意点

　胃がんが進行すると，さまざまな部分で狭窄を起こす。噴門部付近のがんが進行すると噴門部の通過障害が起こり（図1），嚥下が困難となる。従って，嚥下練習を実施する際には画像による評価を行い，噴門部の狭窄が生じていないか確認する必要があるだろう。
　幽門部が狭窄した場合，胃の通過障害が起こるため，胃部膨満感や胃部重圧感，胸やけなどが生じる。
　一般的な緩和医療における薬物療法の注意点については専門書を参照されたい。

腹圧に注意した動作を

　図2に示す症例は幽門部に胃がんを呈したことから，内容物が貯留し胃が膨満している。この状態で腹圧をかけるような動作や運動は嘔吐を誘発するため，本人の症状を傾聴しつつ，離床する場合はベッドギャッジアップから行うようにする。立位時に体幹の前傾が困難であれば，適宜介助を実施する。また，嘔吐に備え口腔衛生汚物受（ガーグルベースなど）やエチケット袋などを用意しておくと，吐き気を催したときに役立つ。バイタルなど問題なければ，歩行練習やADL練習を実施していく。腹部圧迫を避ける動作についてはp.197〜199を参考にしてほしい。
　通過障害を生じた場合，経口摂取が困難となる。その際，栄養摂取は経鼻経管栄養か点滴となり，必要栄養が不足する可能性も考えられる。リハスタッフは患者がどの程度カロリーを摂取できているかの評価を行い，体重や四肢周径などから患者の身体変化を確認しながら治療を行う必要がある。

栄養評価は，p.246 表1参照

1-1 | 胃がん　保存治療（手術なし）

図1　噴門部のがんによる通過障害

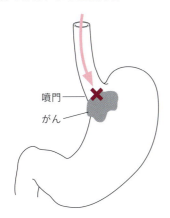

噴門
がん

噴門部付近のがんは通過障害を生じさせる。

図2　胃がんのCT画像

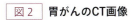

拡張した胃　腸管ガス

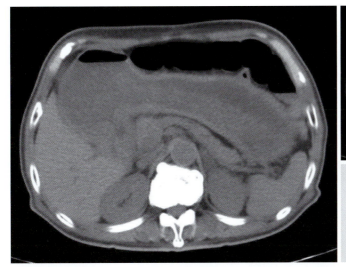

幽門部の狭窄により通過障害が起こっている。

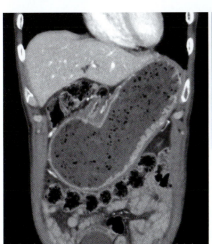

拡張した胃

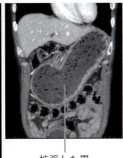

胃

正常像

273

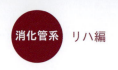

1-2 胃がん　手術あり
リハポイント：胃切除後症候群に注意しリハをしよう

胃がんの手術後は胃切除後症候群というさまざまな症状が出てくる。
介入時は逆流性食道炎とダンピング症候群に注意して，リハを実践しよう。

胃切除後症候群

　胃切除後症候群とは胃や自律神経（迷走神経）の切除によって，消化管機能や自律神経機能が低下して生じる，さまざまな障害のことを指す。具体的な臓器と症状については表1に記載する。

　胃切除後症候群のなかでも，リハ時に注意しなければならないのが，逆流性食道炎とダンピング症候群である。逆流性食道炎は化学性肺炎[*1]の原因になり，発症すると重症化する可能性が高い。また，ダンピング症候群には早期と後期があり，どちらも早急な対処が必要になるため，リスクを頭に入れておく必要がある。

*1 化学性肺炎
気体や液体の化学作用によって生じる肺炎。胃液（pH2）の誤嚥によって生じる。

表1　胃切除後症候群の臓器と症状

臓器	病名	症状・原因
食道	逆流性食道炎	噴門がなくなるため胃酸が食道に逆流。化学性肺炎の原因となる
胃	早期ダンピング症候群	・腸管運動亢進に伴う嘔吐や腹痛 ・高張物（不消化物）の急速な流入による循環血液量の低下によりめまいなどが出現する
胃	後期ダンピング症候群	多量の食物（糖）が吸収されることでインスリンが過剰に分泌され，低血糖症状が出現する
胃	小胃症状	胃容量の減少によって，早期膨満感ともたれ感が生じる
胃	残胃がん	胃酸分泌の低下と十二指腸液の胃内逆流によって発がんのリスクが高くなる
胆嚢	胆嚢炎	迷走神経切離により胆嚢収縮能が低下し，胆汁のうっ滞により細菌感染が起こる
胆嚢	胆石症	胆嚢収縮能の低下による胆汁うっ滞によって生じる
小腸	輸入脚症候群	胃空腸吻合した後，十二指腸側（輸入脚）に胆汁や膵液が溜まり腹痛や嘔吐を呈する
小腸	吻合部潰瘍	胃酸の流出によって脆弱な吻合部で生じる

274

開腹術後患者の円背に介入する

　状態にあわせて離床を促しADLを拡大していくのはリハの基本であるが，胃がんのみならず**開腹術後の患者に対しては体幹伸展（胸腰椎伸展）運動の実施**を考えてほしい。開腹術後患者は腹部切開縫合の施術後であり，ベッド上での時間が増加することから，体幹が前傾し円背傾向となるケースが多い。円背は腹腔圧の上昇をまねくだけではなく，ADL低下や転倒リスクの増加につながるため，円背を生じさせないような介入が必要である。

　留置ドレーンの異変などがなければ，術後2〜3日目から本人の疼痛に配慮しながら体幹伸展（胸腰椎伸展）運動を実施する。最初は両上肢を挙上するような軽度の運動から開始し，徐々にダイナミックな運動へと変えていく（図1）。ドレーン抜去後や抜糸後には状況にあわせてストレッチポール®を用いた運動も効果的である。

column

手術前インフォームドコンセントと身体評価

　医療現場では術後に早期離床，早期リハを行うことが常識となり，術後安静に伴う合併症を抑制できるようになっている。しかし，手術を受ける患者や家族は，普段医療現場にいるわけではないため，術後翌日からの離床について理解できず，ベッド上安静を望むケースがある。従って，手術を受ける前からリハスタッフが介入し，術後早期にリハを実施していくことを説明しておくと，患者にも心構えができスムーズなリハにつながる。また，手術前評価を行うことが手術後の機能回復の目標となるため，積極的に手術前から介入しよう。

図1 開腹術後体幹伸展運動

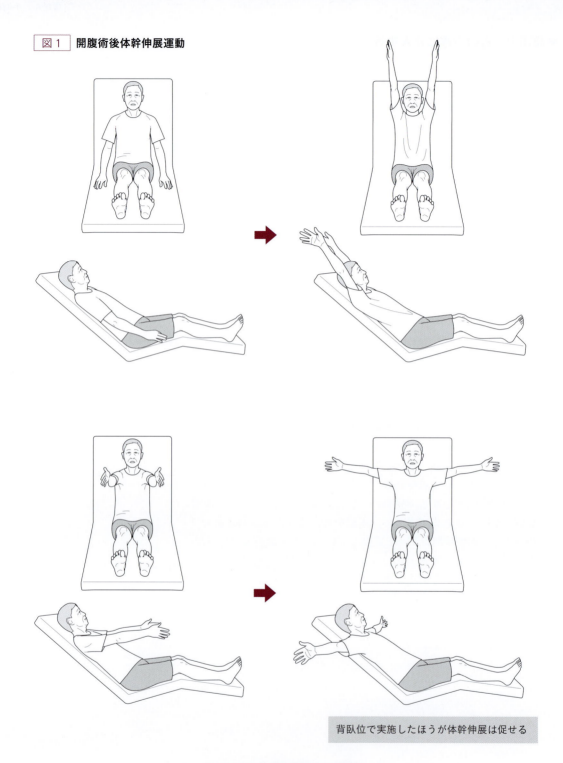

背臥位で実施したほうが体幹伸展は促せる

a　ベッド上での胸椎を伸展させる運動

1-2 | 胃がん　手術あり

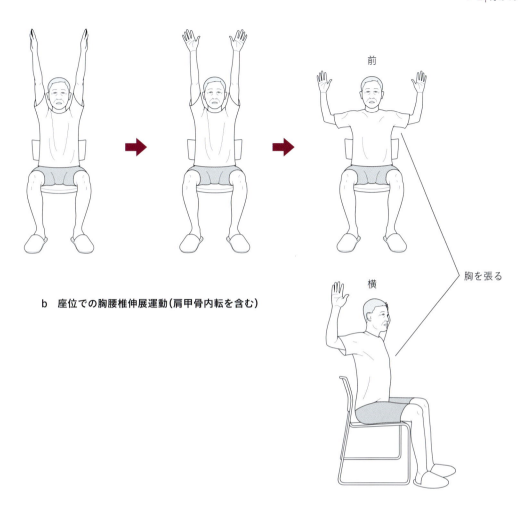

b 座位での胸腰椎伸展運動（肩甲骨内転を含む）

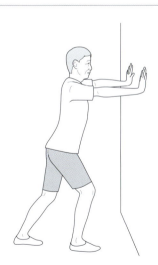

c 立位での胸腰椎伸展運動

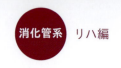 消化管系 リハ編

2 大腸がん
リハポイント：下血後の貧血に注意

貧血から生じるさまざまな病態を理解して，リハに臨もう。

ヘモグロビン量を確認

　大腸がん患者に対するリハ時に注意したいのは，下血による貧血である。下血によって多量の出血をきたした場合，血液量が低下し血圧の低下が生じる。また，リハ開始時に起立性低血圧の原因にもなるため，バイタル確認は必須である。また，ヘモグロビン（Hb）の量が低下することで，**酸素運搬能が低下**することも頭に入れておく必要がある。特に，Hb低下時はサチュレーションモニターでSpO_2 90％以上であっても，酸素供給量が足りていない可能性があるため，呼吸数や脈拍，チアノーゼなど身体所見を評価しながらリハを実施する必要がある（図1）。

図1　貧血による酸素供給量の違い

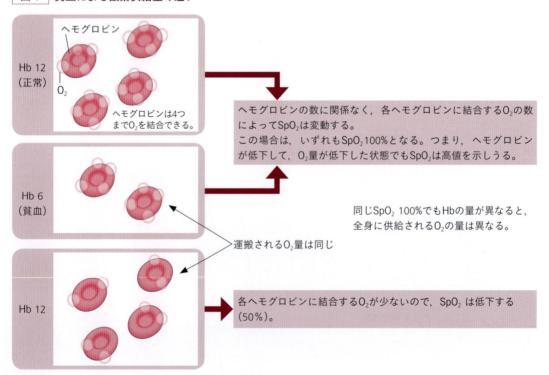

血小板の減少

血小板は血管が損傷した場合，一次止血として，損傷部位に集合し止血を行う役割を担っている．血小板が減少すると止血が遅延し，軽度の衝撃でも皮下に出血斑ができるようになる（表1〜3）．重症化すると，頭蓋内出血など重要血管からの出血が増強されるため，血小板輸血が必要になることもある．

表1 血小板数とリハ時に注意すること

血小板数(mm^3)	出血リスク	リハ内容(注意事項)	
5万〜40万	止血機能ほぼ正常	特に制限なく実施可．	
2万〜5万以下	出血傾向[*1]が出現 外傷後止血難儀 歯肉・消化管出血出現	低強度レジスタンス運動 中等度有酸素運動 ADL練習	・外傷(移乗時)・転倒に注意 ・口腔ケア時の出血注意
1万〜2万以下	点状出血 出血斑	関節可動域練習は最終可動域未満で実施 レジスタンス運動はごく軽度 低負荷ADL練習	・関節内出血のおそれあり
1万以下	頭蓋内出血など重症出血	医師指示の下，必要最低限のADL練習	

表2 出血傾向の患者への生活指導

- 爪を短く切る（深爪は出血のリスクあり）．
- 身体を強く擦ることや掻くことは避ける（鼻など粘膜の弱い部分には注意）．
- 身体を強くぶつけたり転倒したりしないように周囲に気を配る．
  → 人混みなど外傷を負いそうな場所は避ける．
- 日常生活活動で傷をつけない．
  → 歯ブラシは毛の柔らかい物にする．カミソリは刃の出ていない電気カミソリにする．
- 下着や衣類は少し大きめのものを着用する．
- アルコールは避ける（凝固系の抑制と外傷リスクの増加を防ぐ）．
- いきむ動作を避ける．

表3 セラピスト側の注意点

- 爪を切る．
- 移乗介助の際の下肢への裂傷（特にフットレストによるもの）．
- 移乗介助時には腕時計や胸ポケットのペン類や名札など裂傷を与える危険性のあるものは外す．
- 患者に圧迫刺激を加えすぎない（歩行介助時など）．
- ストレッチは疼痛の生じない範囲で実施．
- 関節可動域運動の最終域は慎重に定める．
- 装具類は閉めすぎず，マジックベルトによる擦過傷に注意．

*1 出血傾向
出血傾向とはなんらかの原因によって止血機序が破綻し，出血が抑制できない状態のことである．原疾患はさまざまであり，肝疾患や腎疾患，骨髄疾患などであり，また凝固抑制系の薬剤が原因となる場合もある．

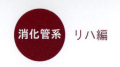

3 イレウス
リハポイント：イレウス管挿入時も運動を

イレウス管の挿入によって起こる状態を理解しておこう。

　イレウスの治療として複雑性の場合は外科的治療が選択されるが，単純性の場合はイレウス管を用いた保存的治療が選択されることが多い．以下に，イレウス管挿入時に行うリハの注意点について述べる．

脱水と血圧をチェック

　イレウス管挿入時は腸管機能の低下に合わせて，腸内排泄が促されるため脱水を引き起こしやすい．従って，患者の摂取・排泄水分量を看護記録から評価することや，血液データ（BUN/Cre，Na）などを参照し，脱水傾向となっていないかを確認する．また，離床時には必ずバイタル測定を実施し，血圧の低下が生じていないかを確認する．そして，離床時には起立性低血圧に対するリスク管理を徹底する．

イレウス管の挿入位置

　イレウス管が挿入された状態を図1のCT画像により見てみよう．イレウス管は鼻から挿入する場合と肛門から挿入する場合がある．経鼻のチューブは経管栄養でも用いられるため，セラピストでもよく見る光景であろう．しかし，肛門から挿入されている場面は遭遇する機会が少なく，扱いに難儀する場合がある．しかし，どちらから挿入されていても排泄を促すことに変わりはなく，排液バッグは挿入部よりも低く位置させ，排液の妨げとならないようにする必要がある（図2）．また，イレウス時は，腸の蠕動運動を促すために歩行などの運動は積極的に実施すべきである．

3 | イレウス

図1 イレウス管挿入時のCT画像

X線画像

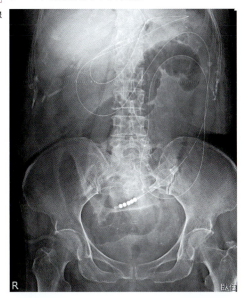

CT画像
冠状断

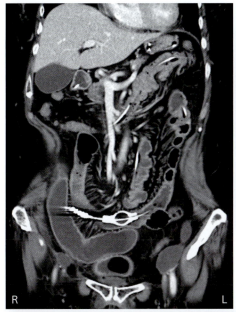

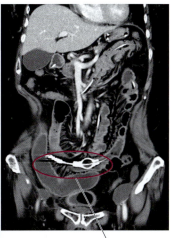

経鼻でイレウス管が挿入されている

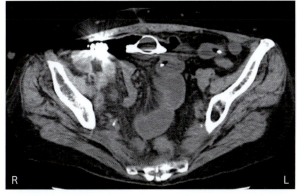

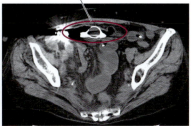

腹部画像 消化管系

281

図2 イレウス管挿入時のリハポイント

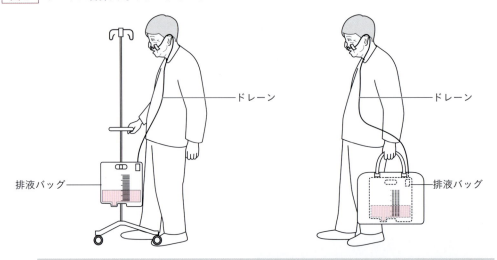

排液バッグを挿入部よりも低くなるように保持して離床する。点滴棒や手持ちのバッグに入れることで保持しやすくなる。

a 経鼻ドレーン

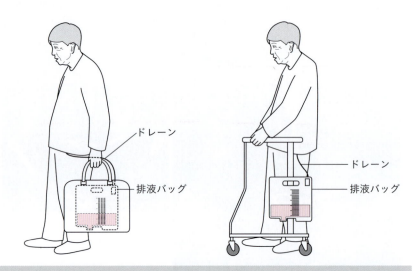

排液バッグを挿入部よりも低くなるように保持。ドレーンが長いと転倒のリスクが高くなるため注意する。歩行が不安定な者には四輪歩行器などに固定するとよい。

b 挿肛ドレーン

栄養状態が低くてもリハ介入しよう

　筋力は実際に力を発揮する「筋肉」と筋肉に指令を出す「神経」から構成されている。低栄養の場合，蛋白同化による筋量増加は見込めないかもしれないが，神経系が賦活する程度の運動は実施したほうがよい。これは経験的にも低栄養の患者がリハによって筋力やADLが改善することから理解できる。従って，低栄養患者に対しては**ダイナペニアの概念を念頭に置き**（図3），神経系の廃用をきたさないよう，可能な限り身体を動かすようにアプローチすることが重要である。栄養評価については，p.246表1を参照。

　また，サルコペニアの定義はEWGSOP2によって更新され「身体的な障害や生活の質の低下，および死などの有害な転帰リスクを伴うものであり，進行性および全身性の骨格筋量および骨格筋力の低下を特徴とする症候群」と定義された。筋肉量だけではなく，筋力の低下，骨格筋量または質の低下，身体機能の低下が新しく概念に含まれ，ダイナペニアの概念も含まれるようになった。

図3　ダイナペニア：加齢に伴う筋力減少症

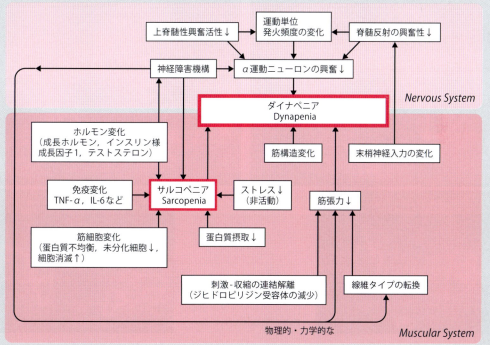

(Clark BC, Manini TM : Sarcopenia =/= dynapenia. J Gerontol A Biol Sci Med Sci. 63(8):829-834, 2008.より引用)

引用文献

1) Cruz-Jentoft AJ, et al: Sarcopenia: revised European consensus on definition and diagnosis. Age Ageing, 48(1): 16-31, 2019.

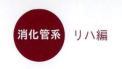 消化管系 リハ編

4 ヘルニア
リハポイント：リハ時の姿勢に注意し，圧迫は避ける

画像でヘルニア側を確認して，患部に圧迫を加えないようにしよう。

ヘルニアから起こる腸穿孔に注意

　鼠径ヘルニアは小腸が脱出して生じる（図1）。ヘルニア部分は長時間の圧迫を加えることで，小腸が壊死し，脆弱した小腸壁が破れ腸穿孔となる。腸穿孔は広範囲な腹膜炎を引き起こし重症化するため注意が必要である。

図1　鼠径ヘルニアのCT画像

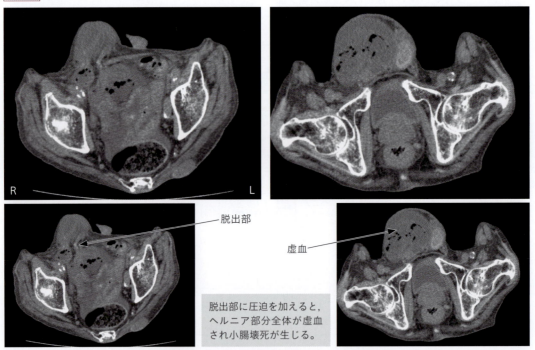

脱出部に圧迫を加えると，ヘルニア部分全体が虚血され小腸壊死が生じる。

圧迫を避ける姿勢と動作

　鼠径部の圧迫を避けるためには起き上がり方と座位を工夫するとよい。起き上がり時はヘルニア側とは反対に寝返り、健側下肢を先にベッドから下ろし、続いてヘルニア側下肢を下ろすとよい。また、座位時は圧迫を避けるために、ヘルニアとは逆側に重心を寄せて保持する。図1の右鼠径ヘルニアの場合は、図2のような動作と姿勢になる。

図2　右鼠径ヘルニアの場合の姿勢と動作

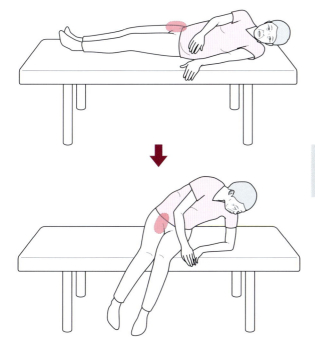

ヘルニア部とは反対に寝返り、起き上がることで、ヘルニア部の圧迫を避けることができる。

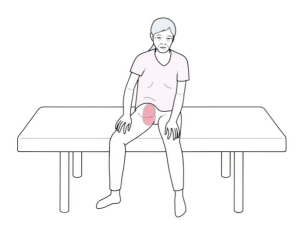

座位時は左に重心を置き、右股関節はやや外転しておくとよい。

歩行はその他のリスクがなければ、積極的に行うとよい。

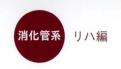

消化管系　リハ編

5 腸穿孔
リハポイント：長期戦を見据えたリハ介入をしよう

廃用症候群と炎症に注意しながら，リハをしていこう。

廃用にならないためのリハ介入を

　腸穿孔は腹膜炎や敗血症をきたすことが多く，治療が長期化する傾向がある。しかし，安静臥床が長期化すれば廃用が進み，全身状態の悪化や生命維持も困難な状態になることから，可能な範囲で離床し，座位練習や車椅子乗車を行っていきたい。

炎症所見に注意

　炎症所見が強い場合は，
・安静時のエネルギー消費量が増加している
・インスリン抵抗性が亢進している
・炎症性サイトカインが産出されている
ことから，蛋白異化に傾いているため，筋肉減少が生じないように負荷量には注意する。炎症状態が落ち着き（CRP 3〜5mg/dL程度），栄養摂取が安定するまでは機能維持を目的として介入していく（図1）。

CRP：C reactive protein

図1　蛋白異化亢進

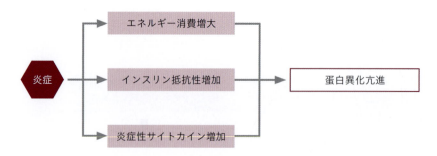

Mooreの分類

侵襲後の生体反応をまとめたものに，Mooreの分類がある（表1）。経過を理解して，リハに役立てよう。

表1 Mooreの分類

分類	期間	生体反応/主な症状
術後第Ⅰ相：傷害期・異化期	侵襲後2〜4日	発熱，疼痛，筋蛋白分解，脂肪分解，高血糖，水分貯留，体重減少，尿量低下，尿浸透圧上昇，尿中ナトリウムとカリウムの増加，循環血液量減少
術後第Ⅱ相：転換期・異化〜同化期	侵襲後4〜7日	疼痛の軽減，平熱，食欲・腸分泌運動回復，周囲への関心，循環血液量増加，利尿，尿中ナトリウムとカリウムの正常化
術後第Ⅲ相：同化期	侵襲後1〜数週間	組織の新生が始まるが蛋白質の利用は不十分，消化吸収機能の正常化，筋力回復
術後第Ⅳ相：脂肪蓄積期	侵襲後数週間〜数カ月	筋肉の再生，脂肪合成，体重増加

リフィリング

外傷や手術などの大きな侵襲が生体に加わると，血管透過性の亢進やアルブミン低下による膠質浸透圧の低下により，血漿成分が血管外かつ細胞外へ漏出する。この血漿成分が溜まった場所をサードスペースという。輸液療法により循環血液量が一定期間（24〜72時間程度）十分に維持されると，血管透過性が正常化し血管外に漏出していたサードスペースの水分は，血管内に戻ってくる。これをリフィリングという。

術後早期のリハ介入時は血管内脱水が生じていることを頭に入れ，起立性低血圧に注意して離床を行う必要がある。また，リフィリング期では循環血液量が増加するため，腎機能や循環機能の低下による肺うっ血や心不全などの症状が生じていないか評価しつつリハ介入する必要がある。

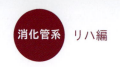

6 腹部脂肪（メタボリックシンドローム）
リハポイント：画像を見せて行動変容を促そう

患者にCT画像を見てもらい，身体について知る機会をつくる。
画像は工夫すれば，患者教育にも活用できることを覚えておこう。

患者教育への利用

　メタボリックシンドロームなど肥満に関する疾患は遺伝的要素もあるが，生活習慣の関与が大きく，運動はしたほうがよいと理解しながら，行動に移せないというケースが多い。患者に行動を変えてもらうには，まず自分の身体に興味をもたせ，自覚を促していく必要がある。特に，内臓肥満型の患者は見た目や体重ではわからないため，自覚をもてない人が多い。そのような患者に対しては，CT画像を用いて自分自身の内臓脂肪を見てもらうと，外見では見えていなかった脂肪の存在に驚き，行動を変える動機付けとして効果的である（図1）。

図1　行動変容に画像を活かす

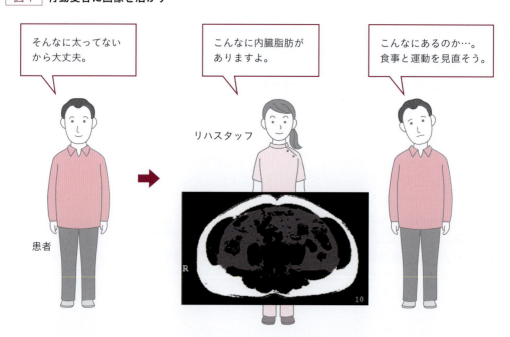

行動変容ステージと介入方法

行動変容ステージとは患者の行動変化をステージ別に5つに分けたもので，①前熟考期，②熟考期，③準備期，④行動期，⑤維持期に区分される。

①前熟考期
自分の行動が問題であることを理解していない時期であり，行動を変化させようという気持ちは低い状態である。まず，セラピストは患者の気持ちや考えを聞き，受け入れることが必要である。そして，徐々に一般的な知識を提供しながら，現状を認識させていき，病気や健康について興味を抱かせるように促す。

②熟考期
自分の行動が問題であることは認識しているものの，行動に移せていない時期であり，行動を変えたいと考えている。この時期は行動を変えたときの利益と不利益を明確にし，実際に行動するきっかけを見つけることが重要である。

③準備期
行動に移す準備が整い，行動に移そうとしたり，あるいは行動に移している時期である。無理のないよう患者に合わせた具体的な目標を設定し，実際に行動に移せた場合は賞賛する。最初から強い負荷を与えると継続できないことが多いため，患者が望んだとしても長期的に行えそうな負荷から開始する。そして，定期的に目標を上げていくことが望ましい。

④行動期
実際に行動が変化してきている時期である。引き続き行動が変化していることを賞賛し，患者と目標設定を考える。また，この時期は行動が戻ってしまう（再発）ことが多い時期でもあるため，患者には継続に不安を感じる場面などを聴取し具体的な解決法を一緒に考えるとよい。

⑤維持期
行動が変化し，6カ月以上継続され習慣化されている時期である。この時期は知人の死などの特別な出来事（ライフイベント）によって行動が戻ってしまうことがあるため，定期的に行動が継続されているか確認することが望ましい。以前の自身と同じように行動に移そうか迷っている人に対して，指導する機会があれば行動はさらに強化される。

参考文献
1) Prochaska JO, Velicer WF: The transtheoretical model of health behavior change. Am J Health Promot, 12(1): 38-48, 1997.

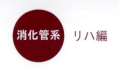
消化管系 リハ編

7 腹水
リハポイント：心臓，肝臓，腎臓を疑え

画像で腹水を見たら，背景にはいくつかの重要な疾患が隠れている。
どのような疾患か，把握して，リハをしていこう。

さまざまな疾患から起こる

腹水はさまざまな原因から生じるが（表1），主には心臓，肝臓，腎臓の疾患や，がんの影響によって生じることが多い。腹水の画像を図1に示す。

リハ時には，起立性低血圧やバイタル変動，呼吸苦などによる自覚症状を注意深く評価しながら，徐々に負荷を上げていくことが重要である。

表1 腹水の原因と責任臓器

病態	機序	原因・疾患
低アルブミン血症	アルブミンの低下により膠質浸透圧（血管内に水を引き込む力）が低下することで組織や組織間に水分が溜まる。	肝硬変 低栄養 ネフローゼ症候群（蛋白尿）
門脈圧亢進	門脈圧が上昇することで肝リンパ液が増加し，リンパ管への流入限界を超えることで腹水が増加する。	肝硬変 右心不全
水分排泄量の低下	水分排泄量の低下により，体水分量が増加し腹腔内へ漏出する。	腎不全
循環血漿量の低下	循環血漿量の低下により抗利尿ホルモンの増加や尿細管による水やナトリウムの再吸収が亢進し，腹水が増加する。	肝硬変 心不全 甲状腺機能低下症
腹膜の炎症	炎症によって血管透過性が亢進して血管内の成分が溢れ出した滲出液が腹水として腹腔内に貯留する。	がん（胃，膵，大腸，卵巣） 腹膜炎

図1 腹水のCT画像

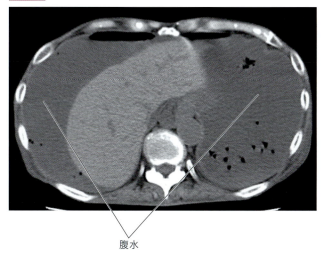
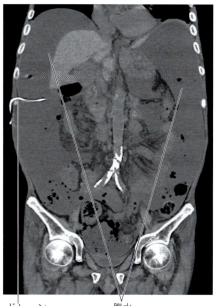

腹水 　ドレーン　腹水

動作時の注意点

　腹水が溜まることで，腹腔内が膨張し体幹の前傾が困難になる。起き上がりはp.197図1を参照してほしいが，起き上がりから座位時に後方重心となることに注意が必要である。特に，離床の練習開始時に後方重心となり，そのまま後方へ倒れてしまうことがある。従って，セラピストは起き上がり時に患者が後方に倒れないようなポジショニングを考えなければならない（図2）。

図2 後方重心に注意した介入

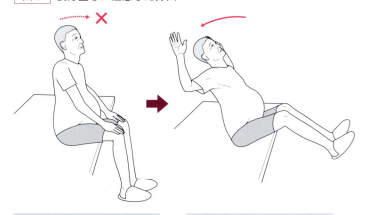
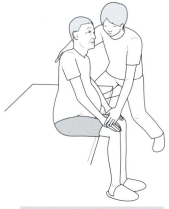

腹水のため起き上がった後，体幹が伸展し座位時に後方重心となる。

支えがないと，そのまま後方に転倒する。

セラピストは患者が後方に倒れないように支えられる位置につく。

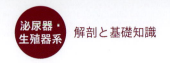

1-1 腎臓・膀胱の解剖

画像を見る際に必要な基本的な解剖を押さえておこう。

腎臓の構造

　腎臓はおよそ長さ10cm，横幅5cm，厚さ4cm，重さ120gの臓器であり，脊柱を挟んで左右1つずつ存在する。第12胸椎から第3腰椎の高さに位置し，右腎は肝臓の直下にあることから左腎よりも数cm低い位置となる（図1）。

　腎臓の実質は表層に近い皮質と深層の髄質に区別される。皮質には腎小体が存在し，生成された尿は腎乳頭，腎杯，腎盂を通り，尿管へ排泄される。

　腎小体は糸球体とボウマン嚢からなり，尿細管と合わせてネフロンを構成する。ネフロンは1つの腎臓に約100万個存在する。

尿管と大腰筋

　尿管は大腰筋の前を通過し，骨盤内から膀胱後方を通って膀胱下方につながる（図2）。

膀胱

　膀胱は伸縮性の袋状の形をしており，一時的に尿を貯留させる。成人では300〜500mLの尿を貯留することが可能である。

図1 腎臓の解剖

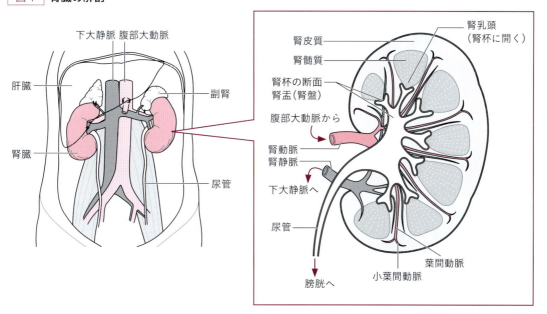

図2 尿管と大腰筋

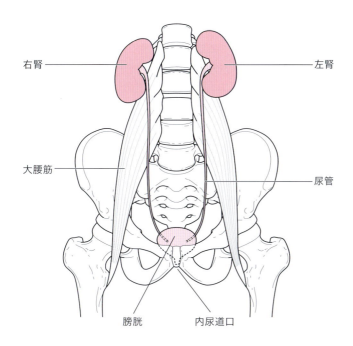

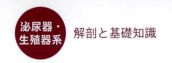
泌尿器・生殖器系　解剖と基礎知識

1-2　腎臓・膀胱の生理作用

生体内の恒常性は重要なポイントとなる。
画像を見る際に必要となる排泄の機能などをしっかり押さえておこう。

腎臓の4つの機能

腎臓は大きく分けて4つの役割があり，
・代謝産物や老廃物(薬物)の排泄
・水分・電解質の調節
・ホルモンの分泌・調節
・糖新生

を行い，生体内の恒常性を保っている。糸球体では血球や蛋白質など分子の大きい物質は濾過されず，血漿成分のみがボーマン嚢へ濾過され原尿となる。原尿は尿細管で水や電解質，グルコース，アミノ酸などを再吸収される。1日に約150Lの原尿がつくられ，およそ99％が再吸収され最終的に尿として排泄されるのは800〜1,500mLである。なお，糸球体の濾過作用は血圧が70〜200mmHgで調整されているため，血圧が70mmHg以下になった場合，尿の生成は行われなくなる。

腎機能の低下によって生じる症状とリハビリテーション(リハ)時に考慮することについて，表1にまとめた。

表1　リハに向けての視点

機能低下	生じる症状	リハ実施時に考慮すること
代謝産物・薬物の排泄低下	尿毒症 薬物血中濃度上昇	意識状態，薬効が効きすぎていないか
水分の貯留	浮腫，高血圧，心不全，肺水腫	厳格なバイタル測定，呼吸状態の確認，運動負荷量
電解質の調整低下(Na^+, K^+, Ca^+)	意識消失	心電図によるモニタリング
蛋白尿	低栄養　浮腫	運動負荷量
ホルモンの調節低下	レニン過剰：高血圧 エリスロポエチン不足：貧血，骨の脆弱化	バイタル測定，起立性低血圧，骨折
糖新生低下	低血糖	食事を摂取したか，リハ介入の時間帯，リハ中低血糖症状の確認，運動負荷量

294

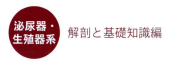

2 腎臓・膀胱の画像解剖

比較的見つけやすいが，造影CT画像でどのように見えるかも押さえておこう。
造影による時間的な変化や染まる程度などから腎の状態がわかる。

X線画像

　腹部X線画像では，まず大きく見つけやすい肝臓をランドマークとする。右腎臓は肝臓の直下にあるため，肝臓からそのまま下方を見て，腎臓と肝臓の境目を見つける。右腎臓が見つかれば，脊柱を挟んで反対側を見る。左腎臓は右腎臓よりも**数cm高い位置に存在する**(図1)。

　腎臓の脊柱寄りには大腰筋を見ることができる。

図1　X線画像で見る腎臓

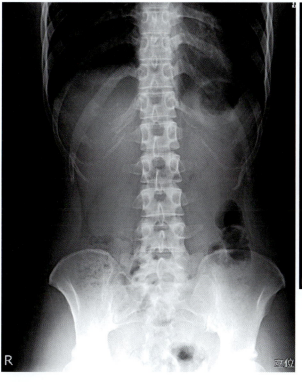
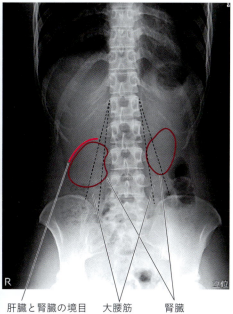

肝臓と腎臓の境目　大腰筋　腎臓

CT画像

　腎臓は身体の後方に位置し，枝豆のような特徴的な形からCT画像では同定しやすい臓器である。腎臓は右が肝臓の影響で下方に位置しているため，左側から見ていく。まず脾臓と膵臓を同定し，その脊柱側から左腎を見ることができる。右腎は脊柱を挟んで反対側の位置に同定される(図2)。

図2　腸管の正常CT画像

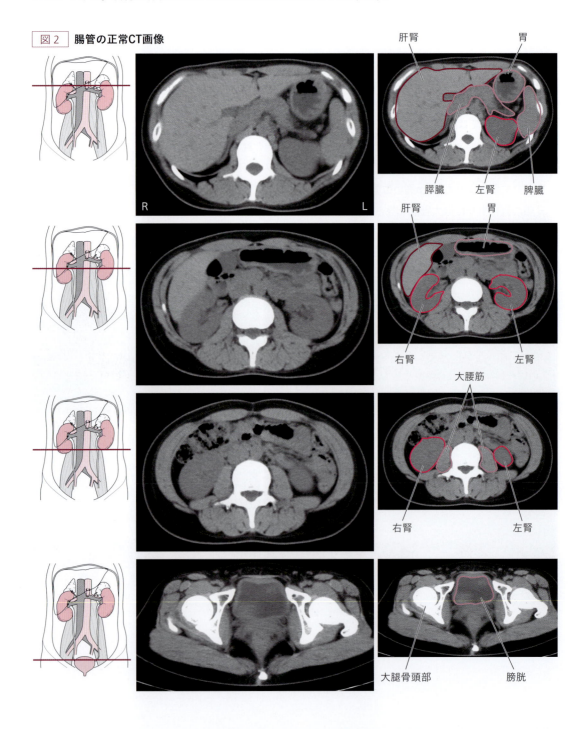

造影CT画像であれば，皮質と髄質，腎盂などが見られる。皮質髄質相（皮髄相）で腎臓の**皮質**が高吸収に映り，腎実質相で**腎実質全体**が高吸収となる。排泄相では**腎杯**，**腎盂**，**尿路**が高吸収として映し出される（図3）。

造影CTは，p.222参照

図3 腎臓の造影CT画像

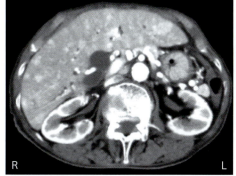
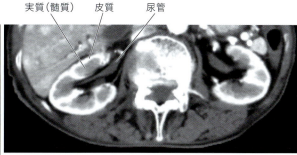

皮髄相
皮質が造影され白く描出。
実質・尿管は造影されずに黒く描出される。

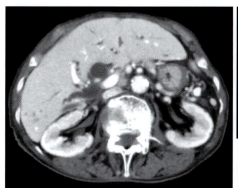
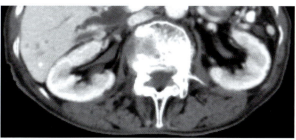

実質相
皮質・実質ともに造影され白く描出される。尿管は黒く描出。

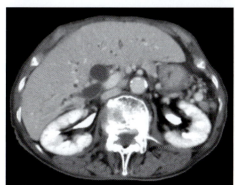
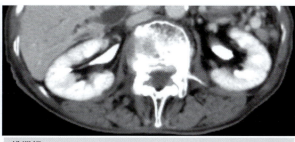

排泄相
腎盂腎杯が造影され白く描出。
尿管が白く描出される。

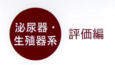
泌尿器・生殖器系 評価編

1 慢性腎臓病（CKD）

さまざまな疾患からCKDになることを押さえておこう。
画像では腎の萎縮が起こる。萎縮の程度を画像から読み取ろう。

CKDの重症度分類は覚えよう

　腎機能障害には急速に病状が進行する急性腎障害（AKI）と慢性的に経過する慢性腎臓病（CKD）が存在する。特にCKD患者は近年増加しており，社会的な問題となっている。CKDは腎疾患に起因するものや糖尿病，高血圧，膠原病などによって進行する。進行度に合わせて，表1に記した症状が出現するため，初期の段階で生活習慣の見直しや高血圧，糖尿病などの原因となっている疾患のコントロールをしていく必要がある。

　CKDの重症度分類については日本腎臓学会が提唱するCKD診療ガイド（2012）が参考になる（表1）。重症度は原疾患，糸球体濾過量（GFR），蛋白尿（アルブミン尿）を合わせたステージより評価する。

リハについてはp.304 参照

AKI：acute kidney injury
CKD：chronic kidney disease

GFR：glomerular filtration rate

表1　CKDの重症度分類

疾患	蛋白尿区分		A1	A2	A3
糖尿病	尿アルブミン定量（mg/日）尿アルブミン/Cr比（mg/gCr）		正常	微量アルブミン尿	顕性アルブミン尿
			30未満	30～299	300以上
高血圧腎炎多発性嚢胞腎移植腎不明その他	尿蛋白定量（g/日）尿蛋白/Cr比（g/gCr）		正常	軽度蛋白尿	高度蛋白尿
			0.15未満	0.15～0.49	0.50以上
GFR区分（mL/分/1.73 m²）	G1	正常または高値	≧90		
	G2	正常または軽度低下	60～89		
	G3a	軽度～中等度低下	45～89		
	G3b	中等度～高度低下	30～44		
	G4	高度低下	15～29		
	G5	末期腎不全（ESKD）	<15		

Cr：クレアチニン，ESKD：end stage kidney disease

□，■，■，■の順に，死亡，末期腎不全，心血管死亡発症のリスクが高まる。

（KDIGO CKD guideline 2012を日本人用に改変，日本腎臓病学会，編：CKD 診療ガイド 2012，東京医学社，2012. より引用）

画像で見る腎不全

腎不全を画像から見る意義としては腎臓の形態を視覚的に評価し，萎縮の程度などを読み取れることが挙げられる（図1）。正常の腎臓は単純CT水平断像で丸く，厚みをもつ。しかし，腎不全が進行すると腎皮質が菲薄化し腎臓全体が萎縮していく。最終的には高度の腎萎縮が生じ，その機能を失う。腎臓自体に疾患の既往があると腎臓の左右差が生じる。

図1　腎不全のCT画像

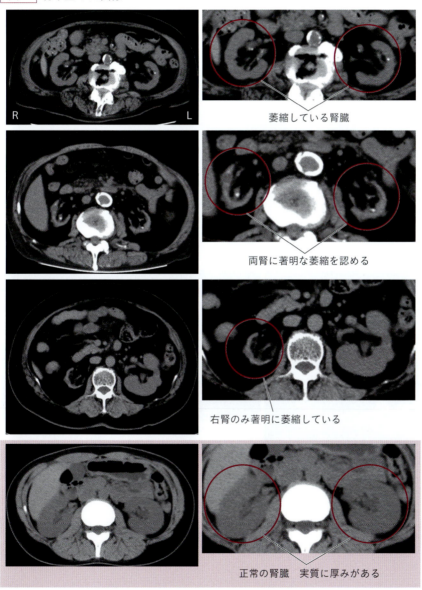

萎縮している腎臓

両腎に著明な萎縮を認める

右腎のみ著明に萎縮している

正常の腎臓　実質に厚みがある

参考文献
1) 小寺　亮, ほか：糖尿病性腎症. 臨床検査, 58(6): 717-722, 2014.

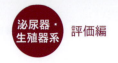

泌尿器・生殖器系 評価編

2 腎囊胞

予後は良好だが，感染と出血には注意しよう。
単純性か多発性かに着目して，画像を確認しよう。

腎囊胞は腎臓の中に液体の入った袋ができる疾患を指し，1〜数個の囊胞が認められるものを単純性腎囊胞とよぶ。後天性で腎皮質に囊胞が生じ，50歳以降では50％に認められる。多くは無症候で経過し，健診などのCT検査で初めて見つかるケースが多い。予後は良好だが，囊胞が感染や出血を生じた場合，手術適応となる。

リハについては p.305 参照

画像では低吸収

囊胞は液体が貯留していることから，CT画像上低吸収域となり（図1），腎実質よりも黒く描写される。

図1 腎囊胞のCT画像

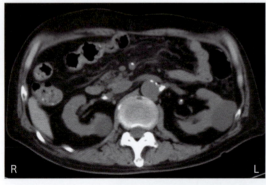
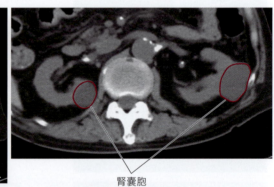

腎囊胞
囊胞部は実質よりも黒く描出される。

多発性嚢胞腎（PKD）

　PKDは腎に嚢胞が多発してできる遺伝性の腎疾患である。嚢胞は腎臓だけでなく肝臓やその他の臓器にまで発展する進行性の疾患であり，加齢とともに腎機能が低下していく。多くは40歳ごろから糸球体濾過量が低下しはじめ，70歳ごろまでに約半数の患者が末期腎不全へと移行する。いまだ根治的な治療方法は見つかっていない。

　単純CT画像では単純性腎嚢胞と同様に嚢胞部分は黒く描出される（図2）。また，造影CT画像では嚢胞部分は造影されず，黒いままである。

PKD：polycystic kidney disease

図1　多発性嚢胞腎のCT画像

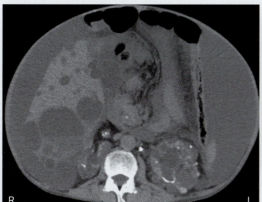
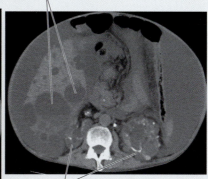

肝臓をはじめ多臓器に嚢胞が確認される

腎臓に多数の嚢胞が存在する

単純CT画像

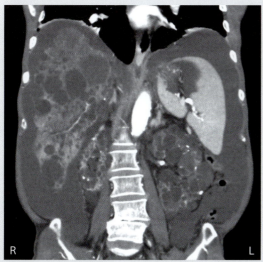
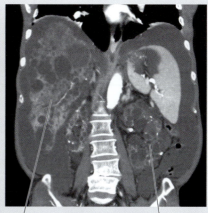

肝臓をはじめ多臓器に嚢胞が確認される

腎臓に多数の嚢胞が存在する

造影CT 冠状断像

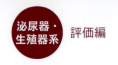 泌尿器・生殖器系 評価編

3 子宮がん

進行するとさまざまな症状が出てくるので，画像とともに状態をよく把握しよう。

　子宮は直腸の前面，膀胱の後面に位置している器官である。子宮がんには子宮体がんと子宮頸がんが存在する。子宮体がんは子宮内側膜から発生するがんであり，子宮内膜がんともよばれている。子宮頸がんは子宮の入り口にあたる子宮頸部に発生するがんである。初期は症状が少ないが，病状が進行すると腫瘍の肥大化や子宮前後の臓器（膀胱・直腸）に浸潤し，下腹部痛，排尿排便障害，血尿血便，大腸イレウスなどの症状が認められるようになる。

子宮がんを画像から見極める

　子宮がんではCT画像で子宮の形や浸潤の程度について見ることができる。図1に示す症例は子宮と直腸に腫瘍が存在し，間の壁に肥厚が認められる。また，子宮の腫瘍は膀胱の後面と接している。より詳細に精査する場合は，造影CTやMRIが用いられる。

 column

ドレーン，カテーテル，チューブ
　医療現場では用いる管の名前が用途によって使い分けられており，大きく分けてドレーン，カテーテル，チューブが存在している。
　一般的には排液や排気など何かを身体の外に出すことを目的とする管を「ドレーン」，点滴や注入など何かを身体の中に入れること，もしくは検査のため体内の物質を採取することを目的とする管を「カテーテル」，その他気道確保やモニタリングを目的とする管を「チューブ」とよんでいる。明日から意識して使い分けてみよう。

図1 子宮がんのCT画像

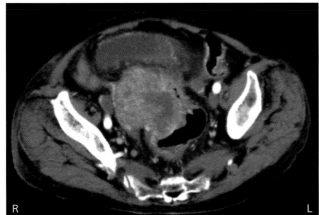
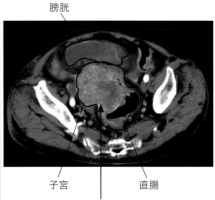

膀胱
子宮　直腸
直腸と子宮の壁(間)に腫瘤を認め,肥厚している

大腸イレウスにより拡張している

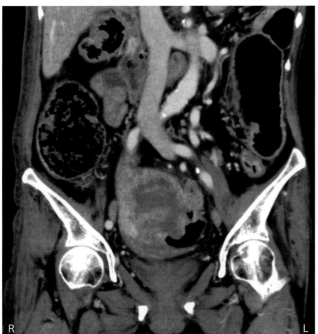
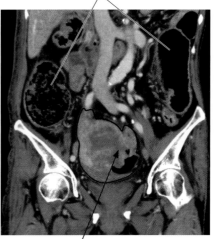

直腸と子宮の壁(間)に腫瘤を認め,肥厚している

病状が進行すると,子宮と直腸がつながる瘻孔が形成される。

リハポイント

　がんの進行に伴い膣からの出血や瘻孔による排尿排便が生じることがある。特に離床時は腹圧の上昇や重力により排泄が促進されることを念頭におきリハをする。また手術などで下肢へのリンパ浮腫が生じた場合,スキンケア指導や圧迫療法,運動指導のほかに用手的リンパドレナージを施行する。ドレナージはリンパ節に向けて近位から優しく皮膚を擦るように誘導し徐々に遠位に場所を変え行う。強い圧迫を加えるとリンパ管が破壊されるため注意する。

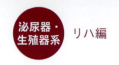

泌尿器・生殖器系 リハ編

1 慢性腎臓病（CKD）
リハポイント：進行度に合わせた運動負荷

尿検査と血液検査をしながら，画像から腎萎縮を確認していこう。
状態に合わせて，運動療法を行おう。

画像でわかる腎萎縮と各種検査より

　CKDによる病状の進行に合わせて，腎臓は萎縮し小さくなっていく。尿検査（アルブミン尿）や血液検査（クレアチニン，尿素窒素，GFR）で正常値であったとしても数値として現れる一歩手前である可能性もある。そこでCT画像より腎の萎縮の程度を評価し，簡易的に腎臓の予備能を予測する（図1）。腎萎縮の進行があれば，尿や血液検査が行われるごとに評価し，腎機能低下が生じていないか確認する必要がある。またリハ中は腎機能低下によって生じる身体変化（浮腫・心不全徴候・貧血・血圧上昇）がないか確認する。

CKD : chronic kidney disease
GFR : glomerular filtration rate

運動療法と浮腫の確認

　現在はCKD患者に対する運動は推奨され，さまざまな身体的・精神的機能の向上が報告されている。運動負荷については各ステージと身体状況に合わせ，過度な疲労を与えないように配慮しつつ，徐々に運動強度や頻度，回数を上げていく。運動の種目はレジスタンス運動と有酸素運動を組み合わせて行うことが推奨され，運動強度の目安はKarvonen法（カルボーネン）による30～50％か，Borg指数11～13程度とする。運動前後にはバイタル評価を必ず行い，圧痕による浮腫の確認を実施する。また，定期的に四肢周径や体重測定を行い体水分量が増えていないかも評価するとよい。

図1 腎不全のCT画像

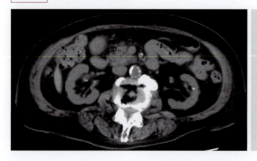

検査数値が正常であっても，腎機能の低下をきたしやすい状態であることが予測される。リハを行う際には腎機能低下徴候（浮腫，心不全徴候，貧血，血圧上昇）が生じていないか注意深く確認する必要がある。

参考文献
1) 上月正博，編著：腎臓リハビリテーション（補訂）．医歯薬出版，2015．

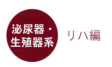

2 腎嚢胞
リハポイント：多発性であれば要注意

単純性なら通常の運動療法，多発性なら腎機能に注意して運動負荷を決めていこう。

単純性と多発性で分けて考えよう

　腎嚢胞は単純性であれば，運動に制限を設ける必要はない。しかし，多発していた場合は注意が必要である。多発した嚢胞によって腎実質が減少し，腎機能が低下していくため，腎機能検査や身体所見は注意深く観察する必要がある。また，肝臓を含む多臓器にも嚢胞が認められる場合があるため，画像から生じうるリスクを予測し，他の検査と合わせて運動負荷を調整するとよい（図1）。

図1　単純性腎嚢胞と多発性嚢胞腎

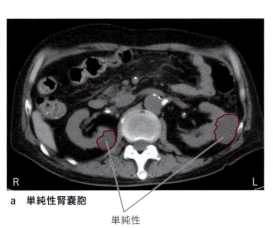

a　単純性腎嚢胞
単純性

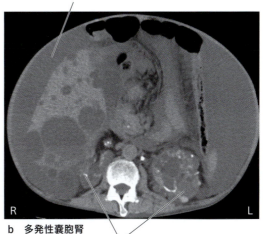

多量の腹水

b　多発性嚢胞腎
多発性

多発した嚢胞によって腎機能・肝機能が低下し，多量の腹水が貯留している。

INDEX

あ

悪液質……………………238
悪性中皮腫……………… 74
アシデミア……………… 81
圧痕………………………304
アミラーゼ………………246
アメリカ心臓協会………125
アルカレミア…………… 81
アルドステロン…………129
アルブミン……………… 48
アルブミン低下
　………… 213, 218, 234
アルブミン尿……298, 304
アンジオテンシン………129
安静度……………………243
アンモニア………213, 230

い

胃がん……………………290
易感染性………………… 92
意識障害…………… 81, 230
異常Q波…………………157
異常陰影………………… 14
胃切除後症候群…………274
胃全摘術…………………258
胃部膨満感………………272
胃泡………………………251
イレウス…………………251
イレウス解除術…………262
イレウス管………262, 280
胃瘻………………………270
インスリン………………212
インスリン抵抗性
　………………268, 286
咽頭後壁…………………107
インフォームドコンセント
　…………………………275

う

右心室……………………136
右心不全…………………290
右心房……………………136
うっ血……………………146
運動負荷試験……………156
運動療法…… 86, 87, 106

え

エアリーク………………113
栄養吸収障害……………246
栄養状態…………………232

お

液性調節…………………129
嚥下体操…………………110
嚥下反射…………………107
炎症……………………… 95
炎症性サイトカイン……238

か

横隔神経………………… 4
横隔膜…… 4, 131, 137
横隔膜平低化…… 32, 33
横行結腸…………………255
黄色排液…………………238
黄疸………………………228
嘔吐………………………272

か

カーリーライン…… 20, 39
外ヘルニア………………264
解剖学的葉区分…………208
化学性肺炎………………274
化学療法………… 59, 106
拡散障害………………… 83
喀痰………………………116
隔壁……………………… 36
下側肺障害……… 94, 120
活性酸素………………… 45
活動………………………188
カテコラミン……………183
カテーテル………………302
カニューラ………………101
ガフキー号数……………115
下部胸郭………………… 98
含気……………………… 14
換気血流比……………… 78
換気障害………………… 80
換気様式………………… 51
肝区域……………………216
肝硬変……………………290
肝細胞がん………………222
間質性肺炎……… 19, 83
患者教育…………………288
肝静脈……………………214
がん性イレウス…………262
がん性胸水……… 54, 58
冠性T波…………………157
感染性心内膜炎…162, 169
肝性脳症………212, 230
がん性リンパ管症
　……………19, 54, 58
肝切除……………………236
間接ビリルビン…………212
感染性腹水………………238

冠

冠動脈CT………………138
冠動脈基部………………191
冠動脈造影検査…138, 142
肝動脈優位相……………222
カントリー線……………208
嵌頓………………………226
肝嚢胞……………………220
肝膿瘍……………………221
顔面紅潮………………… 81
肝予備能…………………233
冠攣縮性狭心症…………152
緩和ケア…………………106

き

機械的イレウス…………262
機械弁……………………160
気管……………………… 65
気管支拡張症…… 72, 116
気管支透亮像…18, 63, 79
気管支壁肥厚……………117
気管分岐部角度…………164
気胸腔…………………… 67
気胸内圧………………… 66
偽腔………………………170
偽腔開存型………………170
気腫……………… 34, 57
機能的イレウス…………262
機能の残気量……………100
逆流性食道炎……………274
ギャッジアップ…………234
吸気運動………………… 4
急性冠症候群……………152
急性呼吸促迫症候群…… 44
急性腎障害………………298
吸入酸素濃度…………… 51
胸郭拡張練習法………… 89
胸郭変形…………………120
胸腔……………………… 66
胸腔穿刺………………… 76
胸腔ドレナージ…… 66, 76
胸腔ドレーン……………113
胸骨………………………135
胸骨左縁短軸断面像……140
胸鎖乳突筋……………… 4
胸水……………… 46, 77
胸水蛋白………………… 76
胸部X線検査…………… 5
胸腹部大動脈瘤…………177
胸部大動脈解離…………175
胸部大動脈瘤……………177
胸膜炎…………… 74, 77
胸膜陥入像……………… 56
鏡面像……………………262

起

起立性低血圧
　…213, 234, 278, 290
筋持久力低下…………… 87
金属濃度………………… 6
筋蛋白異化………………213
緊張性気胸……………… 66
筋肉量低下……………… 87
筋力低下…………… 87, 92

く

区域気管支……………… 2
クイノー分類……………208
空気感染………… 68, 115
空気濃度………………… 6
空洞……………… 57, 68
クリニカルパス…………190
グルカゴン………………212
クレアチニン……………304

け

経口摂取…………………272
憩室炎……………………266
頸静脈怒張………146, 193
経食道心エコー…………168
頸椎症……………………109
頸動脈小体……………… 4
経鼻経管栄養……………272
経皮的冠動脈インターベン
　ション…………………152
経鼻ドレーン……………282
経皮内視鏡的胃瘻造設術
　…………………………270
頸部可動域訓練…………109
痙攣性イレウス…………262
下血………………………260
血圧コントロール………196
血液凝固異常…………… 45
血液凝固能低下…………213
結核菌…………………… 68
血管炎…………………… 36
血管収束像……………… 56
血管透過性……………… 44
血管透過性亢進… 74, 290
血管内皮細胞…………… 45
血小板減少………………279
血性排液…………………237
結節影………22, 55, 68
結節性陰影……………… 22
血中酸素分圧…………… 14
血糖値……………………246
血流障害…………………264

解毒……………………211
牽引性気管支拡張… 36，46
腱索断裂………………169
顕性誤嚥………………62
倦怠感…………………106

こ

後期ダンピング症候群…274
口腔ケア………………62
膠原病…………………36
好中球……………44，76
行動変容………………289
高二酸化炭素血症………81
後腹膜腔………………249
後腹膜臓器………249，254
絞扼性イレウス…………262
抗利尿ホルモン…………129
高流量システム…………101
誤嚥性肺炎………………30
呼気終末陽圧……………51
呼吸運動…………………4
呼吸介助………………116
呼吸困難感… 76，87，193
呼吸補助筋………………88
骨格筋機能障害…………87
骨格筋量減少症………238
骨浸潤……………………61
骨シンチグラフィー
………… 54，61，104
骨粗鬆症…………………93
骨代謝…………………105
骨転移………………61，104
骨濃度……………………6
固有筋層………………256
コンソリデーション
…14，64，68，79，112
コンディショニング
………………… 86，87

さ

サードスペース…………287
再灌流…………………152
細菌性肺炎………15，79
最大酸素摂取量………240
サイトカイン……………44
サイトカインストーム… 45
鎖骨左縁長軸断面像……140
左心室…………………136
左心室拡大……………162
左心不全………… 19，74
左心房…………………136
左心房圧………………146

撮影条件…………………8
サルコペニア……238，283
残胃がん………………274
参加……………………188
酸素運搬能……………278
酸素化不良……………183
酸素濃度………………101
酸素マスク……………101
酸素療法………………101

し

子宮がん………………302
子宮内膜症………………66
脂質異常症……………239
脂質代謝………………239
自転車エルゴメーター…239
脂肪酸…………………211
脂肪濃度…………………6
斜角筋群…………………4
シャキア法……………109
収縮期血圧管理………197
収縮期血圧低下………187
修正体位ドレナージ……99
十二指腸………………254
出血傾向
…………213，230，279
出血斑…………………279
腫瘤影………… 22，55
小胃症状………………274
消化管穿孔………………47
消化管廃用……………250
消化吸収効率…………250
小細胞肺がん…… 54，59
上部胸郭………………98
情報ドレナージ…………237
小葉内隔壁…… 2，19，36
小葉間隔壁肥厚…………46
上葉無気肺………………26
食道……………………137
食道残胃吻合法………258
自立支援………………189
シルエットサイン………24
シルエットサイン陽性
……63，90，112，119
腎萎縮…………………299
心外膜…………………124
心拡大…………………146
心カテ…………………142
心胸郭比………………131
真菌球……………………70
心筋虚血………162，186
心筋血流シンチグラフィー
………………………156

心筋梗塞………152，157
真腔……………………170
神経性調節……………127
人工肛門………………266
人工呼吸器………… 49，50
心室細動………………192
心室中隔………………136
心室中隔欠損症………162
心室頻拍………187，192
滲出液………… 14，290
滲出性胸水………………74
浸潤性膵管がん………228
心尖部四腔断面像………141
心臓カテーテル検査……142
心臓弁…………………124
身体負荷の安全性………189
心タンポナーデ………172
心内膜…………………124
心囊……………………124
心肺圧受容器…………127
心拍出量………………127
心不全…… 44，146，290
腎不全…………………290
心不全徴候……………304
心房細動………………164
心房性利尿ペプチド……129
心膜……………………124

す

膵液漏…………………247
水中運動………………239
水封室細管……………113
スクイジング……………96
スタンダードプリコーション
………………………238
頭痛……………………81
ステロイドミオパチー…92
ステントグラフト………178
すりガラス様陰影… 14，46

せ

脊髄損傷…………………61
石灰化
………158，167，181，226
腺がん……………………54
線状影……………………19
センシング……………182
蠕動運動………………280

そ

造影CT ………222，297

臓側胸膜線………………67
臓側心膜………………124
総肝管…………………209
早期相…………………222
早期ダンピング症候群…274
挿肛ドレーン…………282
総胆管…………………209
総胆管結石……………226
総腸骨動脈解離………176
僧帽弁逸脱症候群………169
僧帽弁狭窄症……164，194
僧帽弁口レベル………140
僧帽弁閉鎖不全症
………………169，194
続発性自然気胸…………66
側弯症…………………120
鼠径ヘルニア…………264
ソマトスタチン…………212

た

体位ドレナージ…112，118
体位変換………………118
耐術能…………………103
代償期…………………218
大腿骨頸部骨折………118
大腸イレウス…………302
大腸がん………266，290
大腸穿孔………………266
大動脈弓………125，132
大動脈小体………………4
大動脈弁狭窄症…158，193
大動脈弁置換術………158
大動脈弁閉鎖不全症
………………162，194
ダイナペニア…………283
大腰筋…………………295
大葉性肺炎………………71
脱水……………………280
多発骨転移……………104
多発性囊胞腎…………301
タリウム………………156
胆汁うっ滞……………233
胆汁生成………………211
胆汁排泄………………244
胆汁漏…………237，247
単純性イレウス………262
単純性腎囊胞…………300
胆石……………226，274
胆石発作………………226
断層心エコー…………140
断続性ラ音………………88
胆道……………………209
胆囊炎…………………274

307

蛋白異化············230, 286
蛋白合成能············213
蛋白同化············283
蛋白尿············294
蛋白分解酵素············45
ダンピング症候群········274

ち

チアノーゼ········193, 278
チェックバルブ機構······35
緻密斑············129
中心静脈············55
中性脂肪············211
注腸造影像············261
腸穿孔············266, 284
直接ビリルビン············212

つ，て

通過障害············256, 272
低アルブミン血症········290
低酸素············89
低酸素血症
　········44, 76, 81, 83
低流量システム············101
滴状心············33
テクネシウム············156
電解質············294
点状出血············279

と

透過性亢進········7, 66
洞結節············125
動作的安全性············189
糖新生············294
糖尿病············239
動脈圧受容器············127
動脈血酸素分圧············51
動脈硬化惹起性リポ蛋白異常
　············268
特発性間質性肺炎········36
特発性肺線維症······21, 40
努力吸気運動············4
努力呼気運動············4
努力様呼吸············88
ドレーン············302
ドレーン管理············113

な，に，の

内臓脂肪············267
内臓脂肪面積············268

内ヘルニア············264
内肋間筋············4
二次結核············68
ニボー············262
乳頭筋断裂············169
乳頭筋レベル············140
膿胸············76
脳塞栓············164
嚢胞性変化······41, 42, 72

は

肺アスペルギルス症
　······27, 29, 70, 73
肺うっ血······74, 148, 162
肺炎随伴性胸水············63
肺がん············19, 28
肺気腫······7, 32, 35
肺区域············2, 10
肺血管影············16
敗血症············46
敗血症ショック········266
肺血流量············78
肺サーファクタント········45
肺静脈············134
肺静脈圧············164
肺小葉············2
肺水腫······19, 45, 48
肺腺がん············57
肺尖部············78
排痰············116
排痰法············103
肺動脈············134
肺動脈楔入圧············148
排尿障害············302
排膿············76
肺扁平上皮がん········57
肺胞············2
肺胞換気量············78
肺胞性肺水腫············150
廃用症候群············286
播種性血管内凝固症候群
　············195
バソプレシン············129
ハフィング············89
ハレーション············160
破裂出血············230
反射性調節············127

ひ

ビア樽状胸郭···7, 32, 35
非アルコール性脂肪性肝疾患
　············224, 239

非インスリン依存性······246
非結核性抗酸菌症········27
微小血栓············44
非小細胞肺がん········54
脾臓············224
非代償期············218
左回旋枝············125, 135
左冠動脈············135, 145
左冠動脈主幹部········125
左鎖骨下動脈············132
左前下行枝············135
左前斜位············142
左総頸動脈············132
標準感染予防策········238
病的骨折······61, 104
微粒子対応マスク········115
ビリルビン代謝············211
ビルロートⅠ法········258
貧血············234
頻呼吸············101

ふ

不安定狭心症············152
腹腔臓器············249
腹腔ドレーン············237
腹腔内膿瘍············247
腹腔内遊離ガス········266
複雑性イレウス········262
腹式呼吸············103
副腎皮質ステロイド薬···42
腹水············218, 230, 290
腹部大動脈解離········176
腹部大動脈瘤············177
腹部痛············227
腹部膨満感············260
腹膜炎
　···47, 266, 284, 290
腹膜播種············234
不顕性誤嚥············62
浮腫······48, 146, 304
不整脈············182
ブラウン縫合············258
フラップ············174
吻合部潰瘍············274
分時換気量············101
噴門側胃切除術········258

へ

平均圧較差············164
閉塞性イレウス········262
閉塞性障害············35
閉塞性肺炎······31, 58

ペーシング············182
ペースメーカ植込み······182
壁在血栓············179
ベッドギャッジアップ
　············107, 234
ヘモグロビン量············278
ヘルニア············264
弁口面積············158
ベンチュリーマスク······101
扁平上皮がん············54

ほ

房室ブロック······182, 192
放射性同位元素········156
放射線治療········59, 106
放射線肺臓炎······39, 52
蜂巣肺······21, 36
歩行訓練············116
ポジショニング············96
ポジショニングマット···120
ポータブル撮影············8
ホルモン代謝············211

ま，み，む

マイコプラズマ肺炎······70
末梢動脈疾患············268
マルチスライスCT ····138
慢性腎臓病············298
慢性閉塞性肺疾患············7
右冠動脈
　············125, 135, 144
右前斜位············142
水濃度············6
水分子············48
無気肺
　······26, 58, 63, 121

め，も

メタボリックシンドローム
　············268
免疫機能············250
免疫抑制············92
免疫抑制剤············42
網状影············19, 36
モード············51
モザイクパターン········169
門脈············214
門脈圧亢進症········218, 290
門脈血流············222
門脈相············222

ゆ，よ

有意狭窄·················· 152
有酸素運動········239, 304
幽門側胃切除術·········· 258
幽門部狭窄·············· 256
輸液···················· 44
癒着性イレウス·········· 262
輸入脚症候群······256, 274
陽圧換気················ 50
葉間胸水················ 148
葉気管支················ 134
腰背部痛················ 228

り～ろ，わ

利尿薬·················· 188
リパーゼ················ 246
リフィリング············ 309
リポ蛋白················ 211
リモデリング
············· 32, 70, 116
粒状影·················· 22
両側性陰影·············· 44
緑色排液················ 238
リング状濃染············ 221
リンパ管筋腫症·········· 66
リンパ節転移19, 60, 105
ルーワイ法·············· 256
レジオネラ肺炎······ 70, 73
レジスタンス運動
····· 230, 239, 279, 304
レニン·················· 129
労作性狭心症············ 152
漏出性胸水·············· 74
肋骨横隔膜角············ 148
腕頭動脈················ 132

A

ACBT·················· 88
ACS·················· 152
Adamkiewicz動脈 ····· 172
ADL訓練················ 86
air bronchogram ····· 18
AKI·················· 298
Alb·················· 232
ALP·················· 232
ALT·················· 232
ANP·················· 129
apple core sign ······· 260
AR··············162, 194

B

ARDS·················· 44
AS ···············158, 193
AST ·················· 232

Billroth I 法 ·········· 258
Billroth II 法 ·········· 258
BMI ·················· 238
Borg ·················· 187
Braun縫合 ············ 258
butterfly shadow ····· 148

C

CAG ···········142, 152
Cantlie線 ············ 208
CAU ···········142, 144
ChE ·················· 232
Child-Pugh分類
·················230, 234
CKD ·················· 298
CO_2ナルコーシス·····101
COPD急性増悪········ 89
Couinaud分類 ········ 208
CPAP ················ 52
C-Pアングル
······· 49, 64, 75, 148
CRA ···········142, 144
CRP ·················· 234
CTR ······· 131, 146, 184
CT値·················· 207
CVポート ·············· 23

D，E，F

DeBakey分類 ·········· 170
DIC ·················· 195
EBD ·················· 244
EF ··············150, 184
ENBD·················· 244
EPBD·················· 243
ERAS ·················· 257
ERCP·················· 241
EST ·················· 243
FDG ·················· 60
FDP ·················· 195
FiO_2 ················ 51
fungus ball ·········· 70

G，H，I

GFR ·················· 298
Goddard法 ············ 34

γ-GTP ············ 232
Hb ·················· 278
HCC ·················· 222
HOT ·················· 40
IABP ·················· 183
IIP ·················· 36
IPF ·················· 40

K～N

Karvonenの予測心拍数
········ 183, 230, 239
Kerley's line······ 20, 148
LAM ·················· 66
Langerhans島 ········ 210
LAO ···········142, 143
LAP ·················· 232
Lown分類 ············ 183
Marfan症候群 ···172, 177
Mooreの分類 ·········· 287
MR ···········169, 194
MRCP ················ 241
MS ···········164, 194
N95マスク ············ 115
NAFLD ·········224, 239
niveau ················ 262
NPPV ············ 46, 52

O，P

Oddi括約筋 ············ 209
$PaCO_2$ ················ 4
PAD ·················· 268
PaO_2 ··············4, 51
PAWP ················ 148
PEEP ·················· 51
PEG ·················· 270
PET ·················· 60
PET-CT ·············· 105
P/F ratio ············ 51
PKD ·················· 301
PS ·················· 103
PTBD·················· 244
PTGBD················ 244

R，S，T

RAA ·················· 128
RAO ···········142, 143
RCA ·················· 144
Roux-en Y法 ·········· 256
RSウイルス感染症 ······ 26
R-Y法·················· 259
spicula ················ 56

SpO_2
············· 14, 42, 78,
91, 183, 193, 278
ST低下 ················ 186
Stanford分類 ·········· 170
SV ·················· 184
T波逆転 ················ 157
TAA ·················· 177
TAAA ················ 177
TNM分類 ·············· 54

V

vanishing tumor ········ 148
Vater乳頭 ········209, 241
V/Qミスマッチ ········ 78

数字

1回換気量 ·············· 51
1回心拍出量······127, 184
II型呼吸不全············ 101

内部障害リハのための
胸部・腹部画像 読影のすすめ

2017年 9 月 30日　第 1 版第 1 刷発行
2019年 10月 1 日　　　第 2 刷発行

- ■監　修　美津島　隆　みずしま　たかし

　　　　　　山内克哉　やまうち　かつや

- ■著　者　鈴木啓介　すずき　けいすけ

　　　　　　櫻田隆悟　さくらだ　りゅうご

- ■発行者　三澤　岳

- ■発行所　株式会社メジカルビュー社
　　　　　　〒162-0845 東京都新宿区市谷本村町2-30
　　　　　　電話　03(5228)2050(代表)
　　　　　　ホームページ http://www.medicalview.co.jp/

　　　　　　営業部　FAX　03(5228)2059
　　　　　　　　　　E-mail　eigyo@medicalview.co.jp

　　　　　　編集部　FAX　03(5228)2062
　　　　　　　　　　E-mail　ed@medicalview.co.jp

- ■印刷所　シナノ印刷　株式会社

ISBN 978-4-7583-1902-7　C3047

©MEDICAL VIEW, 2017. Printed in Japan

・本書に掲載された著作物の複写・複製・転載・翻訳・データベースへの取り込みおよび送信
　(送信可能化権を含む)・上映・譲渡に関する許諾権は，(株)メジカルビュー社が保有してい
　ます.
・ JCOPY 〈出版者著作権管理機構 委託出版物〉
　本書の無断複製は著作権法上での例外を除き禁じられています. 複製される場合は，
　そのつど事前に，出版者著作権管理機構(電話 03-5244-5088，FAX 03-5244-5089，
　e-mail：info@jcopy.or.jp)の許諾を得てください.

・本書をコピー，スキャン，デジタルデータ化するなどの複製を無許諾で行う行為は，著作
　権法上での限られた例外(「私的使用のための複製」など)を除き禁じられています. 大学,
　病院，企業などにおいて，研究活動，診察を含み業務上使用する目的で上記の行為を行う
　ことは私的使用には該当せず違法です. また私的使用のためであっても，代行業者等の第
　三者に依頼して上記の行為を行うことは違法となります.